Christiane Panka

Die Pflegevisite als Steuerungsinstrument
im Pflegeprozess

CHRISTIANE PANKA

DIE PFLEGEVISITE ALS STEUERUNGSINSTRUMENT IM PFLEGEPROZESS

hpsmedia

CIP-Kurztitelaufnahme der Deutschen Bibliothek: Christiane Panka: Die Pflegevisite als Steuerungsinstrument im Pflegeprozess

Die Deutsche Bibliothek verzeichnet diese Publikation in der deutschen Nationalbiografie. Detaillierte bibliografische Angaben sind im Internet unter http://dnb.d-nb.de abrufbar.

Diese Veröffentlichung lag dem Promotionsausschuss Dr. phil. der Universität Bremen als Dissertation vor.
Gutachter/in: Prof. Dr. Stefan Görres
Gutachter/in: Prof. Dr. Gudrun Piechotta-Henze
Das Kolloquium fand am 8.5.2013 statt.

1. Auflage 2013
hpsmedia, Hungen

hpsmedia
Reihe Pflegewissenschaft
Raun 21
63667 Nidda
www.pflege-wissenschaft.info

Layout&Satz: hpsmedia
Herstellung und Druck:
Books on Demand GmbH, Norderstedt
ISBN 978-3-9815325-4-8

Inhalt

DANKSAGUNG

Mein besonderer Dank für die Bereitschaft, mich bei meiner Arbeit nach langer Suche zu betreuen, sowie für die kontinuierlich fördernde und supervidierende Unterstützung gilt Prof. Dr. Stefan Görres und Prof. Dr. Gudrun Piechotta-Henze.

Für die Unterstützung beim Prétest danke ich aus dem Altenpflegeheim in Müncheberg Detlef Pohl, aus der Seniorenresidenz Leipzig-Gohlis Brigitte Kurzke, aus dem Pflegezentrum Kruppstraße in Düsseldorf Sandra Schulze-Krebs. Für die fachliche Beratung und Unterstützung durch den Berufsverband (DBfK) und die dort angesiedelte Arbeitsgruppe PflegeQualität danke ich Anja Kistler (Geschäftsführerin), Carola Stenzel, Claus Bölicke und Susanne Ritter. Ebenfalls danke ich für die fachliche Beratung Prof. Bernd Kollek und Michaela Heinrich als Studentin und Tutorin im ComputerZentrum an der Alice Salomon Hochschule in Berlin.

Für die erfolgreiche Vorbereitung, Durchführung und Nachbereitung der wissenschaftlichen Beobachtungen von sechs Pflegevisiten in drei Einrichtungen unterschiedlicher Trägerschaften danke ich der Qualitätsbeauftragten und deren Nachfolgerin aus der Einrichtung A, dem Qualitätsbeauftragten aus der Einrichtung B und der Pflegedienstleitung aus der Einrichtung C. Aus Gründen des Datenschutzes werden die Einrichtungen anonymisiert dargestellt.

Für die EDV-technische Betreuung und Datensicherung sowie für die Geduld und das Verständnis danke ich herzlich meinem Ehemann Andreas Schroeder und meinem Sohn Cornelius. Unser Hund Emmi sorgte dafür, dass ich regelmäßig Pausen beim Schreiben einlegte.

Sonstiger Dank gilt Christian Witt, Stephanie Behnke, Oliver Stemmann sowie meinen Eltern für gute Ratschläge und das Korrekturlesen.

Ich wünsche mir, dass diese Arbeit viel gelesen und die Erkenntnisse in die Praxis umgesetzt werden.

Christiane Panka

ANMERKUNGEN

Werden Personenbezeichnungen aus Gründen besserer Lesbarkeit lediglich in der männlichen oder weiblichen Form verwandt, so schließt dies das jeweils andere Geschlecht mit ein.

Die Nutzer des deutschen Gesundheitswesens werden im stationären Bereich der Altenpflege als Bewohner, im Krankenhaussektor als Patienten, im teilstationären Bereich als Gäste und im ambulanten Bereich sowie als übergreifender Begriff als Klienten bezeichnet.

Qualität ist nie Zufall,
sondern immer das Ergebnis des Bemühens
aller am Behandlungs-(Pflege-)prozess
beteiligten Partner.

nach Helga Baumann, in: Theorie und Praxis der Pflegevisite (1994)

1

Problemaufriss, Erkenntnisinteresse, Zielsetzung und Aufbau der Arbeit

Als zentrales Arbeitsorganisationsinstrument in der Pflege gilt der Pflegeprozess. Er wird seit 1985 in den Krankenpflegeschulen und spätestens seit 2002 mit der Einführung der bundeseinheitlich gültigen Ausbildungsordnung für die Altenpflege in allen Altenpflegeschulen Deutschlands unterrichtet. Aus einigen Gründen wird der Pflegeprozess nicht immer so angewandt, wie er theoretisch angewendet werden sollte. Dies zeigt z. B. eine Untersuchung in München, die 1997 und 1999 die Umsetzung des Pflegeprozesses in einem Münchener Krankenhaus evaluierte. Es zeigten sich Umsetzungsprobleme in struktureller und prozessualer Sicht (Hoh, Asdre & Maggauer, 2006, S. 255). Wenn der Pflegeprozess fachlich bereits korrekt von der Bezugspflegekraft durchgeführt würde, dürfte eine Pflegevisite als zusätzliches Instrument nicht erforderlich sein (Kußmaul, 2011). Die Gründe für Defizite bei der Umsetzung des Pflegeprozesses können sein (Heering & Heering, 1994 sowie Heering 1995):

- Fehlende oder mangelnd strukturierte Pflegedokumentation, d.h. es fehlen grafisch sinnvolle und ansprechend gestaltete Dokumente oder Masken (Software).

- Die Planung der Pflege erfolgt meist klientenfern, d.h. die Klienten sind über die Pflegeziele oft nicht informiert, da die Planung ohne sie stattfindet.

- Der Stellenwert der schriftlichen Schreibarbeit gegenüber der praktischen Arbeit am Klienten wird als gering angesehen.

- Die Überprüfung der Inhalte erfolgt nicht systematisch und ausreichend. Es werden Intervalle festgelegt, die mit den eigentlichen Veränderungen nichts zu tun haben.

- Die Fachkraftpräsenz lässt nicht genügend Zeit für eine ausführliche Pflegeprozessplanung.

Die mittleren drei von Heering erwähnten Gründe für die Defizite könnten mit der Pflegevisite bearbeitet werden. Während der Pflegevisite kann mit dem Klienten gemeinsam die Pflegeplanung überprüft und aktualisiert werden. Realistische umsetzbare Ziele können gefunden und gemeinsam formuliert werden. In diesem Rahmen findet dann eine systematische Überprüfung der Inhalte statt. Individuelle Evaluationsintervalle können festgelegt sowie individuelle Risiken berücksichtigt werden.

Der dritte von Heering erwähnte Kritikpunkt könnte durch den Einsatz der Pflegevisite ebenfalls bearbeitet werden. So liegt es im Rahmen der Möglichkeit, dass der Stellenwert der Schreibarbeit durch das Bewusstwerden der Sinnhaftigkeit aufgewertet wird. Die Pflegevisite kann z. B. Doppeldokumentationen aufdecken und vermeiden helfen.

Eine „ausreichende" Überprüfung, wie sie von Heering vermisst wird, kann mit einer Pflegevisite, wie sie zur Zeit z. B. in Berlin praktiziert wird, mit einem Prüfintervall von ein- bis zweimal im Jahr jedoch nicht gewährleistet werden.

Pflegequalität ist etwas Flüchtiges. Sie ist von der Situation des Pflegebedürftigen abhängig, die sich kurzfristig verändern kann. Jeden Tag muss Pflegequalität aufs Neue von vielen verschiedenen Mitarbeitern erbracht werden (siehe auch Planer, 2012). Fehler sind bei Menschen, die nicht immer sorgfältig vorgehen, vorprogrammiert.

Der Pflegeprozess muss also in den stationären Einrichtungen der Altenpflege von weiteren Sicherungssystemen, wie z. B. dem Pflegevisitenprozess, zusätzlich gesteuert werden. Die Pflegevisite wird in der Literatur als eines der wirksamsten Instrumente in der Qualitätssicherung beschrieben (Kämper & Pinnow, 2010, S. 5). Koch (2006) erläutert, dass eine redundante zweite Kontrollschleife (Pflegevisite als Kontrollinstrument des Pflegeprozesses) außerhalb der täglichen Routine sehr sinnvoll sein kann, wenn er als solcher wahrgenommen und bewußt genutzt wird.

• Erkenntnisinteresse und Zielsetzung

Für den Aufbau, die Durchführung und die Inhalte der Pflegevisiten gibt es bis jetzt keine rechtlichen oder wissenschaftlich überprüften Grundlagen (siehe z. B. Althammer & Noßbach, 2004 oder Werner, 2012). Aus diesem Grund liegt der Fokus dieses Dissertationsvorhabens darauf, zu erforschen, welche Grundlagen genutzt werden und ob diese Grundlagen wirkungsvoll sind. Hier soll speziell die Wirkung auf den Pflegeprozess überprüft werden. Um die Wirkung überprüfen zu können, ist es notwendig, zu wissen, ob die Pflegevisite Einfluss auf den Pflegeprozess hat und wenn ein Einfluss deutlich wird, in welchen Phasen und wie er durch die Pflegevisite gesteuert wird. Eine Steuerung ist vor dem Beginn des Prozesses, z. B. durch entsprechende Rahmenbedingungen (input) je nach Zielsetzung durch den Prozess selbst und durch die Ergebnisse (outcome) und deren Auswertung möglich.

In der stationären Altenpflege wurde zur Pflegevisite in Deutschland noch keine wissenschaftliche Studie durchgeführt. Eine explorative Studie zu Pflegevisiten im ambulanten Bereich (Habermann & Biedermann, 2007) und eine in Krankenhäusern in Norddeutschland (Görres, Hinz & Reif, 2002) bieten einen ersten empirisch fundierten Überblick über Verbreitung, Funktionen und Zielsetzungen der Pflegevisite in diesen Tätigkeitsfeldern. Weitere kleinere Studien, meist zu Themen wie den Effekten der

Einführung von Pflegevisiten in einzelnen Häusern oder Bereichen, werden in dieser Arbeit erwähnt. Eine Forschungslücke wurde deutlich und inspirierte zu dieser Arbeit. Es fehlt ein Überblick über den aktuellen Stand der Gestaltung des Prozesses der Pflegevisite in den Pflegeheimen. Auf Grund der erheblichen Varianzen in der Gestaltung der Pflegevisite im ambulanten und stationären Bereich des Gesundheitswesens ist davon auszugehen, dass es in Pflegeheimen ein ähnlich großes Spektrum von Arten der Pflegevisite und deren Anwendung geben wird. Aus diesem Grund lautet das erste Ziel dieser Arbeit:

1. Erhaltung eines Überblickes über den aktuellen Stand der Nutzung der Pflegevisiten im stationären Bereich der Altenpflege in Deutschland.

Immer mehr pflegerelevante Prozesse und Strukturen werden in Gesetzen und Standards festgelegt. Diese Entwicklung beruht auf mehreren Faktoren. So wird es in Zukunft immer mehr alte und damit auch pflegebedürftige Menschen geben. Durch diese Umverteilung der Alterspyramide rückt Pflege immer mehr in den Fokus der Politik. Diese vergibt Forschungsaufträge, um die Entwicklung zu beobachten. Je mehr beobachtet und auch wissenschaftlich untersucht wird, umso mehr wird in der Presse davon berichtet. Häufig sind es negative Dinge, die dort teils als Skandale dargestellt werden und selten positive, wie Pflegeheime als „Beste Arbeitgeber" o.ä.

Folgen davon sind weitere Festlegung pflegerischer Handlungsweisen in Prüfrichtlinien und Expertenstandards. Auch für die Pflegevisite gäbe es die Möglichkeit, sie in einem Expertenstandard oder in einer Prüfrichtlinie aufzunehmen. Ob das sinnvoll ist, also ob die Pflegevisite überhaupt den Pflegeprozess steuert und effektiv ist, ist zu hinterfragen. Eine Analyse der Auswirkungen der Pflegevisite auf den Pflegeprozess fehlt bis jetzt. Aus diesem Grund lautet das zweite Ziel dieser Arbeit:

2. Durch eine Analyse der konkreten Auswirkungen der Pflegevisite auf den Pflegeprozess sollen Steuerungsmechanismen und damit der Einfluss auf die Qualität der täglichen praktischen Arbeit der Pflegenden identifiziert werden.

Das Promotionsvorhaben beschäftigt sich damit, ob es zwischen dem Pflegeprozess und dem Pflegevisitenprozess Verbindungen gibt, welche das sind und wie mit Hilfe dieser Verbindungen der äußere Kreis des Pflegevisitenprozesses den inneren Kreis des Pflegeprozesses steuern kann (siehe auch Abbildung 5).

● Aufbau der Arbeit

Die Dissertation gliedert sich in neun Kapitel. In **Kapitel 1** erfolgt ein Problemaufriss über das Thema dieser Arbeit und seine Hintergründe. Die Darstellung des Erkenntnisinteresses zeigt die Motivation der Durchführung der Arbeit auf. Nach der Erläuterung der Zielsetzungen der empirischen Forschungsarbeit folgt die Beschreibung ihres Aufbaus.

Das **zweite Kapitel** beginnt mit der Präsentation der theoretischen Einbettungen, in denen die verschiedenen Definitionen differenziert betrachtet werden und die Pflegevisite in den Zusammenhang mit anderen Instrumenten zur Qualitätssicherung eingeordnet wird. Anschließend wird ausführlich dargelegt, wie sich die Entwicklung und Nutzung der Pflegevisite früher und heute sowie im In- und Ausland darstellt. Dabei wird mit dem rechtlichen Hintergrund der Pflegevisiten in Deutschland mit Erläuterungen zu Grundlagen des Rechts, die in der Pflegevisite und im Umgang mit ihr eine Rolle spielen, begonnen. Die rechtliche Situation und der Aufbau des Gesundheitswesens in Deutschland haben Einfluss auf die Rahmenbedingungen für die Durchführung von Pflegevisiten. Sie werden separat nach Zweigen im Gesundheitssystem dargestellt. Es folgt die relativ kurze historische Entwicklung, die in die gegenwärtige Praxis überleitet. Dabei wird kurz auf den Pflegeprozess eingegangen. Seine Definition, sein Aufbau und die geschichtliche Entwicklung spielen für diese Arbeit eine grundlegende Rolle. Beide Instrumente werden im Rahmen der Qualitätssicherung in Zusammenhang gesetzt.

Kapitel 3 zeigt die verschiedenen Studien auf, die zum Thema Pflegevisite in Deutschland und in der Schweiz durchgeführt wurden. Die Schweiz wird hier mit einbezogen, da der am häufigsten zitierte Autor zum Thema Pflegevisite dort wohnt und auch durch die teilweise Deutschsprachigkeit einige Parallelen bestehen. Es wird deutlich, wie wenig Studien es bis jetzt zur Pflegevisite gibt. Aus dem Hintergrundwissen der vorherigen Kapitel und den vorhandenen Studien werden die Forschungsfragen entwickelt. Damit ist der theoretische Forschungsteil beendet.

Der empirische Zugang zum Thema wird in **Kapitel 4** erläutert. Die Untersuchung besteht aus einer Literaturanalyse sowie einer quantitativen und qualitativen Datenerhebung. Der methodische Ansatz wird beschrieben, die Art des Vorgehens bei der Literaturanalyse, die Erstellung des Frage- und Beobachtungsbogens sowie die Durchführung des gesamten Forschungsvorhabens.

Die Ergebnisdarstellung erfolgt in **Kapitel 5**. Die Ergebnisse der Literaturanalyse werden auf Grund der Vielseitig- und Übersichtlichkeit von den anderen Ergebnissen getrennt, die Ergebnisse der Befragung und der Beobachtungen werden thematisch zusammengefasst dargestellt. So finden sich dort z. B. Parallelen bei den allgemeinen Daten, den Rahmenbedingungen, den Zielsetzungen und den Inhalten der Pflegevisiten. Erste Verbindungen von Pflegeprozess und Pflegevisite werden verdeutlicht und leiten über zu **Kapitel 6**, in dem die Ergebnisse diskutiert werden. Dabei werden die Darstellungen aus der Literatur mit den Ergebnissen der Befragung und den Beobachtungen verglichen. Anhand der Thesen und Fragestellungen werden sie diskutiert.

Die Auseinandersetzung mit den wissenschaftstheoretisch und empirisch erhobenen Ergebnissen führt zur Beantwortung der Fragen. Sie erlaubt in **Kapitel 7** aus dem Fazit heraus einen Blick in die Zukunft mit Empfehlungen für weitere Forschungsnotwendigkeiten. Nach dem Literaturverzeichnis folgt der Anhang mit dem Blanko-Fragebogen sowie das Beobachtungsschema.

2 THEORETISCHE EINBETTUNG UND GEGENSTANDSBESCHREIBUNG

2.1 THEORETISCHE EINBETTUNG DER PFLEGEVISITE

Die zahlreichen Unterschiede der Strukturen und Inhalte der Pflegevisite korrespondieren mit einer großen Anzahl von Definitionen. Diese werden im Folgenden verglichen und gruppiert, um eine Übersicht zu erhalten sowie um daraus eine eigene Definition ableiten zu können. Eine eigene Definition ist notwendig, um Verständigungsschwierigkeiten zu vermeiden, die bei der Bandbreite von unterschiedlichen Strukturen, Inhalten und Zielen bei Pflegevisiten möglich sind.

Im Anschluss daran wird die Pflegevisite in den Kontext mit anderen möglichen Instrumenten zur Steuerung der internen Qualität gestellt.

2.1.1 DEFINITION DER PFLEGEVISITE

Viele Autoren betonen die Vielfältigkeit der Definitionen für die Pflegevisite, z. B. Görres, Hinz & Reif (2002) und Koch (2006). Einige Definitionen haben Gemeinsamkeiten, andere sind sehr unterschiedlich. Das liegt zum Teil daran, dass die Pflegevisiten für unterschiedliche Ziele eingesetzt werden. In diesem Teil der Arbeit werden die Definitionen auf die Anwendungsmöglichkeit in der stationären Altenpflege mit den Anforderungen an eine moderne flexible Pflegevisitenform hin überprüft. Am Ende wird eine Definition als die für diese Arbeit gültige erklärt.

Die Gemeinsamkeiten und Unterschiede der Definitionen werden nach der wörtlichen Übersetzung dargestellt und in sechs Rubriken eingeteilt. Zuerst werden die beiden in der Literatur am häufigsten erwähnten Definitionen präsentiert und diskutiert. Es folgen Definitionen des Wortes „Pflegevisite" mit inhaltlichen Schwerpunkten wie die Nutzung der Pflegevisite als Instrument zur Qualitätssicherung, zur Evaluation des Pflegeprozesses und als Kontrollinstrument für Leitungskräfte. Die meisten dieser Definitionen sind allgemein gehalten und könnten für alle Bereiche des Gesundheitswesens eingesetzt werden. Einige sind zum Beispiel nur für das Krankenhaus gedacht oder für den ambulanten Dienst. Auch dafür werden Beispiele genannt.

Visite/Visitation (lat.) wird jeweils übersetzt als: „(prüfende) Besichtigung oder Besuch (besonders zur Untersuchung von Kranken) nach Götze (1996)". Ein anderes Werk, das Medizin Lexikon vom Urban & Fischer Verlag (2006), beschreibt die Visite als regelmäßig am Krankenbett stattfindende Gespräche des behandelnden Arztes und/oder des Pflegepersonals mit dem Patienten. Sie dienen zur Weitergabe von Beobachtungen, Darstellung der Krankheitsverläufe, Befragungen und Untersuchungen des Patienten, Besprechung des weiteren Vorgehens sowie dem Abstimmen der pflegerischen und medizinischen Planung. Der Begriff ist, wie hier deutlich wird, vor allem durch die ärztliche Visite geprägt (siehe auch Jungbluth, 2003, S. 85).

Pflege befasst sich mit den Reaktionen von Menschen auf ihren Gesundheitszustand. Sie bietet dabei nach Heering (2006) ein Angebot von 5 Funktionen, die pflegerische Bedürfnisse befriedigen. Dies sind: Die Unterstützung in und stellvertretende Übernahme von Aktivitäten des täglichen Lebens, die Begleitung in Krisensituationen und während des Sterbens und die Mitwirkung bei präventiven, diagnostischen und therapeutischen Maßnahmen. Ergänzt werden sie um die Mitwirkung an Aktionen zur Verhütung von Krankheiten und Unfällen einerseits, sowie zur Erhaltung und Förderung der Gesundheit andererseits; die Beteiligung an Wiedereingliederungsprogrammen, die Mitwirkung bei der Verbesserung der Qualität und Wirksamkeit der Pflege und bei der Entwicklung des Berufes. Eine letzte Funktion stellt außerdem die Mitarbeit an Forschungsprojekten im Gesundheitswesen dar.

Die Worte *Pflege* und *Visite* zu verbinden, ist eine Wortschöpfung, die viele Möglichkeiten eröffnet. Wird hier die Pflege visitiert? Ist die Pflege das Ziel der Visite? Wird durch die Visite die Pflege realisiert? Diese Fragen stellte sich z. B. eine Arbeitsgruppe von Absolventen eines Weiterbildungslehrganges in Göttingen (Bieg, 1995, S. 208) und erläuterte dabei die Bandbreite von möglichen Definitionen und inhaltlichen Gestaltungsmöglichkeiten (Details siehe dort).

Am häufigsten werden zwei Definitionen in der Literatur erwähnt:

- Die Definition des medizinischen Dienstes der Spitzenverbände der Krankenkassen ist die längste und ausführlichste von allen Definitionen. Sie wird z. B. in der Studie von Habermann & Biedermann, 2007, S. 21 erwähnt. Sie lautet in Kurzform:

    „Die Pflegevisite wird als Besuch beim Pflegebedürftigen durchgeführt und dient u.a. der Erörterung des Befindens des Pflegebedürftigen, seiner individuellen Wünsche und seiner Zufriedenheit mit dem Pflegedienst sowie der Erstellung, kontinuierlichen Bearbeitung und Kontrolle der Pflegeplanung sowie der Pflegedokumentation (...). Die Pflegevisite ist ein Planungs- und Bewertungsinstrument, das kunden- oder mitarbeiterorientiert durchgeführt werden kann (MDS, 2010, S. 104 ff)."

* Die Definition von Heering (erwähnt z. B. bei Kußmaul, 2011, S. 21) wird am häufigsten zitiert. Heering definiert die Pflegevisite folgendermaßen:

„Die Pflegevisite ist ein regelmäßiger Besuch bei und ein Gespräch mit der/dem KlientIn über ihren/seinen Pflegeprozess. Die Pflegevisite dient der gemeinsamen Benennung der Pflegeprobleme und Ressourcen bzw. der Pflegediagnose, Vereinbarung der Pflegeziele, Vereinbarung der Pflegeinterventionen und Überprüfung der Pflege (Heering, 2006, S. 376)."

Die Definition des MDK wird durch ihre scheinbare rechtliche Verbindlichkeit, die aber so nicht gegeben ist (siehe Kapitel 2.2.2), häufig erwähnt. Sie ist sehr umfassend und bedarf aus diesem Grund einer ausführlichen Erläuterung, die in der Prüfanleitung erfolgt (ebenda). Für eine hausinterne Richtlinie z. B. in der stationären Altenpflege ist sie zu lang und nur in Auszügen geeignet.

Das Ansprechende an der o.g. Definition von Heering ist ihre Kürze und die Verständlichkeit. Der Besuch beim Patienten steht im Mittelpunkt sowie das direkte Gespräch mit ihm. Heering hat seine Definition entwickelt, um im Krankenhaus den Patienten durch die Einführung der Pflegevisite mehr Selbstbestimmung zu ermöglichen und sie in den Pflegeprozess direkt miteinzubinden. Er hat dabei nicht den demenziell erkrankten Menschen im Pflegeheim im Blick gehabt, der seinen Pflegeprozess oder ein effektives Gespräch nicht mehr allein steuern kann. In einigen Werken wurde diese Definition von Heering abgewandelt und teilweise gekürzt oder erweitert.

Es folgen vier Beispiele, sortiert nach dem Umfang der Definitionen:

„Pflegevisiten sind regelmäßige Besuche bei den Patienten mit Gesprächen über ihren Pflegeverlauf (Uhde, 1996, S. 209)"; „Die Pflegevisite ist eine Form des strukturierten Klientenbesuchs mit dem Ziel der Überprüfung von pflegerischen Leistungen und deren Qualität (Bölicke & Panka, 2006, S. 59)"; „Pflegevisite: regelmäßiger Besuch und Gespräch mit dem Patienten über seinen Pflegeprozess. Sie dient der Benennung der Pflegeprobleme und Ressourcen bzw. der Pflegediagnose, der Vereinbarung der Pflegeziele, Pflegeinterventionen und der Evaluation der Pflege." (Georg & Frowein, 1999); „Die Pflegevisite stellt ein Angebot dar, das durch regelmäßige Besuche beim Patienten als Kontaktstelle und zur organisatorisch gefestigten Möglichkeit der Beziehungsaufnahme dient. Ressourcen und Probleme werden für die Pflegepersonen erkenntlich und dienen dazu, hieraus sich ergebende Ziele und Maßnahmen für den Aufenthalt festzulegen und diese immer wieder zu überprüfen (Hollick & Kerres, 2004, S. 19)."

In all diesen Abwandlungen der Definition von Heering stehen der Besuch bei und das Gespräch mit dem Patienten im Vordergrund mit dem Ziel, den Pflegeprozess individuell zu gestalten. Für eine Visitendefintion im stationären Bereich der Altenpflege reichen diese Inhalte nicht aus, da ein adäquates Gespräch dort nicht immer möglich ist.

Neben dem Besuch und Gespräch mit dem Klienten sehen andere Autoren weitere Schwerpunkte in ihren Definitionen zur Pflegevisite. Diese liegen z. B. in dem Bereich der Pflegevisite als Instrument der Qualitätssicherung.

PFLEGEVISITE ALS EVALUATIONSINSTRUMENT DES PFLEGEPROZESSES

Einige Autoren sehen neben der Qualitätssicherung auch die Pflegeprozesssteuerung als Aufgabe der Pflegevisite. Andere sehen sie sogar als Herzstück der Pflegevisite. Anbei ein Beispiele für jede Form:

„Im Mittelpunkt der Pflegevisite steht der Pflegeprozess. Bei der Pflegevisite geht es nicht in erster Linie um das „Durchsehen" und „Kontrollieren". Es handelt sich dabei vielmehr um eine Maßnahme, die etwaige Schwachstellen und adäquate Lösungsvorschläge im Pflegeprozess aufzuzeigen vermag (Gültekin & Liebchen, 2003, S. 32)."

„Die Pflegevisite ist ein Evaluationsinstrument des Pflegeprozesses. Sie ist der Besuch einer Pflegefachkraft bei einem Patienten oder Bewohner, um den aktuellen Pflegezustand auf Zielerreichung und Verbesserungsmöglichkeiten zu überprüfen und gegebenenfalls direkt Korrekturmaßnahmen einzuleiten (Franz, 2006, S. 48)."

Beide Definitionen können für die stationäre Altenpflege gültig sein, da sie wie die anderen auch, sinnvolle Ansätze haben. Sie sind jedoch nicht vollständig. In der oberen ist der betroffene Bewohner nicht erwähnt und in der unteren wird nicht auf die notwendige Flexibilität der Inhalte der Pflegevisite hingewiesen. Ansonsten entspricht die zweite dieser Definitionen fast vollständig den modernen Erfordernissen.

PFLEGEVISITE ALS KONTROLLINSTRUMENT FÜR LEITUNGSKRÄFTE

Je nach Einsatzbereich und Ziel der Pflegevisite kann sie auch als Kontrollinstrument für Leitungskräfte verwendet werden. Der Fokus liegt dann nicht mehr so sehr auf dem Bewohner und seinen Wünschen, sondern übergeordnet bei dem Mitarbeiter. Das spiegelt sich z. B. in folgender Definition wieder:

„Die Pflegevisite ist ein regelmäßiger, gemeinsamer Besuch der Krankenschwestern und -pfleger des Pflegeteams bei Patienten, um im Gespräch alle Schritte der Pflege zu erörtern. Gruppen-, Schicht-, Stations- und Abteilungsleitung/PDL sollten sich durch ihre Teilnahme einen Überblick über die geleistete und zu leistende Pflege verschaffen sowie ihrer Verpflichtung zur Fachaufsicht und Kontrolle nachkommen. Der Krankenpflegeprozess muss der thematische Mittelpunkt der Pflegevisite sein (Augstein, Kloster, Knipfer, & Selent, 1997, S. 1045)."

Diese Definition hat einen anderen Fokus als Ziel der Pflegevisite, als er für diese Arbeit gewünscht ist. Die Mitarbeiterkontrolle, eingebettet in eine Pflegevisite, ist ein Instrument der Personalentwicklung. In dieser Arbeit wird die Pflegevisite und der Pflegeprozess in Zusammenhang gesetzt ohne auf die Personalentwicklung weiter einzugehen.

PFLEGEVISITE FÜR BESTIMMTE EINSATZBEREICHE IM GESUNDHEITSWESEN

Als Beispiele sollen hier je eine Definition für den Krankenhaussektor und eine für den ambulanten Bereich genannt werden.

Ambulante Pflege

„Die Pflegevisite ist ein regelmäßiger Besuch und ein Fachgespräch zwischen Pflege-kraft und Pflegekunden sowie seinen Angehörigen in der häuslichen Umgebung, zu dem ggfs. weitere Berufsgruppen hinzu gezogen werden können. Im Mittelpunkt des Gesprächs steht der Pflegekunde und die Gestaltung seiner pflegerischen Versorgung, die Auswertung der erbrachten Pflegeleistung und die Erhebung seiner Zufriedenheit/ Wünsche im Zusammenhang mit der Pflege (Thelen, 2003, S. 13)."

An den Begrifflichkeiten „Pflegekunde" und „häusliche Umgebung" ist deutlich zu sehen, für welchen Tätigkeitskreis diese Definition ihre Gültigkeit hat. Das Gleiche gilt für folgende Definition:

Krankenhaussektor

„Die Pflegevisite ist eine Interaktion von Sachverständigen der Pflege;

* initiiert von: Pflegenden und Pflegedienstleitung

* durchgeführt mit: dem Patienten – analog der Methode des Pflegeprozesses,

* mit dem Ziel: Qualitätssicherung und Entwicklung einer Pflegekultur im Kranken-haus (Christian, 1994, S. 642 zitiert in Bieg, 1995, S. 208)."

In dieser Definition sind die Begriffe „Patient" und „Pflegekultur im Krankenhaus" die Indikatoren für den Gültigkeitsbereich.

2.1.2

PFLEGEVISITE ALS INSTRUMENT DER QUALITÄTSSICHERUNG

„Die Pflegevisite ist ein Instrument zur internen und externen Qualitätssicherung. Sie beurteilt die Ergebnisqualität des Pflegeprozesses (...) (Kußmaul, 2011, S. 23)." Kuß-maul hat diese Definition weiterentwickelt und seine interne Pflegevisite als modulare Pflegevisite umbenannt. Kennzahlen und kritische Bereiche sowie Verbindlichkeit der Bearbeitung rücken in den Vordergrund. Der erste Teil blieb gleich. Diesem folgt: „Der modulare Aufbau der Pflegevisite ermöglicht einen themengezielten, individuellen und wirtschaftlichen Einsatz. Es werden wichtige Kennzahlen für den Pflegeprozessver-antwortlichen gewonnen, (...) kritische Themenbereiche (...) transparent behandelt, Handlungsaufträge zur Behebung (...) festgelegt sowie Verantwortlichkeiten und Ziel-termine definiert (Kußmaul, 2011, S. 34)."

Diese Definition ist eine der aktuellsten in der Literatur. Wenn in den Einrichtungen, in denen die Definition genutzt wird, mit Kennzahlen gearbeitet wird, ist diese Definition für die stationäre Altenpflege passend und effektiv. In Kapitel fünf zeigt sich allerdings, dass erst wenige Häuser überhaupt eine systematische Auswertung der Pflegevisiten durchführen.

Bei Gültekin & Liebchen wird in der Definition die qualitätssichernde Wirkung mit Pflegediagnosen und Pflegestandards ergänzt:

„Die Pflegevisite ist eine regelmäßige, persönliche oder fremde Maßnahme der Erkenntnisgewinnung von pflegerelevanten körperlichen und/oder geistigen Veränderungen sowie Mittel zur Einleitung und Evaluierung von Interventionen innerhalb des Pflegeprozesses unter besonderer Berücksichtigung der Pflegequalität. Die gleichzeitige einwandfreie Anwendung von allgemein anerkannten Pflegediagnosen und Pflegestandards zeichnen eine professionelle Pflegevisite nach QIBM aus (Gültekin & Liebchen, 2003, S. 17)."

Diese Definition hat wenig Ähnlichkeiten mit der von Heering. Ein Besuch ist hier nicht thematisiert. Es geht um Erkenntnisgewinn, Interventionen und Professionalität mit Hilfe von Standards und Diagnosen. Sie ist an das QIBM gebunden und hat sich damit auf ein System festgelgt. Es nutzen bis jetzt nicht viele Einrichtungen die Pflegediagnosen zur Pflegeplanung. Aus diesen beiden Gründen wird diese Definition für die vorliegende Arbeit nicht präferiert.

Löser sieht als Grundlage für die Qualitätsverbesserung die Berücksichtigung der Pflegeplanung und der Pflegedokumentation.

„Die Pflegevisite kann als eine effektive Strategie zur Erstellung, kontinuierlicher Bearbeitung und Kontrolle der Pflegeplanung und -dokumentation sowie zur Durchführung von Qualitätsbeurteilungen und zur Qualitätsoptimierung angesehen werden (Löser, 1998, S. 32)."

Diese Definition ist sehr allgemein und zurückhaltend formuliert. Sie konzentriert sich auf die Pflegeplanung und -dokumentation und nicht auf die Mitwirkung des Betroffenen. Ob die Pflegevisite wirklich eine effektive Strategie zur Erstellung der Pflegeplanung ist, wird in der Literatur sehr kritisch gesehen. Die Planung sollte schon erstellt sein, um nicht die ganze Zeit mit der Dokumentation zu verbringen, sondern mit dem Betroffenen.

Müller sieht neben der qualitätssichernden Funktion auch den Effekt der Mitarbeitermotivation durch die Durchführung der Pflegevisiten.

„Die Pflegevisite ist eine Form von Controlling und Fachberatung unter Einbeziehung des Klienten im Rahmen der Qualitätssicherung. Die meisten Informationen im Rahmen der Pflegevisite werden von den Klienten selbst gegeben. Wertschätzung und Förderung des Wohlbefindens sind Ziele der Pflegevisite. Die Pflegevisite kann auch Mitarbeiter anspornen und die Motivation fördern (Müller, 2001, S. 155). "

Müller hat im Gegensatz zu der vorigen Definition den Klienten in den Mittelpunkt der Definition gesetzt. Da der Pflegeprozess und seine Steuerungsmöglichkeit durch die Pflegevisite nicht erwähnt werden, wird diese Definition ebenfalls nicht für diese Arbeit ausgewählt. Er sollte nicht vernachlässigt werden, da Praxiserfahrungen diesen Effekt beweisen (siehe Ergebnisse der Beobachtungen). Der Aspekt, dass die Visite Mitarbeiter anspornen und motivieren kann, wird sonst kaum erwähnt.

Die Arbeitsdefinition, die im Folgenden dargestellt und begründet wird, ist für den stationären Bereich gültig. Um zu verdeutlichen, wie die Pflegevisite in der vorliegenden Untersuchung verstanden wird, ist es notwendig, sich für eine Definition zu entscheiden, die für den stationären Altenpflegebereich gültig ist.

2.1.3

DEFINITON FÜR DIE VORLIEGENDE UNTERSUCHUNG

In der vorliegenden Untersuchung wird als **Arbeitsdefinition** die Definition der Arbeitsgruppe PflegeQualität des DBfK mit einer kleinen Ergänzung (*Kursiv*) ausgewählt:

„Die Pflegevisite ist ein inhaltlich und gestalterisch flexibles Instrument zur Überprüfung der Umsetzung des Pflegeprozesses und zur Sicherung und Weiterentwicklung der Pflegequalität. Die Pflegevisite erfolgt in festgelegten Abständen auf der Basis von strukturierten Gesprächen und Beobachtungen im direkten pflegerischen Umfeld von Pflegefachkräften, unter *teilweiser* Mitwirkung des Klienten und/oder seines Angehörigen/seiner Bezugsperson (Panka & Stenzel, 2010)."

BEGRÜNDUNG

Die Notwendigkeit der Flexibilität in der inhaltlichen Gestaltung der Pflegevisite zeigt die Darstellung der Geschichte und der darin beschriebenen diversen Einflüsse auf die Pflegevisite. Auch die äußerliche Gestaltung, hier der Prozess, in dem sie verwendet wird, bedarf der Flexibilität, um sie in allen Bereichen des Gesundheitswesens anwenden zu können. Die gewählte Visitendefinition ist für alle Bereiche des Gesundheitswesens einsetzbar.

Im Rahmen dieser Arbeit wird angenommen, dass die Pflegevisite als Steuerungsinstrument des Pflegeprozesses aktiv ist. Dies muss sich auch in der Definition darstellen. Das die Pflegevisite ein Instrument zur Überprüfung des Pflegeprozesses ist, wird im theoretischen und empirischen Teil begründet. Dadurch, dass sie die Umsetzung des Pflegeprozesses überprüft, kann sie als Instrument der Qualitätssicherung und Weiterentwicklung angesehen werden (siehe auch Ziele der Pflegevisite im Kapitel 2.3.1.1).

Die Beschreibung „festgelegte Abstände" lässt den Leitungskräften die Freiheit, sich selbst für sinnvolle Abstände zu entscheiden, bietet aber auch die Verbindlichkeit der Festlegung für ein bestimmtes Intervall (siehe auch Tabelle 10). Basis der Pflegevisite sind nicht nur der Besuch mit Gesprächen sondern auch die Beobachtungen während des Besuches. Das ist eine wichtige Ergänzung der Heering'schen Definition (siehe auch Tabellen 19-21).

Dass eine Pflegevisite am effektivsten im direkten Umfeld des Klienten durchzuführen ist, zeigt der Abschnitt „Atmosphäre" im Anschluss an die Tabelle 29. Das direkte Umfeld kann hier das eigene Heim, aber auch das Krankenhaus oder Pflegeheim sein.

Der letzte Teil der Definition beschreibt die Teilnehmer an einer Pflegevisite. Die möglichen Teilnehmer entsprechen den Angaben aus der Literatur (siehe Tabelle 4). Die Pflegefachkraft, die den Bewohner gut kennt, in der Tabelle „Bezugspflege" genannt, spielt neben dem Klienten die Hauptrolle bei der Pflegevisite. Die Angehörigen oder andere Bezugspersonen spielen eher eine Nebenrolle. Sie sind aber gerade bei an Demenz erkrankten Menschen als Informanten oft sehr wertvoll.

Die Ergänzung „teilweise" beruht darauf, dass viele Bewohner von Pflegeeinrichtungen am Anfang direkt nach dem Einzug noch häufiger, später aber weniger Besuch bekommen und weniger Angehörigenkontakte haben. So sagt eine Studie in 20 Braunschweiger Pflegeheimen aus, dass aktive Tätigkeiten bzw. Tätigkeiten, bei denen man mit anderen Menschen in Kontakt tritt, nach dem Heimübergang abnehmen, z. B. Briefe schreiben (40,8 %), Besuche tätigen (61,7 %), Ausflüge tätigen (61,5 %), Besuche empfangen (57,4 %) und Spazierengehen (44,5 %) (siehe Schmitz-Scherzer, Schick, & Kühn, 1978, S. 71).

Andererseits beruht die Ergänzung auf der demografischen Entwicklung Berlins, die zeigt, dass im Alter immer mehr Menschen alleine leben. Es sind dann in der Stadt oft keine Ansprechpartner vorhanden, die bei einer Pflegevisite mitwirken könnten. Diese Aussage wird durch die Ergebnisse der Literaturrecherche zur Art der Teilnehmerschaft bei Pflegevisiten sowie aus den Befragungsergebnissen begründet. Auch bei den teilnehmenden Beobachtungen war kein Angehöriger oder eine andere Bezugsperson anwesend.

Bei allen unterschiedlichen Ansätzen und Definitionen bezüglich der Pflegevisite besteht in einigen Punkten bei den Autoren ein Konsens. Er besteht darin, dass die Pflegevisite als zentrales Instrument der Qualitätssicherung der pflegerischen Tätigkeiten in der Altenpflege ambulant wie stationär/teilstationär wirksam werden kann (Döpke-Paentz, 1981; Bleck, 1994; Hergenhahn, 1994; Uhde, 1996; Augstein, Kloster, Knipfer, & Selent, 1997; Barth, 1999; Kämmer & Schröder, 2000; Müller, 2001; Kämmer, 2001; Hellmann & Kundmüller, 2003; Hollick & Kerres, 2004; Althammer & Noßbach, 2004; Hallensleben, 2004; Habermann & Biedermann, 2005; Ehmann, 2005; Müller, 2006; Koch, 2006; Nenne, 2006; Habermann & Biedermann, 2007; Kußmaul, 2008 und 2011; Kämper & Pinnow, 2010; Peth, 2010; Panka & Stenzel, 2010).

Bei der Art der Wirksamkeit ist es notwendig, die unterschiedlichen Zielsetzungen der Personen zu betrachten, die die Pflegevisite einsetzen. So ist es nach Stenzel (1998) möglich, die Visite als Kontrollinstrument, als Reflexions- (Koch nennt es auch Evaluationsinstrument (2006)) oder Beratungsinstrument oder als Instrument zur Information und Kommunikation (Hergenhahn (1994) nennt es auch Abstimmungsinstrument) zu nutzen. Ebenfalls sind Kombinationen möglich. Werden nur Informationen ausgetauscht, ist das ein quantitativ messbarer Prozess. Bleck (1994) bezeichnet die Pflegevisite als Bühne, auf der die Pflegekräfte als Hauptakteure ihr eigenes Stück inszenieren. Entsteht eine wechselseitige Kommunikation, werden die qualitativen Aspekte der Pflegevisite sichtbar (Stenzel 1998).

Es geht bei über 20 verschiedenen Definitionen immer um den Pflegeprozess und meistens um Qualität. Darüber wird verdeutlicht, dass Pflegevisite und Pflegeprozess eng miteinander verknüpft sind, und beider Instrumente Anliegen ist, die Qualität der pflegerischen Versorgung zu verbessern. „Die Pflegevisite (...) hat Einfluss auf die (...) Faktoren Informationssammlung, Erkennen der Probleme und Ressourcen, Festlegung und Planung der Pflegeziele sowie der Beurteilung der Wirkung auf den Betroffenen (Erdmann, 2001)". Dieser Einfluss wird in den weiteren Teilen der Arbeit (Befragung der Einrichtungen, Literaturanalyse und Beobachtungsergebnisse) aufgezeigt und begründet. Im Folgenden wird die Pflegevisite in den rechtlichen Zusammenhang im Gesundheitssystem in Deutschland gesetzt.

2.2

Rechtlicher Hintergrund und Rahmenbedingungen des Gesundheitssystems in Deutschland

Die rechtliche Regulierung des Gesundheitssystems in Deutschland beginnt mit dem Inkrafttreten des Gesundheitsreformgesetzes von 1989 (Habermann & Biedermann, 2007, S. 71). Vorher war die Altenpflegepolitik überwiegend Aufgabe der Bundesländer und wurde über das Bundessozialhilfegesetz geregelt. Das bedeutet auch, dass bis zur Einführung der Pflegeversicherung eine Absicherung gegen das finanzielle Risiko der Pflegebedürftigkeit aus Eigenmitteln erfolgte. Das Mitte der 70er Jahre eingeführte Heimgesetz zielte erstmals auf den verbesserten Schutz der Heimbewohner (Mittnacht, 2006).

Untersucht man die Gesetze, die im Gesundheitswesen seit der Einführung der Pflegeversicherung 1995 in Kraft getreten sind, fällt auf, dass die Erwähnung der Qualitätssicherung und Qualitätsentwicklung immer mehr in den Fokus rückt: Im Krankenhausbereich z. B. durch Qualitätsberichte, im ambulanten und stationären Bereich der Pflege/Altenhilfe durch die Einführung der Qualitätsprüfungen und letztendlich durch die Bewertung der Ergebnisse und deren Veröffentlichung im Internet. Im Folgenden werden die Gesetze, die die Qualitätsentwicklung im Gesundheitswesen als Thema haben, daraufhin untersucht, ob und wie die Pflegevisite darin erwähnt wird.

2.2.1

QUALITÄTSBEZOGENE GESETZE AUS DEM KRANKENHAUSBEREICH

Für den **Krankenhausbereich** gilt als Rechtsgrundlage für die Behandlungspflege das SGB V. Im Folgenden sind die Gesetze ausgewählt, die in Bezug zur Qualitätssicherung stehen. Dazu gehört das **Gesundheitsreformgesetz (1989)**.

Der Paragraf **70 SGB V** verlangt eine bedarfsgerechte und gleichmäßige Versorgung der Versicherten, die bei fachlich gebotener Qualität das Maß des Notwendigen nicht überschreiten darf.

Konkreter wird es in **§ 135a SGB V**. Dort heißt es: „Die genannten Einrichtungen werden verpflichtet, die Qualität ihrer Leistungen zu sichern und weiterzuentwickeln sowie sich an einrichtungsübergreifenden Maßnahmen zu beteiligen und intern ein Qualitätsmanagement einzuführen und weiterzuentwickeln." Auf welche Maßnahmen sich diese Verpflichtung erstreckt, wird in **§ 137 SGB V** beschrieben: „Die nach § 108 zugelassenen Krankenhäuser sowie Versorger oder Rehabilitationseinrichtungen, mit denen ein Vertrag nach § 11 besteht, sind verpflichtet, sich an Maßnahmen zur Qualitätssicherung zu beteiligen. Die Maßnahmen sind auf die Qualität der Behandlung, der Versorgungsabläufe und der Behandlungsergebnisse zu erstrecken. Sie sind so zu gestalten, dass vergleichende Prüfungen ermöglicht werden."

Hierzu gehört auch das Instrument der Pflegevisite, das vom Träger fakultativ eingesetzt werden kann (Sträßner, 2008), im Gesetz aber nicht erwähnt wird.

Weitere Gesetze, die sich mit Pflegenden im Krankenhaus und der Qualität der Pflege im Allgemeinen auseinander setzen, sind das **Krankenpflegegesetz und die Pflegepersonalregelung**. Im Krankenpflegegesetz fordert der § 4 Absatz 1:

• eine sach- und fachkundige Pflege

• eine umfassende Pflege

• eine geplante Pflege des Patienten.

Mit der geplanten Pflege wird hier konkret auf den Pflegeprozess (Pflegeplanung) hingewiesen. Mit der Pflegevisite kann dann die sach- und fachkundige Pflege überprüft werden.

In der **Pflegepersonalregelung** wird in § 1 Absatz 1 „eine (...) ausreichende, zweckmäßige und wirtschaftliche sowie an einem ganzheitlichen Pflegekonzept orientierte Pflege (...) gefordert". Sie soll Voraussetzungen für eine individuelle ganzheitliche Pflege der Patienten schaffen.

Die Pflegevisite wird in den qualitätsrelevanten Gesetzen für die Krankenhäuser nicht explizit erwähnt. Dennoch wird sie z. B. als Steuerungsinstrument zur Überprüfung der Dokumentation der DRG eingesetzt (Stenzel, 2010, S. 3). Weitere Details zu Pflegevisiten im Krankenhaus siehe Kapitel 2.3.1.1.

2.2.2

Qualitätsbezogene Gesetze aus der stationären und ambulanten Altenpflege

Für den Bereich der **stationären/ambulanten Altenpflege** gilt als maßgebliche Rechtsgrundlage das SGB XI. Dort lassen sich drei wesentliche Grundanforderungen zusammenfassen, nach denen die Pflege und Versorgung pflegebedürftiger Menschen geleistet werden soll: Menschenwürde, Wirksamkeit und Wirtschaftlichkeit (Barth, 1999, S. 21). Der stationäre Bereich wird auf Grund des Themas der Arbeit besonders intensiv betrachtet.

Grundsätze der Qualitätssicherung

Das Sozialgesetzbuch verpflichtet zugelassene Pflegeeinrichtungen wie ambulante Pflegedienste und stationäre Pflegeeinrichtungen zur Qualitätssicherung. Weiterhin sind sie zum regelmäßigen Qualitätsnachweis der erbrachten Leistung verpflichtet (§ 112 Absatz 2). Der MDK hat bezüglich Qualitätsfragen der Einrichtungen und der Behebung von Qualitätsmängeln Beratungsrecht (ebenda, Absatz 4).

Ambulante und stationäre Pflegeeinrichtungen müssen nach § 80a SGB XI Leistungs- und Qualitätsvereinbarungen mit Pflegeheimen abschließen und ein umfassendes und professionelles Qualitätsmanagement einführen. Einzelne qualitätssichernde Maßnahmen wie zum Beispiel die Festlegung von Pflegestandards reichen nicht aus. Diese Vereinbarungen entfallen mit der letzten Reform des Pflegeweiterentwicklungsgesetzes. Die Inhalte sind aber in einigen Bundesländern in die Pflegesatzvereinbarungen (ebenda) mit aufgenommen worden.

Als Vorläufer der heute gültigen allgemeinen Maßstäbe und Grundsätze zur Qualität nach § 113 SGB XI galten die Maßstäbe und Grundsätze zur Qualität nach § 80 SGB XI (1996). In diesen Maßstäben und Grundsätzen werden die Träger zur Durchführung externer und interner Qualitätssicherungsmaßnahmen verpflichtet. Eine ausdrückliche Regelung darüber, was an Instrumenten zur internen Qualitätssicherung genutzt werden soll und kann, gibt es an dieser Stelle nicht (Müller, 2001, S. 51; Habermann & Biedermann, 2007, S. 73).

Einige Autoren meinen, dass die Pflegevisite als Nachweis der internen Qualitätssicherung bei Qualitätsprüfungen nach diesem Gesetz gilt (Kämmer, 2000; Jungbluth, 2003; Althammer & Noßbach, 2004; Koch, 2006; Giebel, 2007; Sträßner, 2008).

Die verantwortliche Pflegekraft hat die alleinige Verantwortung für die fachgerechte Planung der Pflegeprozesse, für die fachgerechte Durchführung der Pflegedokumentation, die Dienst- und Einsatzplanung sowie für die Leitung der Dienstbesprechungen. In einem großen Pflegedienst oder Pflegeheim ist es nicht möglich, dass eine verantwortliche Pflegefachkraft bei allen Bewohnern/Klienten selbst Pflegevisiten durchführt. Ihre Aufgabe ist es deshalb, Aufgaben an kompetente Fachkräfte zu delegieren (Brüggemann, 2001, S. 20; Müller, 2006, S. 107).

Nach dem Durchlaufen des Gesetzes durch die Schiedsstelle trat das überarbeitete Gesetz SGB XI § 113 „Allgemeine Maßstäbe und Grundsätze zur Qualität" am 1. Juli 2011 in Kraft. Es ähnelt der Vorversion nach § 80. Eine Klarstellung des Zusammenhanges zwischen Qualität und Vergütung wurde implementiert. Bei Vereinbarungen zwischen den Trägern und Kassen müssen die Maßstäbe und Grundsätze zur Qualität berücksichtigt werden. Das einrichtungsinterne Qualitätsmanagement wird konkreter beschrieben, die Pflegevisite aber nicht konkret erwähnt. Es werden z. B. fünf Bereiche der Pflegedokumentation verbindlich fixiert. Diese Bereiche stellen den Pflegeprozess insgesamt dar. Außerdem werden die Anforderungen an die Fort- und Weiterbildung aller in der Pflege und Betreuung tätigen Mitarbeiter definiert. Die Maßstäbe und Grundsätze schließen mit der Beschreibung von Kriterien für eine gute Ergebnisqualität.

Im Pflegequalitätssicherungsgesetz (2002) werden zwei Vorhaben der Koalitionsvereinbarungen der an der Bundesregierung beteiligten Parteien aufgenommen und miteinander verbunden:

1. Sicherung und Weiterentwicklung der Pflegequalität mit den Schwerpunkten:

   - Stärkung der Eigenverantwortung der Pflegeselbstverwaltung

   - Sicherung, Weiterentwicklung und Prüfung der Pflegequalität

   - Zusammenarbeit mit der Heimaufsicht

2. Stärkung der Verbraucherrechte (§ 7)

Durch das Gesetz erfolgte ein Umdenken, das gute Qualität nicht von außen in die Einrichtung „hinein kontrolliert" werden kann. Die Verantwortung wird mehr in den Einrichtungen verortet. Die hier geforderten Partizipationsmöglichkeiten von Pflegenden und Angehörigen lassen sich durch die Pflegevisite erfüllen (Habermann & Biedermann, 2005).

PFLEGE-WEITERENTWICKLUNGSGESETZ

Das Pflege-Weiterentwicklungsgesetz § 115 Abs. 1 SGBXI von 2008 fordert einheitliche und gleiche Qualitätsmaßstäbe durch den extern prüfenden Medizinischen Dienst der Krankenkassen. Ziel war es, die von den Pflegeeinrichtungen erbrachte Qualität zu veröffentlichen. Auf diesem Hintergrund wurde die folgende Prüfrichtlinie mit Notenbildung entwickelt.

In der ersten Prüfrichtlinie des MDK nach § 112,114 SGB XI (2006), die auf Grund der oben genannten Paragrafen entwickelt wurde, sind einige Fragen enthalten, die sich auf die interne Qualitätssicherung und konkret auf die Pflegevisite beziehen. Sie ist eine „interne" Arbeitshilfe der MDK'en, um eine einheitliche Umsetzung der Qualitätsprüfungen zu fördern (Nett, 2011a).

Drei Fragen und deren vorgegebene Antworten beschäftigen sich mit der Pflegevisite, die hier herausgearbeitet werden:

Die erste Frage (in der Prüfrichtlinie Frage 3.2.2) lautet: „Wie wird die fachliche Anleitung und Überprüfung grundpflegerischer Tätigkeiten von Pflegehilfskräften durch Pflegefachkräfte nachvollziehbar gewährleistet?" Antwort: „Um die erforderliche fachliche Anleitung und Überprüfung von Pflegekräften gewährleisten zu können, ist es erforderlich, dass die Pflegeeinrichtung **Pflegevisiten** (erste Erwähnung) oder ähnliche Instrumente einsetzt (Medizinischer Dienst der Pflegekassen, 2005)".

Hier legt der MDK auch Zeitrahmen für die Durchführung von Pflegevisiten fest. In der Langzeitpflege z. B. in einer stationären Wohnpflegesituation sollte eine Pflegevisite in einem Intervall von circa zwei Monaten erfolgen. Bei aktuellen Veränderungen des Zustandes sowie bei auftretenden Problemen werden häufigere Pflegevisiten empfohlen (siehe auch Kämmer, 2000, S. 28).

In der Literatur lassen sich vielfach Anmerkungen finden, die Pflegevisiten für die fachliche Überprüfung der Pflegenden als geeignet bewerten (Raiß, 2002; Jungbluth, 2003; MDS, 2009).

Eine weitere eher allgemeine Frage (Frage 6.5) rückt die Pflegevisite in den Bereich der Qualitätssicherung: „Werden Maßnahmen der internen Qualitätssicherung im Bereich Pflege durchgeführt?" Antwort: Die Frage ist mit „Ja" zu beantworten, wenn mindestens drei der nachfolgend genannten (oder vergleichbaren) Maßnahmen nachweislich, systematisch und situationsgerecht durchgeführt werden: Qualitätszirkel, Einsetzung eines Qualitätsbeauftragten, Standards/Richtlinien, **Pflegevisiten mit Ergebnisbesprechung** (zweite Erwähnung), Fallbesprechungen, Qualitätsmanagementhandbuch (…)." Die Antwort zeigt, dass die Pflegevisite nur ein Instrument von vielen im Rahmen der internen Qualitätssicherung ist und nicht verpflichtend angewendet werden muss. Da die Pflegevisite in dieser Arbeit als Prozess beschrieben wird, kann ihr Nutzen bei der Beantwortung der Frage 6.6 im Prüfkatalog zu einer positiven Bewertung führen. Sie lautet: „Wird das einrichtungsinterne Qualitätsmanagement entsprechend dem kontinuierlichen Verbesserungsprozess (im Sinne des PDCA-Zyklus) gehandhabt?" Antwort: „Im Sinne des PDCA-Zyklus sind die Ist-Analyse, Zielformulierung, Maßnahmenplanung, Umsetzung der geplanten Maßnahmen, Überprüfung der Wirksamkeit der Maßnahmen und ggf. Anpassung der Maßnahmen wesentliche Voraussetzungen, um eine gute Ergebnisqualität zu erreichen."

Der PDCA-Zyklus findet sich im Pflegeprozess und im Pflegevisitenprozess wieder. Die Pflegevisite kann hier bei konsequenter Durchführung zur positiven Beantwortung der Frage erwähnt werden.

Die Prüfrichtlinie wurde in ihrer zweiten Version in einigen Bereichen verändert. Die Einbeziehung der Expertenstandards in die Pflege wird als Novum hinterfragt und die zu veröffentliche Zensurengebung eingeführt. Die Zufriedenheitsbefragung der Bewohner wurde ausgeweitet und weitere Aspekte der Qualitätssicherung angefügt.

Auch in der überarbeiteten Fassung sind wie in der ersten Version Fragen und Antwortvorgaben zum internen Qualitätsmanagement enthalten. Einige sind in der Formulierung gleich geblieben, einige haben sich verändert. Die Frage 6.4 war vorher unter der Nummerierung 6.5. zu finden. Sie ist inhaltlich wie auch die Frage 6.6 gleich geblieben. Die Fragen 4.3 (vorher Frage 3.2.2) haben sich als Fragentext nicht verändert, aber in der Beantwortung:

„Die Frage ist mit „Ja" zu beantworten, wenn die fachliche Anleitung und Überprüfung der Grundpflege anhand von praktischen Anleitungen oder **mitarbeiterbezogenen Pflegevisiten** o.ä. dokumentiert sind. Um die erforderliche fachliche Anleitung und Überprüfung von Pflegekräften gewährleisten zu können, ist es erforderlich, dass die Pflegeeinrichtung mitarbeiterbezogene Pflegevisiten oder ähnliche Instrumente einsetzt."

Der Fokus der Pflegevisiten in diesem Zusammenhang hat sich also zugunsten der mitarbeiterbezogenen, kontrollierenden Pflegevisite verändert. In Frage 6.4 wird das nicht so deutlich. Da werden zielneutrale Ergebnisbesprechungen im Anschluss an die Pflegevisite erwähnt. Im Anhang an diese Fragen wird in der Prüfanleitung des MDK (2009) ausführlich festgehalten, wofür eine Pflegevisite ein passendes Einsatzinstrument sein kann. Schwerpunkte sind dabei die Erörterung des Wohlbefindens, die Erhebung der Wünsche des Klienten und seiner Zufriedenheit mit der betreuenden Einrichtung sowie die Besprechung der Pflegeplanung und deren Dokumentation mit dem Klienten. Durch eine kompetente Beratung von erfahrenen Pflegefachkräften ist die Entscheidung für den Klienten, bestimmte Maßnahmen durchzuführen oder durchführen zu lassen, leichter. Ziele können dabei bewohner-, unternehmens- oder mitarbeiterorientiert sein. Die Ziele liegen in der Beurteilung und Optimierung der Qualität durch Bewertung und Planung mit Hilfe des PDCA-Zyklus. So können die Pflegestufen überprüft, die Umsetzung von Richtlinien und Standards, die Leistungen der Mitarbeiter und die Prozesse selbst auf Effektivität und Sinnhaftigkeit durchleuchtet werden. Am Ende des Prozesses steht die Metaanalyse der Schwerpunkte der Probleme zur Fortbildungsplanung.

In diesem Anhang wird außerdem erwähnt, welche Vorrausetzungen die durchführende Pflegekraft haben sollte. „Pflegevisiten sind von Mitarbeitern mit fachlicher Kompetenz (Pflegefachkraft mit umfassendem aktuellem Fachwissen) durchzuführen. Zusätzlich benötigen diese Mitarbeiter organisatorische sowie soziale Kompetenz. Möglichst sollte die verantwortliche Pflegefachkraft in enger Zusammenarbeit mit der Bezugspflegekraft des zu visitierenden Bewohners (in der stationären Pflege ggf. die Wohnbereichsleitung) oder andere speziell für diese Aufgabe qualifizierten Mitarbeiter diese Aufgabe übernehmen (MDS, 2009)."

Vergleicht man die eben erwähnten Ziele der Pflegevisite mit den Zielen des Pflegeprozesses (beides vom MDK festgelegt), wird deutlich, dass die Pflegevisite ein sehr viel weiteres Zielspektrum vorweist als das des Pflegeprozesses. Es ist jedoch möglich, die Worte Pflegeprozess und Pflegevisite in den unter Kapitel 2.2.1 aufgeführten ersten Erläuterungen zum Pflegeprozess auszutauschen.

„Die Schritte des Pflegeprozesses (des Pflegevisitenprozesses – Ergänzung der Verfasserin) orientieren sich an den Problemen, Fähigkeiten und Ressourcen des Pflegebedürftigen und haben zum Ziel, Sicherheit für die Pflegebedürftigen im Pflegeverlauf herzustellen und den Pflegebedürftigen und seine Angehörigen in die Pflege mit einzubeziehen. Wichtig ist dabei, die personelle und fachliche Kontinuität in der Durchführung pflegerischer Leistungen zu gewährleisten und damit die Qualität der Pflege- und Betreuungsleistung zu sichern (MDS, 2005b)."

Einige Ziele der Pflegevisite und des Pflegeprozesse gleichen sich somit.

Auch dadurch, dass die Pflegevisite als internes Qualitätsentwicklungs- und Qualitätsprüfinstrument in der Prüfanleitung erwähnt wird, wird sie in der stationären Pflege in Berlin überwiegend verwendet. Im Krankenhausbereich war das nach einer wissenschaftlichen Studie nur bei 31 % der Befragten laut Görres, Hinz, & Reif (2002) der Fall.

PFLEGEHEIMVERGLEICHE NACH § 92A SGB XI

Über eine Rechtsverordnung kann die Bundesregierung mit Zustimmung des Bundesrates einen Pflegeheimvergleich anordnen. Die Pflegeheime sind länderbezogen Einrichtung für Einrichtung, insbesondere hinsichtlich ihrer Leistungs- und Belegungsstrukturen, ihrer Pflegesätze und Entgelte sowie ihrer gesondert berechenbaren Investitionskosten miteinander zu vergleichen. Mit dem länderbezogenen Pflegeheimvergleich werden folgende Ziele angestrebt: Unterstützung bei der Ermittlung von Vergleichsmaßstäben bezüglich der Vergütungen, der Qualitäts- und Wirtschaftlichkeitsprüfungen sowie der Verfahren zur Erteilung der Leistungs- und Qualitätsnachweise (Mittnacht, 2006).

VERTRAGSWESEN

Im § 72 Abs. 3 SGB XI werden Anbieter bereits bei Abschluss eines Versorgungsvertrages mit den Landesverbänden der Pflegekassen dazu verpflichtet, ein umfassendes, einrichtungsinternes Qualitätsmanagement zu entwickeln. Es bleibt aber offen, was genau darunter zu verstehen ist (Habermann & Biedermann, 2007, S. 74).

Konkreter wird es in den Pflegesatzvereinbarungen. Zwischen den Leistungserbringern (Heimbetreibern) und den Kostenträgern (Pflegekassen/Träger der Sozialhilfe) werden vor Eröffnung der Einrichtung und während des Betriebes Pflegesatzvereinbarungen abgeschlossen und wieder neu verhandelt. In einigen Bundesländern (z. B. Niedersachsen) werden zusätzlich zu den Entgeltvereinbarungen in Anhängen u.a. konkrete Vereinbarungen zu qualitätssichernden Maßnahmen vereinbart. Dies können z. B. in Niedersachsen im internen Qualitätsmanagement das Durchführen von Qualitätszirkeln, interner Audits, systematischer Fehleranalysen und das regelmäßige Stattfinden von Pflegevisiten mindestens 1x jährlich sein.

In anderen Bundesländern wie z. B. in Sachsen, gibt es Vereinbarungen, die im Bereich der internen Qualitätssicherung anders aussehen. Hier wird konkret festgelegt, dass zweimal im Jahr interne Audits und einmal im Monat ein Qualitätszirkel stattzufinden hat. Pflegevisiten müssen nach Pflegestufen gehäuft durchgeführt werden:

Pflegestufe I = 1x jährlich

Pflegestufe II = 2 x jährlich

Pflegestufe III = 4 x jährlich

und nach Bedarf.

Diese Vereinbarungen sind jedoch nicht bundeslandeinheitlich. So kann es nach Praxiserfahrungen durchaus sein, dass 30 km weiter in Sachsen eine Einrichtung eine Pflegesatzverhandlung mit anderen Inhalten abschließt. Für diese Einrichtung wird dann vereinbart, die Pflegevisiten ebenfalls nach Pflegestufen, aber in anderen Häufigkeiten durchzuführen.

Pflegestufe I = 2 x jährlich

Pflegestufe II = 2 x jährlich

Pflegestufe III = 2x jährlich

und nach Bedarf

In Berlin und im Land Brandenburg gibt es keine Pflegesatzvereinbarungen mit vergleichbaren Anhängen und Angaben zur Häufigkeit von Pflegevisiten.

Die Träger zugelassener Pflegeeinrichtungen sind verpflichtet, ihre erbrachten Leistungen und deren Qualität nach § 113 SGB XI, Absatz 1 (2004) den Landesverbänden der Pflegekassen in regelmäßigen Abständen nachzuweisen. Die von der Bundesregierung im Juli 2002 vorgelegte Fassung wurde vom Bundesrat wegen ihres erheblichen bürokratischen Mehraufwandes abgelehnt. So fehlt derzeit eine Grundlage für die Erstellung von LQN (Leistungs- und Qualitätsnachweisen). Ursprünglich sollten diese Voraussetzung für den Abschluss von Vergütungsvereinbarungen sein (Habermann & Biedermann, 2007, S. 75).

WEITERE QUALITÄTS- UND PFLEGEVISITENRELEVANTE GESETZE IM STATIONÄREN BEREICH

Der leistungsberechtigte Personenkreis im **Pflegeversicherungsgesetz** wird im § 15 SGB XI beschrieben. Dort werden die Einstufungskriterien der Bewohner in die passende Pflegestufe benannt. Löser (1998) schreibt, dass die Pflegevisitenprotokolle bei MDK-Einstufungen eingesetzt werden können, um dem Gutachter ein Bild über den akuten Zustand und den Verlauf des Pflegezustandes zu übermitteln. Einige wenden die Pflegevisite an, um vor der Höherstufung den gestiegenen Pflegebedarf zu überprüfen.

Das **Altenpflegegesetz** von 2002 fordert in § 3 parallel zum Krankenpflegegesetz (siehe auch Kapitel 2.2.1) eine sach- und fachkundige, umfassende geplante Pflege. Dies beinhaltet nach Nenne (2006, S. 3) insbesondere, sich für die Pflege am einzelnen Patienten sachkundig zu machen (Informationsbeschaffung), die Informationen möglichst umfassend zu erheben (z. B. im Gespräch mit dem Patienten) sowie auf Grundlage der Informationen die Pflege zu planen und zu dokumentieren.

Der Pflegeprozess spiegelt sich darin wieder; aber die Pflegevisite wird nicht konkret erwähnt.

Die **Landesheimgesetze** sagen, soweit sie fertig gestellt sind, aus, dass ein Heim nur betrieben werden darf, wenn ein Qualitätsmanagement existiert. Sie setzen die Rahmenbedingungen für den Betrieb von Heimen fest, dessen Ziele die Sicherung und Weiterentwicklung der Betreuungsqualität in Heimen sowie die Verbesserung des Schutzes und der Rechtssicherheit der Bewohner sind. Eine jährliche Überprüfung der geforderten Rahmenbedingungen erfolgt durch ausgebildete Prüfer der Heimaufsicht nach der Prüfliste in §§ 12, 23, 25 und dem § 75 SGB XI (Mittnacht, 2006). Diese Liste wird im Moment (Stand 2012) überarbeitet.

Des Weiteren sind für das Wohnen und die Pflege in vollstationären Altenpflegeeinrichtunngen die **Heimpersonalverordnung und Heimmindestbauverordnung** von Bedeutung.

Kritisiert wird, dass Gesetze und rechtliche Steuerungsinstrumente im Rahmen der Qualitätssicherung in der stationären Altenpflege nicht in gewünschter Weise greifen. Es bleibt nach Mittnacht (2006) abzuwarten, ob und wenn ja, wie sich die Qualitätslandschaft in den Pflegeeinrichtungen durch die neuen Gesetzgebungen verändern wird. Kritisch betrachtet unterscheidet sich das SGB XI durch seine Kontrollperspektive vom SGB V, das mehr auf professionelle Selbstverpflichtung und Konsensusverfahren zwischen den Akteuren setzt. Ein Zusammenhang von engen normativen Regelungen und dem erreichten Niveau der Qualitätssicherung in unterschiedlichen Sozialversicherungszweigen lässt sich bis dato nicht nachweisen (ebenda, 2006).

BESONDERHEITEN FÜR DAS LAND BERLIN

- **Rahmenvertrag nach § 75 SGB XI-vollstationär, 2012**

Für das Land Berlin werden zwischen den Kostenträgern und Leistungserbringern im ambulanten und stationären Bereich Rahmenverträge vereinbart. Sie leiten sich aus dem § 75 Abs. 1 und 2, SGB XI ab. In diesem Rahmenvertrag werden die allgemeinen Pflegeleistungen abgebildet, die auch in der Pflegevisite geprüft werden können. Auch Pflegehilfsmittel und technische Hilfen werden thematisiert. Im 2. Teil werden u.a. die organisatorischen Voraussetzungen, wie z. B. die Qualifikationsvoraussetzungen für die verantwortliche Pflegefachkraft, festgelegt. Es folgen in § 11 Hinweise auf die Qualitätsmaßstäbe und die Qualitätssicherung sowie etwas später Hinweise auf die Dokumentationserfordernisse nach § 113 SGB XI.

Im Abschnitt III wird die Sicherstellung der Leistungen und die erforderliche Qualifikation des Personals beschrieben. Eine Besonderheit ist in Berlin die Aufschlüsselung der Anteile der Mitarbeiter für die verantwortliche Pflegefachkraft, die Qualitätsbeauftragte und die Sozialarbeiter. Wenn die Pflegeeinrichtung keine Sondervereinbarung abschließt, hat sie für 100 Bewohner eine verantwortliche Pflegefachkraft und für 150 Bewohner eine Qualitätsbeauftragte vorzuhalten (Stand 1.1.2012). Alle anderen Bundesländer haben die Qualifikation der Qualitätsbeauftragten im Schlüssel der Fachkräfte integriert. Die Vorhaltung ist damit nicht für alle gleich verbindlich geregelt.

Diese Besonderheit wird im empirischen Teil, in der schriftlichen Befragung berücksichtigt.

- **Pflegeeinrichtungs-Förderungs-Verordnung – PflegEföVO (1998)**

(1) Als gefördert im Sinne von §§ 9 und 82 Abs. 3 des Elften Buches Sozialgesetzbuch in der jeweils geltenden Fassung in Verbindung mit § 3 des Landespflegeeinrichtungsgesetzes gilt eine teil- und vollstationäre Pflegeeinrichtung, wenn sie öffentliche Mittel vor und/oder nach Inkrafttreten des Elften Buches Sozialgesetzbuches in Anspruch genommen hat, um die Aufwendungen nach § 82 Abs. 2 des Elften Buches Sozialgesetzbuch in der jeweils geltenden Fassung im Rahmen der Investitionsfinanzierung und/oder der laufenden Betriebskosten zu decken.

(2) Wird die Förderung als Darlehen gewährt, so gilt die Einrichtung während der Laufzeit des Darlehens als gefördert. Ist die Förderung als Zuschuß oder Zuwendung gewährt worden, so gilt die Einrichtung für den Zeitraum der Nutzung nach § 24,

längstens jedoch für 33 Jahre, als gefördert. Dies gilt für geförderte Einrichtungen mit 120 Plätzen. Die Höchstfördersumme beträgt bis zu 3 067 752,00 Euro.

Diese Verordnung soll hier erwähnt werden, um aufzuzeigen, warum in Berlin viele Einrichtungen 120 Plätze haben. In der Auswertung der Befragung ergab sich im Verhältnis zu anderen Bundesländern eine höhere Durchschnittsplatzzahl.

Berücksichtigt werden in dieser Arbeit ebenfalls allgemeingültige Gesetze, die Einfluss auf die Wirksamkeit und die Rahmenbedingungen der Pflegevisite haben. Diese sind das Haftungsrecht, Arbeitsrecht und Arbeitsschutzgesetze, die Schweigepflicht, Datenschutzgesetze und Ausführungen zur Dokumentationspflicht in der Altenpflege.

2.2.3

GESETZE FÜR ALLE BEREICHE DES GESUNDHEITSWESENS, DIE IM BEREICH DER EINFLUSSNAHME DER PFLEGEVISITE LIEGEN

HAFTUNGSRECHT

Die Pflegevisite kann die Aufgabe der Übernahme der Funktion der Überwachung der haftungsrechtlichen Unbedenklichkeit der Pflege-, Betreuungs,- und Versorgungsleistungen der Mitarbeiter unterstützen. Unnötige Gefährdungen z. B. durch Stürze oder nicht korrekt durchgeführte hygienische Maßnahmen sind zu vermeiden. Der Mitarbeiter ist in haftungsrechtlich relevanten Bereichen z. B. in der Pflegevisite ergebnisorientiert zu überwachen (Sträßner, Teil II, 2008).

Themenbereiche des Haftungsrechts in den täglichen Arbeitsabläufen in der Pflege sind außerdem nach Müller(2001, S. 53) z. B.

- Erbringung der Pflegeleistung auf dem aktuellen Stand der medizinisch-pflegerischen Erkenntnisse

- Weigerungspflicht bei Überforderung

- Aufgabenverteilung und Kompetenzabgrenzung

- Anleitung und Kontrolle von Mitarbeitern

- Dokumentationssystem

- Behandlungspflege

ARBEITSSCHUTZ

Gegenstand einer Pflegevisite kann die Beobachtung von pflegerischen Tätigkeiten mit der Nutzung von Hilfsmitteln sein. Es ist dafür zu sorgen, dass die Unfallverhütungs-vorschriften, die gesetzlichen Arbeitsschutzvorschriften sowie die weiteren gesetzlichen Verordnungen (z. B. Arbeitsstättenverordnungen) eingehalten werden (Sträßner, Teil II, 2008).

ARBEITSRECHT

Jeder Mitarbeiter hat arbeitsrechtliche Verpflichtungen wie z. B. die Verpflichtung zur Dokumentation seiner Tätigkeiten, deren korrekte Ausführung mit einer reinen Doku-mentationsvisite überprüft werden kann. Die Dokumentation gilt als Urkunde und wird im Streitfall als Beweismittel dem Gericht vorgelegt.

Auch die Dokumentation von Pflegevisiten gehört zu den Aufgaben der Mitarbeiter. Meistens wird sie in Stellenbeschreibungen festgehalten, die Teil des Arbeitsvertrages oder im Qualitätshandbuch zu finden sind (siehe auch Dokumentation der Pflegevisite auf der nächsten Seite).

Eine Pflegevisite kann außerdem zur Mitarbeiterbeurteilung eingesetzt werden. Sie kann Grundlage eines Mitarbeiter- oder Kritikgespräches sein und zu Konsequenzen im Arbeitsrecht führen (Sträßner Teil II, 2008).

SCHWEIGEPFLICHT (GILT BEI PFLEGEVISITEN IN DOPPELZIMMERN IM KRANKENHAUS UND AUCH IN DER STATIONÄREN PFLEGE)

Nach § 203 StGB unterliegen die berufsmäßig tätigen Gehilfen und die Personen, die zur Vorbereitung auf den Beruf an der berufsmäßigen Tätigkeit teilnehmen, der Verschwiegenheitspflicht. Die Schweigepflicht ist umfassend. Sie beinhaltet die Ana-mnese, Untersuchungsergebnisse und private Mitteilungen, die im Rahmen der Pflege den Pflegekräften mitgeteilt werden (Gerhard, 1996). Diese Problematik lässt sich nach Binder (1996) umgehen, wenn die Patienten über den Ablauf der Pflegevisite informiert sind und ihr schriftliches Einverständnis gegeben haben. Morawe-Becker (2004) benennt hier Diskussionsbedarf, ob es wirklich zu einer Verletzung der Schwei-gepflicht kommt, da es bei der ärztlichen Visite auch keiner schriftlichen Zustimmung des Patienten bedarf.

DATENSCHUTZ

Die Daten, die im Rahmen einer Pflegevisite erhoben werden, unterliegen dem Bun-desdatenschutzgesetz. Hier ist es festgelegt, wie mit persönlichen Daten umzugehen ist und welcher Persönlichkeitsschutz dabei einzuhalten ist. In den Wohn- und Be-treuungsverträgen ist der Umgang mit den Daten festzulegen. Eine Einwilligung ist einzuholen. Die Dokumentation muss sich in verschlossenen Räumen oder Behältnissen befinden. Sie darf für Dritte nicht einsehbar sein. Korrekturen werden gesondert gekennzeichnet und können so nachvollzogen werden. Erfolgt die Dokumentation mit EDV (Elektronischer Datenverarbeitung), ist der Zugang eindeutig mit einem persönlichen Passwort zu regeln (o.N., 2009).

DOKUMENTATION DER PFLEGEVISITE

Der die Pflegevisite durchführende Mitarbeiter hat eine arbeitsvertragliche Verpflichtung, die Dokumentation der Pflegevisite zu leisten. Sie hat vollständig, richtig und zeitnah zu erfolgen. Sie hat dem Wesentlichkeitsgrundsatz folgend die gewonnenen Erkenntnisse der Pflegevisite zu erfassen. Die Dokumentation der Pflegevisite ist arbeitsrechtlich geschuldet. Es wird eine Urkunde hergestellt, die im Streitfall vor Gericht der Beweisführung unterliegt (Sträßner, 2008b, S. 91). In der Praxis finden sich zwei Methoden, die Dokumentation im laufenden Pflegebericht und die Dokumentation im Pflegevisitenprotokoll.

Im ersten Fall werden Zeitpunkt, anwesende Personen, Inhalt der Visite und deren Ergebnisse als Fließtext im laufenden Pflegebericht notiert. Für sofort zu erledigende Dinge wird teilweise eine separate Dokumentation vorgenommen, da z. B. in der ambulanten Pflege die Dokumentation bei den Klienten verbleibt. Die Erledigungen der Maßnahmen lassen sich so übersichtlicher nachvollziehen.

Die Anwendung eines Protokolls, in dem alle notwendigen Informationen und die geplanten Maßnahmen mit Verantwortlichkeiten erfasst werden, scheint für die Nachbereitung von größerem Nutzen zu sein (Thelen, 2003). Es kann auch für eine statistische Auswertung und eine weitere Verwendung z. B. für die Fortbildungsplanung einfacher genutzt werden. Es ist Teil der individuellen Dokumentation und muss wie die anderen Teile der Dokumentation 30 Jahre laut Strafgesetzbuch aufbewahrt werden.

Zusammenfassend kann gesagt werden, dass es gesetzlich keine Vorschriften gibt, ob und in welcher Form und wie häufig Pflegevisiten durchzuführen sind. Hier hat jede stationäre Einrichtung der Altenpflege einen echten Gestaltungsspielraum (siehe auch Müller, 2006).

2.3

GEGENSTANDSBESCHREIBUNG DES PFLEGEPROZESSES UND DER PFLEGEVISITE

Die beiden Prozesse, die in dieser Arbeit thematisiert werden, sind der Pflegeprozess und die Pflegevisite als Prozess. Sie werden zueinander in Beziehung gesetzt. Es wird analysiert, ob die Pflegevisite steuernd auf den Pflegeprozess wirkt. Um diese Analyse durchführen zu können, ist es wichtig, die Geschichte und die gegenwärtige Praxis dieser Prozesse zu betrachten.

2.3.1

GESCHICHTE UND GEGENWÄRTIGE PRAXIS DER PFLEGEVISITE IM IN- UND AUSLAND

GESCHICHTE

Die ersten Erfahrungen mit Pflegevisiten oder dem Vorläufer, der geplanten Übergabe am Bett, wurden nachweislich im klinischen Bereich getätigt. So beschreibt Pepper (1978) die Vorteile der Übergabe am Bett der Patienten auf Intensivstationen unter Einbeziehung der Patienten. Der Begriff „Pflegevisite" findet sich in der deutschen Pflegeliteratur erstmalig 1981 (Döpke-Paentz): Sie beschreibt die Pflegevisite in einem Berliner Krankenhaus zur Zeit der DDR (Deutschen Demokratischen Republik). Dort beteiligte sich die Pflegedienstleitung an der Visite, bei der auch die Ärzte integriert waren. Sie ist zu der Zeit ein reines Kontrollinstrument.

Dieser Artikel ist der Beginn einer Folge von Artikeln zu dem Thema in der DDR aus der Zeitung „Heilberufe" bis 1989 (Hergenhahn, 1994). Sie haben Erfahrungsberichte im ambulanten und stationären Bereich zum Inhalt. In den folgenden Jahren werden etliche Artikel, Broschüren und Bücher veröffentlicht, in denen beschrieben wird, mit welchen Methoden eine Pflegevisite durchgeführt werden soll (z. B. Heering, 1995; Löser, 1998; Kämmer & Schröder, 2000; Hellmann & Kundmüller, 2003; Heering, Panka et al., 2006; Panka & Stenzel, 2010). In Ihnen wird aber kein Unterschied gemacht, ob die Pflegevisiten in den alten oder neuen Bundesländern durchgeführt werden.

Wegbereiter war das Schweizer Ehepaar Heering (Stenzel, 2010). Ihr Ansatz war es, den Patienten in den Mittelpunkt zu stellen. Die Visiten wurden von Pflegefachkräften mit den Patienten durchgeführt. Das heißt, es wurden gemeinsam Pflegeziele gesteckt und die Maßnahmen besprochen. Als Beispiel ist in einem Altenpflegeheim in Berlin 1991 „das zur Abstimmung erforderliche mündliche und schriftliche Informationssystem der Pflegevisite eingeführt (…) (worden – Anmerkung der Verfasserin). (…) Ein Ziel dieser Visite war, (…) (eine – Anmerkung der Verfasserin) Gelegenheit für die Bewohner zu schaffen, in Ruhe, ohne pflegerische Handlungen, ihre Belange zu besprechen (Panka & Bölicke, 2006, S. 119)."

In der stationären und ambulanten Altenpflege entwickelte sich das Instrument verstärkt durch einen besonderen Impuls: Die Einführung der Pflegeversicherung im ambulanten Bereich 1995 und im stationären Bereich im Juli 1996 mit der externen Qualitätsprüfung durch den Medizinischen Dienst der Krankenkassen (MDK). Es entstand die Prüfrichtlinie: „Anleitung zur Prüfung der Qualität in der stationären Pflege nach § 80 SGB XI." Die Qualitätsprüfungsrichtlinien bezeichnen die Pflegevisite als Mittel der internen Qualitätssicherung neben der Einsetzung von Qualitätsbeauftragten, Qualitätszirkeln, Standards, Qualitätsmanagementhandbüchern, Fallbesprechungen und Fortbildungen (MDS, 1996). Der Pflegeprozess wird als Kernstück der Pflegearbeit nicht in der Prüfrichtlinie erwähnt.

In der Prüfanleitung werden Hinweise zu Zielen, zu den Teilnehmern und den Inhalten gegeben sowie bis zum Jahr 2000 auch Hinweise zur Durchführungshäufigkeit. Es werden konkret diverse Einsatzmöglichkeiten der Pflegevisite erwähnt (ausführlich siehe Kapitel 2.2, Rechtliche Hintergründe der Pflegevisite). Deutlich wird, dass der MDK die Pflegevisite als Kontrollinstrument sieht (Stenzel, 2010, S. 3). Stenzel weist ausdrücklich darauf hin, dass diese Prüfrichtlinie nicht rechtsverbindlich ist. Es ist eine Arbeitshilfe für die Prüfer, die eine Konkretisierung für die Prüfpraxis vornimmt, die aber nicht zwingend umgesetzt werden muss.

Die Auseinandersetzung mit dem Begriff der Pflegevisite begann auch im Gegensatz zur ärztlichen Visite und den dahinter liegenden theoretischen Grundlagen sowie der Zielsetzung erst zehn Jahre später (Heering, Panka, Bölicke & Senn, 2006). Die Konsequenz ist, dass die verschiedenen Formen der Pflegevisite erst in einen theoretischen Bezugsrahmen gesetzt werden müssen. Außerdem fehlt eine einheitliche Definition, und die Wirkung der Pflegevisite muss analysiert werden. Zusätzlich müssen beschreibende Kriterien entwickelt werden. Erste Schritte in diese Richtung wurden im ambulanten Bereich und im Krankenhaussektor durch explorative Studien von Universitäten (Görres, Hinz & Reif, 2002; Habermann & Biedermann, 2007) gesetzt. Durch sie und keine andere Studien (siehe Kapitel 3) sind erste teilweise wissenschaftlich fundierte Aussagen über Form und Inhalte von Pflegevisiten in diesen Bereichen möglich.

Die Inhalte und teilweise auch der Aufbau der Pflegevisite haben sich gerade in der stationären Altenpflege im Laufe der letzten 5-10 Jahre verändert. Eine Grundlage dafür war die sehr weit gefasste, oben erwähnte Prüfanleitungsdefinition der Pflegevisite. Es gab aber vorher schon und dann später Anlässe, die Pflegevisite zu erweitern und inhaltlich an neue Erfordernisse anzupassen.

Gültekin & Liebchen haben im Jahr 2003 in ihrem Buch „Pflegevisite und Pflegeprozess" eine Visitenform dargestellt, die aus verschiedenen Modulen besteht. Es ist das QIMB Pflegevisitenmodell. Die einzelnen Teile werden nicht Module genannt, aber die LG-Einstufungstabellen sind als normierte und standardisierte Bögen nach diesem Prinzip aufgebaut. Sie sind eine Vorstufe zur modularen Pflegevisite, da sich in den LG-Einstufungstabellen nur die Themenbereiche der Risiken abbilden lassen. Durch Benennung und Einschätzung unterschiedlicher Risikofaktoren wird die Möglichkeit gegeben zu erfahren, ob und zu welchem Zeitpunkt prophylaktische Maßnahmen in den Risikobereichen einzuleiten sind.

Ein weiterer Entwicklungsschritt ist letztendlich die modulare Pflegevisitenform (Panka & Stenzel, 2010; Kußmaul, 2011; Klingbeil, 2012). Sie wurde notwendig, weil es nicht mehr möglich war, alle irgendwo geforderten Inhalte in einer Visite unterzubringen. Klingbeil (2012) schreibt dazu: „(...) weil je nach Bewohner nur die individuell erforderlichen Module angewendet werden – also keine Komplettvisite erfolgen muss – sei (das) Instrument ökonomisch und zeitsparend." Er weist außerdem auf die gute Auswertbarkeit und auf die Nutzung als Benchmarkinginstrument hin.

Den Vorteil bestätigen Habermann & Biedermann schon im Jahr 2007: „Ein „Catch-all" oder „Alles auf einen Streich" Prinzip (...) lässt eine wenig gezielte Entwicklung vermuten. Ein so nützliches Instrument wie die Pflegevisite kann damit nur zu einem diffusen und unspezifischen Einsatz kommen (ebenda, S. 165-166)." Koch (2006, S. 31) warnt, dass die Pflegevisite kein Luxusdampfer zur Bestätigung sei, dass man alles besser könne, aber nichts besser mache.

Die modulare Pflegevisite wurde nach der Entstehung der Idee inhaltlich immer wieder abgewandelt, und es ist abzusehen, dass sie das auch immer weiter tun wird und muss. Ohne Flexibilität wird sie nicht auf Dauer effektiv sein können. Um eine für jede Einrichtung individuell angepasste und effektive Pflegevisite zu entwickeln, ist es notwendig, die individuellen Stärken und Schwächen der Arbeit der Pflegenden und der Strukturen der stationären Pflegeeinrichtungen zu erfassen und auf dieser Grundlage die Pflegevisite zur erstellen (siehe auch Planer, 2012). Regelmäßig sollte sie auf Effektivität und neue wissenschaftliche Erkenntnisse oder gesetzliche Veränderungen überprüft und angepasst werden. So bleibt jede Einrichtung mit ihren Mitarbeitern flexibel, und die Steuerung der Qualität orientiert sich an der Zielrichtung, die notwendig ist.

Durch den Druck, den viele Einrichtungen u.a. durch die vermehrten Prüfungen der Pflegequalität erhalten, sind einige bereit, zur Vereinfachung und Zeitersparnis auch für Pflegevisiten extra Geld auszugeben. Es gibt die ersten käuflich zu erwerbenden Pflegevisiten. Sie sind z. B. als Module von Softwarefirmen (z. B. Vita Nova – stationäre

Pflege von der Vita Nova GmbH, Snap – ambulante Pflege von der SoftGuide GmbH) oder bei Beratungsagenturen (KK-Visite) erhältlich. Kämmer (2008) hat nur noch Auszüge in ihrem Buch und weist auf die Möglichkeit des Erwerbens hin. Kußmaul (2011) hat seine modulare Visite im Buch veröffentlicht und im Internet zur Verfügung gestellt.

Es folgt eine Zusammenstellung der wissenschaftlichen, politischen und gesellschaftlichen Einflüsse auf die inhaltliche Entwicklung der modularen Pflegevisite (nach Panka, 2010):

- Die Basis der Pflegevisite ist die Überprüfung des Pflegeprozesses mit dem Schwerpunkt der Überprüfung der Dokumentation. Sie ist Grundlage oder alleiniger Bestandteil der meisten Pflegevisiten.

- Die Umgebungsvisite wurde in der Praxis auf eine Bewährungsprobe gestellt, oder auch dann erst in die Pflegevisite integriert, als von den Haftpflichtkassen immer mehr Regressansprüche nach Stürzen mit den Folgen teurer Krankenhausaufenthalte auf die Einrichtungen zukamen. Im Internet sind zwischen 2004 und 2008 diverse Rechtsfälle zu finden, in denen es um dieses Thema geht. Als Beispiel sei hier das „Toilettenurteil" OLG München, Urteil vom 28.02.2006, AZ 20 U 4636/05 beschrieben (siehe auch Vortrag von Dr. Schulze-Zeu, 2008).

Zum Sachverhalt:

Eine 80 Jahre alte Bewohnerin eines Pflegeheimes ist auf Grund zahlreicher altersbedingter körperlicher Gebrechen schwerst pflegebedürftig und sehr gangunsicher. Aus diesem Grund wird sie regelmäßig von einem Pfleger begleitet, wenn sie zur Toilette gehen muss. Am 29.12.2003 wird sie wie immer von einem Pfleger zur Toilette begleitet. Dieser setzt sie auch auf die Toilette. Anschließend postiert sich die Pflegekraft 1 m entfernt von der Bewohnerin. Als diese plötzlich aufsteht, stürzt sie.

Zu den Urteilsgründen:

Das Gericht bestätigte das Vorliegen einer konkreten Gefahrensituation beim Gang zur Toilette. Es handelte sich um eine zwar täglich wiederkehrende Situation, die aber gleichwohl für die Geschädigte eine Gefahrensituation darstellte, die sie nicht alleine meistern konnte. Die Bewohnerin war schwerst pflegebedürftig. Deshalb löste diese Situation gesteigerte Obhuts- und Sicherungspflichten aus, sodass hierfür auch eine Pflegeperson eingesetzt wurde.

Diese Gefahrensituation war für das Pflegeheim beherrschbar. Unstrittig ist, dass die Pflegekraft auf Grund von Unaufmerksamkeit nicht gemerkt hatte, dass die Bewohnerin von der Toilette aufstand. Bei entsprechender Aufmerksamkeit hätte sie es festgestellt und den Sturz verhindern können.

Zur Interessenkollision: Schutz des Intimbereiches einerseits und Gefahrvermeidung andererseits führt das OLG München zutreffend aus:

„Der Senat verkennt nicht, dass natürlich der Intimbereich der Bewohnerin tangiert ist, wenn ihr die Pflegekraft beim Gang zur Toilette zu nahe kommt. Gleichwohl ist dieses Bedenken zurückzustellen gegenüber dem Gesichtspunkt der Gefahrvermeidung."

Ergebnis:

Das OLG München hat im vorliegenden Fall die Voraussetzungen der Beweislastumkehrregel des voll beherrschbaren Risikos bejaht und das Pflegeheim zum Schadensersatz verurteilt.

Der „Toilettenfall" zeigt die Problematik, die sich in ähnlichen Fällen häuften. Es musste in langen Formularen ausführlich bewiesen und argumentiert werden, wer wann welche Maßnahmen rund um den Sturz eingeleitet hat. Viele Versicherungsunternehmen haben sich für die Form eines Teilungsabkommens zur vereinfachten Abwicklung künftiger Schadensereignisse mit den Kostenträgern entschieden. Sie haben sich verpflichtet, im Schadensfall für den Versicherungsnehmer die Zahlung einer bestimmten Schadensquote vorzunehmen, um damit die Ungewissheit über das Schicksal von Rückgriffansprüchen des Kostenträgers zu beseitigen. Teilungsabkommen beruhen auf der Überlegung, dass sich für jeden Partner im Verlauf der Zeit bei der Menge der Schadensfälle die Vor- und Nachteile wieder ausgleichen (Großkopf & Schanz, 2006).

Ab ca. 2008 wurden die Schreiben der Versicherungsträger deutlich seltener. Die Umgebungsvisite hat sich trotzdem als wichtiger Baustein gerade auch nach Stürzen implementiert und erhalten (siehe u.a. Hellmann & Kundmüller, 2003; Panka & Bölicke, 2006; v. Wied & Warmbrunn, 2007). Unterstützt wurde der Prozess auch durch die Einführung des Expertenstandards „Sturzprophylaxe" im Jahr 2006 (DNQP).

• Befragungen haben sich u.a. im Rahmen der Zertifizierungsbestrebungen in der stationären Altenpflege implementiert. Sie sind z. B. Teil der DIN ISO 9001:2000 Norm unter dem Punkt 5.2 der Kundenorientierung (Falk, 2005). Die AWO hat die Norm z. B. in ihren Einrichtungen als Zertifizierungssystem umgesetzt und nutzt sie regelmäßig (Hecker, 1997). Ein weiteres bekanntes Qualitätsmanagementsystem ist das EFQM-Modell (European Foundation of Quality Management). Es kann unternehmensintern zur Selbstüberprüfung oder extern mit der Bewerbung für einen Preis genutzt werden. Das EFQM-Modell integriert die Befragung bei der Erhebung der Ergebnisqualität. Das Modell legt bei der Qualitätsbewertung eines Unternehmens mit 25 Prozent ein Viertel der Bewertungsmatrix auf die Ergebnisse von Mitarbeitern und Kunden, wozu auch die Befragungen zu zählen sind (siehe Abbildung 1). Dieser Schwerpunkt zeigt die Wichtigkeit der Kundenmeinung. Im Dienstleistungssektor der stationären Altenpflege sind die Meinung der Kunden und deren Zufriedenheit für den Ruf des Hauses besonders wichtig und damit letztendlich für das wirtschaftliche Bestehen der Einrichtung.

EFQM-Modell 2010

Befähiger			Ergebnisse	
	Mitarbeiter 10%		Mitarbeiter-bezogene Ergebnisse 10%	
Führung 10%	Strategie 10%	Prozesse, Produkte & Dienst-leistungen 10%	Kunden-bezogene Ergebnisse 15%	Schlüssel-ergebnisse 15%
	Partnerschaften und Ressourcen 10%		Gesellschafts-bezogene Ergebnisse 10%	

Lernen, Kreativität und Innovation

© Krems, Online-Verwaltungslexikon olev.de, 2009-11-25
(eigene Übersetzung aus dem englischen Original)

Abb. 1: EFQM Modell 2010

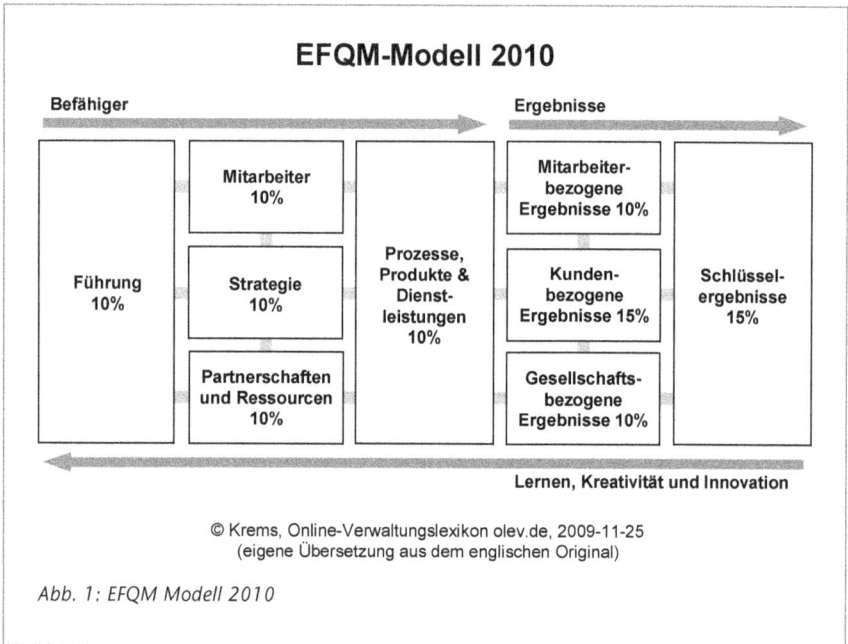

Mündliche und schriftliche Befragungen der Bewohner haben dazu geführt, dass manche Missstände direkt vor Ort geklärt werden konnten. Außerdem können sie zu einer größeren Zufriedenheit führen. Werden sie von unternehmenseigenen Mitarbeitern durchgeführt, kommt es nach Praxiserfahrungen bei internen Audits häufiger zu ehrlichen Antworten als bei Befragungen durch externe Mitarbeiter. Damit sind Zufriedenheitsbefragungen häufig ein Teil von Pflegevisiten geworden.

- Gerade im stationären Bereich ist es auf Grund der Krankheitsbilder nicht immer möglich, Befragungen zur Zufriedenheit durchzuführen. In diesen Fällen müssen andere Wege gesucht werden. Zufriedenheit ist bei z. B. Menschen mit hochgradiger Demenz nicht immer leicht zu beurteilen. Oft können Angehörige, die den Betroffenen über Jahre kennen, einen guten Teil dazu beitragen. Ein über die gemeinsame Lebenszeit entwickelter empathischer Zugang lässt sie spüren, wie sich die Person fühlt (Kuhn, 2008). Bei dem Versuch einer Befragung lassen sich schnell Grenzen einer Beteiligung erkennen. Wenn Unruhe und Unsicherheit entsteht, ist es möglich, dass der Betroffene die Gesprächssituation nicht einordnen kann und er von den Reizen überflutet wird. Es kann bis zur Angst oder Bedrohungssituation kommen, die eine Überforderung verdeutlichen. Wenn eine Befragung nicht möglich ist, bleibt den Pflegekräften die Möglichkeit der Beobachtung, der Beschreibung der Situation, der Austausch mit Kollegen oder die Anwendung von standardisierten Assessmentverfahren, die zu diesem Thema noch nicht entwickelt wurden.

- Die nicht immer problemlose Umsetzung der Expertenstandards des DNQP, die seit 2010 gesetzlich (SGB XI, § 113a) verankert sind, hat dazu geführt, besondere Aspekte dieser Standards in die Pflegevisite einfließen zu lassen. So kann z. B. innerhalb der Pflegevisite der Stand der Einführung abgefragt werden (Kußmaul, 2011). Das Deutsche Netzwerk für Qualität in der Pflege (DNQP) bietet dazu auch Arbeitshilfen an (siehe www.dnqp.de/Expertenstandards und Auditinstrumente).

- Die folgenden möglichen Inhalte von Pflegevisiten ergeben sich aus der Einführung der Pflege-Transparenz-Kriterien (MDS, 2009). Einige „notenrelevante" Fragen beschäftigen sich mit der Einschätzung der Risiken der Bewohner. Eine Überprüfung der Risikoeinschätzungen und damit evtl. der Erhalt einer Übersicht über alle Risikobereiche bietet sich für die Pflegevisite an. So sind zum Beispiel Module zum Dekubitusrisiko entstanden (Gültekin & Liebchen, 2003 S. 87; Panka & Stenzel, 2010, S. 19; Kußmaul, 2011, S. 76 f.),

- Im Rahmen der Einführung des § 87b SGB XI (Festlegung von Vergütungszuschlägen für Pflegebedürftige mit erheblichem allgemeinem Betreuungsbedarf) rückte der Umgang mit dem Krankheitsbild Demenz mehr in den Vordergrund der Gesetzgeber. Dies spiegelt sich z. B. in 10 Fragen in der Pflege-Transparenzvereinbarung (MDS, 2009) wider. Es geht unter anderem darum, das Wohlbefinden der dementiell Erkrankten einzuschätzen. Auch dieser Punkt kann in die Pflegevisite integriert werden. Dies kann z. B. mit einem standardisierten Instrument, wie HILDE (Becker, 2011), das DCM (Dementia Care Mapping (MDS, 2009b) oder mit selbst festgelegten Beobachtungskriterien geschehen (Panka & Stenzel, 2010, S. 17). Eine Darstellung im Pflegebericht (zum Beispiel als sogenannter Wohlfühlbericht) oder in dessen Zusammenfassung kann in einer Pflegevisite ebenfalls überprüft werden.

- Die Überprüfung der Mitarbeiter, und zwar gerade der Nichtfachkräfte, wird in den Pflege-Transparenz-Kriterien (MDS, 2009) gefordert (siehe auch rechtlicher Teil dieser Arbeit). Diese Überprüfung kann Teil einer Pflegevisite sein oder separat dazu durchgeführt werden. Sie wird damit zum Instrument der Personalentwicklung (Bölicke & Panka, 2004).

- Die abgeschlossenen Pflegevisitenprotokolle können als Werke für sich weiter genutzt werden. Je nachdem ob überhaupt eins und welches Auswertungs- oder Bewertungssystem genutzt wurde, sind übergreifende Analysen der Pflegevisiten und damit der Qualität einzelner Bereiche/Häuser/Unternehmen möglich. Werden Punkte oder Zensuren vergeben, sind leistungsbezogene Vergütungen oder Prämien weitere Möglichkeiten der Nutzung von Pflegevisiten (siehe auch Kußmaul, 2010 und Kapitel 5 Befragungsergebnisse).

Dieser beispielhafte Abriss soll darstellen, welche gesellschaftlichen und politischen Elemente Einfluss auf die Entwicklung der Pflegevisite in der letzten Zeit hatten und noch haben werden. Sie muss auch weiterhin in der Zukunft die Möglichkeit haben, flexibel auf Veränderungen reagieren zu können. Eine inhaltliche Fixierung würde ihren Wirkungsrahmen erheblich einengen (siehe auch Zusammenwirken der externen und internen Qualitätssicherungsmaßnamen im Kapitel 2.4).

Im Folgenden wird der Pflegevisitenprozess an sich beschrieben. Im Rahmen des Qualitätsmanagements ist es sinnvoll und wird häufig praktiziert, diesen Prozess schriftlich zu fixieren und zu schulen, damit er allen Betroffenen geläufig ist. Diese Richtlinie der Standard oder die Verfahrensanweisung (Die Begriffe werden häufig parallel verwendet) kann dann auch als Nachschlagewerk jederzeit genutzt werden.

2.3.1.1

KURZBESCHREIBUNG DES PFLEGEVISITENPROZESSES FÜR ALLE BEREICHE DES GESUNDHEITSWESENS IN DEUTSCHLAND

In der Literatur herrscht im Gegensatz zur Vielfalt der Formen und Inhalte (Koch, 2006) Konsens über die Phasen des Ablaufes einer Pflegevisite. Sie besteht aus drei aufeinander folgenden Phasen: Der Vorbereitung, der Durchführung mit einem Besuch beim Klienten und einem Gespräch mit ihm über den Pflegeprozess und der Nachbereitung (Bleck, 1994; Gültekin & Liebchen, 2003; Hellmann & Kundmüller, 2003; Peth, 2010).

Der Pflegevisitenprozess beginnt, wie in Abbildung 2 ersichtlich, mit einer Datenerhebung. Je nach Ziel und Ausrichtung der Pflegevisite kann sie verschiedene Inhalte und Schwerpunkte haben (siehe Kapitel 5).

Um die Pflegeziele zu erreichen, werden bestimmte Maßnahmen verändert oder neu festgelegt. Dabei werden verschiedene Elemente berücksichtigt. An erster Stelle steht dabei der Wunsch des Bewohners. Aber auch sein Krankheitsbild und die Erkenntnisse der Wissenschaft, wie zum Beispiel die Expertenstandards, spielen bei der Festlegung der Maßnahmen sowie deren Durchführung eine Rolle. Nach einer individuellen oder durch Richtlinien festgelegten Frist wird die Visite wiederholt und der Erfolg der eingeleiteten Maßnahmen überprüft. Diese Evaluation kann innerhalb des Pflegeprozesses oder mit einer erneuten Pflegevisite geschehen. Als letzter Schritt des Pflegevisitenprozesses wird in einigen Einrichtungen eine Metaanalyse aller Pflegevisiten eines Zeitraums durchgeführt.

Die Bewertung, die sich an die Auswertung anschließt, kann mit verschiedenen Methoden z. B. mittels eines Punkte-, eines Zensurensystems oder mit einer textlichen Beurteilung erfolgen. Entweder werden die Ziele nach der Auswertung in kleinem Rahmen der Teilnehmer der Visite festgelegt oder, wenn der Visitierte z. B. nicht auskunftsfähig ist, in größerem Kreis evtl. im Rahmen einer Fallbesprechung.

Aus den Ergebnissen werden wiederum Maßnahmen abgeleitet, die z. B. in der Fortbildungsplanung oder in einer Änderung des Pflegevisitenprotokolls fußen. Eine Änderung des Protokolls wäre dann von Nöten, wenn sich in der Forschung etwas ändert oder Bereiche im Haus soweit umgesetzt sind, dass sie nicht mehr regelhaft überprüft werden müssen.

Die möglichen Varianten dieses Prozesses werden in den nächsten Seiten beschrieben. Eine Übersicht über alle in der Literatur erwähnten Varianten findet sich in Tabellenform in Kapitel 5.1.

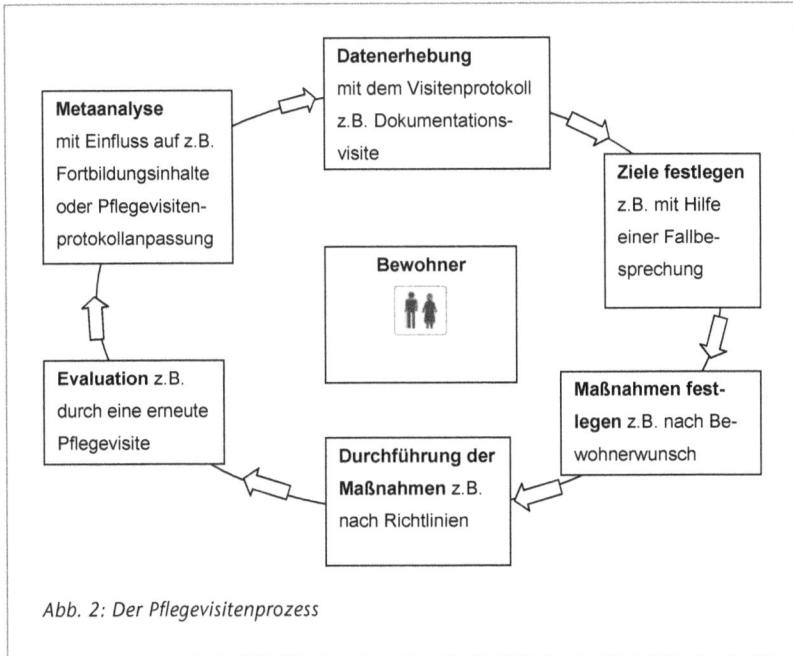

Abb. 2: Der Pflegevisitenprozess

Was die Durchführung der Visite bewirken soll, also die Ziele und Effekte der Pflegevisite, ist in der Literatur überzeugend dargestellt. Anbei eine Zusammenfassung der wichtigsten Ziele der Pflegevisite aus der Literaturanalyse:

HAUPTZIELE DER PFLEGEVISITE UND VERBINDUNG ZUM PFLEGEPROZESS

Folgende steuernde und damit qualitätssteigernde wichtigste Effekte werden in der stationären Pflege mit der Durchführung der Pflegevisite erwartet:

- **Zufriedenheit des Bewohners** durch persönlichen Kontakt sowie Abbau von Ängsten (Kämmer & Schröder, 2000; Müller, 2001; Görres, Hinz, & Reif, 2002; Bölicke & Panka, 2004; Althammer & Noßbach, 2004; Hallensleben, 2004; Müller, 2006; Nenne, 2006; v. Wied & Warmbrunn, 2007; Kämper & Pinnow, 2010; Peth, 2010; Panka & Stenzel, 2010).

- **Zufriedenheit der Bezugspersonen/Angehörigen** durch Partizipation und Information (Kämmer & Schröder, 2000; Kämmer, 2001; Müller, 2001; Görres, Hinz, & Reif, 2002; Morawe-Becker, 2004; Müller, 2006; Heering, 2006; v. Wied & Warmbrunn, 2007; Peth, 2010; Kußmaul, 2011)

- **Erfüllung der fachlichen und gesetzlichen Anforderungen** durch Kontrolle der Durchführung der geplanten und durchgeführten pflegerischen Handlungen und deren Ergebnisse (Döpke-Paentz, 1981; Müller, 2001; Gültekin & Liebchen, 2003; Hellmann & Kundmüller, 2003; Althammer & Noßbach, 2004; Bölicke & Panka, 2004; Koch, 2006; Panka & Bölicke, 2006; v. Wied & Warmbrunn, 2007; Stenzel, 2010; Kämper & Pinnow, 2010; Peth, 2010; Panka & Stenzel, 2010)

- **Stärkung pflegefachlichen Wissens und kommunikativer Kompetenzen** und damit Mittel zur gezielten Personalentwicklung (Müller, 2001; Hallensleben, 2004; Morawe-Becker, 2004; Müller, 2006; Nenne, 2006; Stenzel, 2010; Kämper & Pinnow, 2010; Peth, 2010)

- **Überprüfung der Pflegestufe und damit der Wirtschaftlichkeit** (Müller, 2001; Althammer & Noßbach, 2004; Koch, 2006; Habermann & Biedermann, 2007; v. Wied & Warmbrunn, 2007)

Betrachtet man die Ziele der Pflegevisite wird deutlich, dass in der Literatur bei den Zielen die Gestaltung des Pflegeprozesses nur als Basis vorkommt. Es gibt bei jedem Ziel nur einen indirekten Zusammenhang mit dem Pflegeprozess. Wenn jedoch der Pflegeprozess nicht gründlich durchgeführt und abgebildet wird, sind auch die Ziele der Pflegevisite nicht zu erreichen.

So kann die Zufriedenheit des Bewohners und im weiteren Sinne auch die Zufriedenheit der Bezugspersonen/Angehörigen nur erreicht werden, wenn der Pflegeprozess individuell und aktuell geplant und durchgeführt wird. Verändern sich der Gesundheitszustand oder die Bedürfnisse, muss er angepasst werden. Eine einmal erreichte Zufriedenheit gilt im Fall der stationären Altenpflege nicht für immer.

Werden z. B. die Expertenstandards mit den von Pflegewissenschaftlern festgelegten Grundsätzen und Erfordernissen nicht in den Pflegeprozess integriert und nicht als Probleme erkannt und hinterlegt, kann auch das dritte oben genannte Ziel nicht erreicht werden. Dazu sind pflegefachliches Wissen erforderlich und kontinuierliche Fortbildung. Wird in diesem Bereich ein Defizit nicht erkannt, kann der Pflegeprozess nicht effektiv sein. Auch das vierte Ziel wird dann nicht erreicht.

Das für den Erhalt einer Pflegeeinrichtung und für die korrekte Personalbemessung wichtigste Ziel ist die Überprüfung der Pflegestufe. Werden im Pflegeprozess nicht die entsprechenden Maßnahmen verplant und im Leistungsnachweis als durchgeführt gekennzeichnet, werden sie bei einer Einstufung meist nicht berücksichtigt und erfahren nicht die notwendige Beachtung.

Zusammenfassend lässt sich sagen, dass der Pflegeprozess die Grundlage für eine erfolgreiche Pflegevisite ist und dass die Pflegevisite helfen kann, einen individuellen aktuellen Pflegeprozess abzubilden. Beide Prozesse sind eng miteinander verknüpft (siehe auch Kapitel 2.3.2 und 2.4).

Bevor auf die genauen Inhalte und Varianten von Pflegevisiten nach den Angaben der Literatur eingegangen werden soll, muss auf die Unterschiede in den grundsätzlichen Rahmenbedingungen im deutschen Gesundheitswesen eingegangen werden. Nur so sind die Unterschiede in der Entwicklung zu erklären.

2.3.1.2

PFLEGEVISITEN IM KRANKENHAUS

Uhde schrieb schon 1996, dass „bei einer zukunftsträchtigen Integration einer Pflegevisite in den Arbeitsablauf in einem Krankenhaus die organisatorischen und personellen Rahmenbedingungen festgelegt und eingehalten werden müssen" (ebd., S. 211). Dazu gehören z. B. das Pflegesystem der Bereichs- oder Zimmerpflege mit festgelegten Mitarbeitern für eine Pflegegruppe. Eine exakt geführte Pflegedokumentation mit sämtlichen für die Visite relevanten Informationen erleichtert die Vorbesprechung und spart Zeit. Welche Informationen für die Visite relevant sind, wird je nach Ziel der Visite von der Pflegedienstleitung verantwortet.

Die Verweildauer der Patienten im Krankenhaus hat einen großen Einfluss auf die Gestaltung der Pflegevisite. Die Patienten hatten eine durchschnittliche Verweildauer im Jahr 2009 von acht Tagen (Bundesamt, 2010). Sie ist im Jahr 2010 sogar noch auf 7,9 gesunken (ebd., 2011). Durch die kurze Verweildauer ist es nicht möglich, bei allen Patienten eine Pflegevisite durchzuführen. Nach Stenzel (1998) sollten die Patienten eine Pflegevisite erhalten, deren pflegerische Situation es erforderlich macht, die voraussichtlich einen längeren Krankenhausaufenthalt vor sich haben oder bei denen eine Beratung erforderlich erscheint. Bei der Auswahl der Patienten zur Pflegevisite werden eher Problempatienten ausgewählt (Uhde, 1996). Heering (2006) kritisiert dieses Verfahren, da es dadurch zu einer Kategorienbildung von „Problempatienten" und „einfachen Patienten" kommen kann.

Ein weiteres Kriterium für die Auswahl der zu Visitierenden ist der Pflegebedarf. In der Zeit, in der alle Krankenhäuser die Patienten für die Pflege in A (Allgemeine Pflege) und S (Spezielle Pflege) Stufen von 1-3 einstufen mussten, wurden Patienten mit einer hohen Einstufung A3/S3 ausgewählt. Einige Krankenhäuser haben diese Eingruppierungen beibehalten und nutzen sie zur Auswahl der Patienten für die Pflegevisite (Hoh et al., 2006).

Ein bis zwei Patienten pro Station in der Woche zu visitieren wird nach Stenzel (1998) innerhalb der Rahmenbedingungen als durchführbar angesehen.

Die Einrichtung des Zimmers und die Alltagsgestaltung spielen nicht eine so bedeutende Rolle wie in der stationären Altenpflege. Viel wichtiger sind der Ablauf der Prozesse und die Effektivität der medizinischen und pflegerischen Maßnahmen. Die

Dokumentation ist in genau diesem Rahmen wichtig. Eine vollständige Erfassung der Pflegeplanung nach der Biografie ist bei einem Akutaufenthalt, wie zum Beispiel bei einer Appendix Perforation, nicht in dem Rahmen notwendig wie in der stationären Pflege.

Das Thema Datenschutz ist in Mehrbettzimmern im Krankenhaus viel ausschlagge-bender als in der ambulanten Altenpflege, wo meist nur ein Klient zu betreuen ist. Der andere Patient kann das Zimmer im Krankenhaus oft nicht verlassen.

Materialien, die im Krankenhaus für eine Übergabe am Bett benötigt werden, sind evtl. besondere Informationsbroschüren zu bestimmten Krankheitsbildern oder Be-handlungsverläufen, ein Notizheft für spontane Fragen, die nicht sofort beantwortet werden können, und die Dokumentationsunterlagen. Bei einer Pflegevisite, die nicht im Rahmen der Übergabe stattfindet, ist das Pflegevisitenprotokoll das Hauptwerk-zeug. Die Pflegedokumentation ist evtl. schon im vorraus eingesehen worden, und die Fragestellungen sind im Protokoll notiert. Mit dieser Voraussetzung kann die Visite konzentriert und ökonomisch vonstatten gehen.

Es gibt im Krankenhausbereich viele Varianten der Bezeichnungen für und Durchfüh-rungsarten von Pflegevisiten. In der Literatur wird z. B. die **Anästhesie-Visite** erwähnt. Sie wird als protokollierter Besuch von Anästhesie-Pflegepersonal am Patientenbett zur Sicherung der Kontinuität des Pflegeprozesses in der Anästhesie bezeichnet (Schöne-bäumer, 2000; Hellmann & Kundmüller, 2003;).

Weiterhin ist die **Übergabe am Bett** im Krankenhaus am meisten verbreitet und wird teilweise als Pflegevisite bezeichnet (Heering, 1995; Augstein, Kloster, Knipfer, & Selent, 1997; Frank, 2004; Heering, Panka, & et al. 2006). Um den Unterschied für diese Arbeit zu fixieren, wird die Festlegung getroffen, dass die Übergabe am Bett eine Pflegevisitenform in der Übergabezeit mit den jeweiligen Schichtteilnehmern ist. Eine Pflegevisite ist alles hier genannte, was nicht als Übergabe gedacht ist. Auch andere meinen, dass eine Übergabe am Bett nicht mit der Pflegevisite gleich zu setzen ist (Bleck, 1994; Hoh et al, 2006).

Bruver & Gerlach (2006) beschreiben eine **spezielle Übergabe am Bett für geriat-rische Bereiche** in einem Krankenhaus. **Lehrvisiten** für Auszubildende werden in ei-nigen Krankenhäusern durchgeführt, sowie **Pflegevisiten zu Einzelproblemen** (Koch, 2006). Die 14-tägige Teilnahme der Pflegedienstleitung an der Dienstübergabe mit anschließender Visitation von 3-4 Patienten mit der Beobachtung von direkten pfle-gerischen Handlungen (Müller, 1984) wird ebenfalls als Pflegevisite bezeichnet. Diese **14-tägige Visite von der PDL** wird bei Mogendorf (2001) etwas verändert durchge-führt. Sie besteht im ersten Teil aus 30-45 minütiger Vorstellung von Problempatienten anhand der Dokumentation. Es folgt bei Bedarf ein Patientenbesuch mit Gespräch und evtl. zusätzlich mit einer pflegerischen körperlichen Untersuchung. Anschließend erfolgen Zielvereinbarungen mit Lob und Kritik. Bei dieser Visitenform sind mehre-re Zielsetzungen für die PDL möglich. Einerseits erfährt sie akute Probleme bei der Dienstübergabe, lernt die Patienten und ihre individuellen Freuden und Sorgen kennen und kann die Ergebnisse der Tätigkeiten der Pflegenden beurteilen.

Die **Teilnahme einer Pflegedienstleitung an einer ganzen Schicht** einer Pflegekraft wird von Brodehl (1990) als Pflegevisite bezeichnet. Das Ziel ist dabei die Erfüllung der Erfordernis der Fachaufsicht mit Kontrollpflicht.

Eine Besonderheit im Krankenhaus ist die **präoperative Pflegevisite**. Sie wird nach Meinecke-Wolf (2004) wie folgt definiert: „Bei der präoperativen Pflegevisite handelt es sich um einen einmaligen Besuch mit einem Gespräch mit dem/der Klienten/in über ihren/seinen Pflegeprozess, der im günstigsten Fall durch einen Evaluationsbesuch einige Tage nach dem operativen Eingriff ergänzt wird."

Die präoperative Pflegevisite wurde in manchen Häusern eingeführt, um die Ängste der Patienten zu reduzieren, die Zäsur in der geplanten Pflege durch die Operation zu verkleinern und die Informationsdefizite zu verringern (Meinecke-Wolf, 2004). Schönebäumer (2000) ergänzt diese Ziele mit dem Abbau der Anonymität zwischen Patient und Operationspflegekraft. Die präoperativen Pflegevisiten dauern 10-15 Minuten. Es werden in ihnen keine medizinischen Aufklärungen durchgeführt, und es wird kein Protokoll erstellt. Eine ruhige ungestörte Atmosphäre ohne Zeitdruck ist nach Schönebäumer wichtige Voraussetzung. Wenn es nicht anders geht, sollten sie außerhalb der Dienstzeiten stattfinden. Probleme, die dabei entstehen können, sind Sprachbarrieren, Umgang mit Todesängsten, Nicht-Antreffen der Patienten, Überwindungsängste der Durchführenden und Kritik von Ärzten. Positive Effekte sind dabei die Entwicklung von guten Kontakten zwischen Pflegepersonal und Patienten sowie eine Verringerung der Ängste. Der Wunsch, nach einer postoperativen Pflegevisite eine Rückmeldung zu erhalten, wurde von den Mitarbeitern genannt. Die Überarbeitung der Dokumentation der pflegerelevanten Daten für den Operationssaal wurde zusätzlich als positiver Effekt benannt (Schönebäumer, 2000). Die Einbeziehung der verantwortlichen Pflegeperson kann zu einer Verbesserung und Präzisierung des Informationsflusses zwischen dem Pflegedienst der Station und dem Operationsteam führen (Meinecke-Wolf, 2004).

Es werden im Rahmen des Entlassungsmanagements **Visiten zur Vorbereitung der Entlassung aus dem Krankenhaus** durchgeführt (Morawe-Becker, 2004). Sie werden in diesen Fällen als Beratungsinstrument genutzt (Marx, 2002).

Zunehmend wird die Pflegevisite im Krankenhaus im Rahmen des Pflegeprozesses zur Überprüfung der Abbildung der DRG's in der Pflegeplanung eingesetzt.

Eine Idee (u.a. von Kerres, 2004, S. 150 ff.) ist die, die ärztliche Visite im Krankenhaus mit der der Pflege zu verbinden. Sie beschreibt, dass hier mit der von ihr titulierten „systemischen Visite" eine Chance läge, über den Heilungs- und Genesungsprozess des Patienten eine Basis zwischen Ärzteschaft und Pflege herzustellen. Dazu ist es von pflegerischer Seite notwendig, die Abgrenzungsbestrebungen zu Gunsten eines integrierten Ansatzes aufzuweichen. Von ärztlicher Seite gilt es, Akzeptanz zu zeigen und die Wichtigkeit der pflegerischen Maßnahmen zu bekunden. Dies sollte in einem zielorientierten gemeinsamen Gesamtkonzept verschmolzen werden (Abb. 3 nach Kerres, 2004).

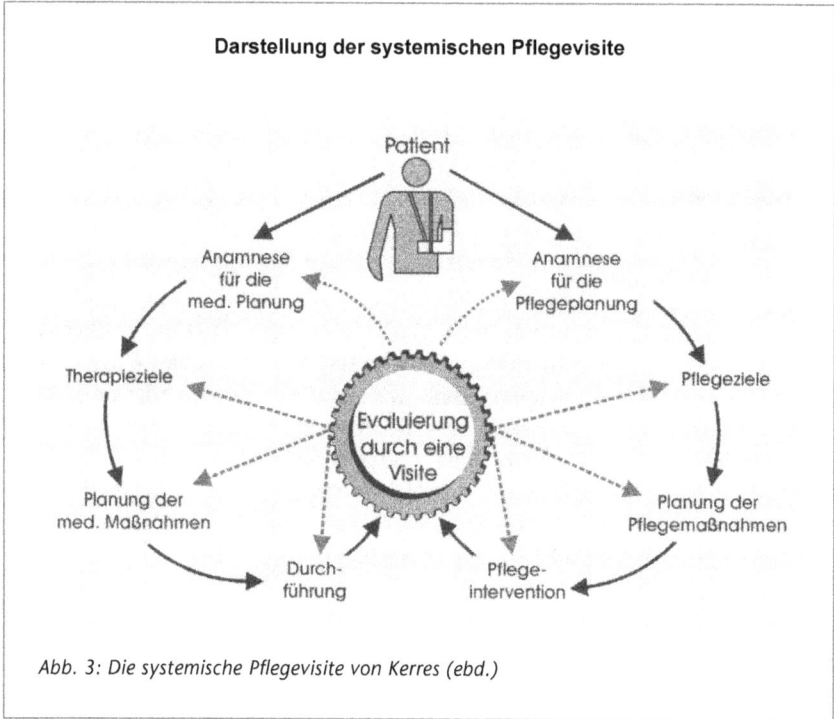

Abb. 3: Die systemische Pflegevisite von Kerres (ebd.)

Im Jahr 2008 betont das in ähnlicher Weise Sträßner. Er meint, dass die Durchführung der Pflegevisite und der Arztvisite nicht notwendig zusammenfallen muss, obwohl dies im Einzelfall sachdienlich sein kann.

Im Jahr 1981, als der erste Artikel zum Thema Pflegevisite von einer Oberin im Klinikum Berlin-Buch erschien, war das schon damals ein erstrebenswerter Ansatz. Die Oberin hat den Stationsarzt regelmäßig in die Visite miteinbezogen. Auch die Chefärzte haben die Einführung der Pflegevisite begrüßt. Sie forderten die Pflegekräfte auf, recht kritisch zu sein und auch den Ärzten Hinweise für ihre Arbeit zu geben (Döpke-Paentz, 1981).

Die Ziele der Pflegevisiten in Krankenhäusern sind Patientenorientierung und die Verbesserung der Pflegequalität (Görres, Hinz, & Reif, 2002). Sie kann ein Reflexionsinstrument der eigenen Arbeit und ein Kontrollinstrument unter dem Aspekt der Personalentwicklung sein (Stenzel, 1998).

Ziele der Übergabe am Bett sind, bessere Information zwischen den Schichten durch den direkten Kontakt und damit u.a. durch eine gesteigerte Sicherheit der Mitarbeiter auch nach z. B. längerer Abwesenheit die Patienten nicht zu verwechseln. Erreicht wird dies u.a. durch die Verminderung an Störfaktoren wie Patientenklingeln. Weitere Ziele sind, die Qualitätskontrolle der Arbeit des vorigen Dienstes, ein direktes Feedback der Patienten, extra Zeit für den Patienten und damit eine gesteigerte Zufriedenheit zu ermöglichen (Bruver & Gerlach, 2006).

Deutlich werden Grenzen der Wirksamkeit der Pflegevisite im Krankenhaus. Für den Patienten kann es Probleme bereiten, zwischen der ärztlichen und der pflegerischen Visite zu unterscheiden, wenn diese getrennt durchgeführt werden. Beispielsweise möchte ein Patient während der Pflegevisite Diagnoseergebnisse erfahren. Die Pflegekraft darf darüber keine Auskünfte geben und muss auf den Arzt verweisen. Es kann auch für die Pflegekräfte frustrierend sein, evtl. sinnvolle in der Pflegevisite herauskristalisierte Maßnahmen vom Arzt „absegnen" zu lassen. Die Abhängigkeit vom Wohlwollen und der Akzeptanz des Arztes sollte aber nach Uhde (1996) keinen davon abschrecken, Pflegevisiten durchzuführen, da die Vorteile und der mögliche Gewinn für alle Beteiligten in keinem Verhältnis zu den benannten Problemen stehen.

Als Störfaktoren von Pflegevisiten im Krankenhaus werden (erweitert nach Schank, 2004, S. 14) z. B. genannt:

- Umgebungsfaktoren (Räumlichkeiten, Zeitpunkt, Atmosphäre, Zuhörer)
- Einstellung (Kenntnisse) der Pflegekräfte zum Pflegeprozess
- Personalknappheit
- Begrenzte oder nicht vorhandene Fortbildungsbudgets
- Strukturelle Gründe (mangelnde Informationen, doppelte Visiten, Organisationsabläufe)
- Verkürzte Verweildauer der Patienten mit vielen diagnostischen Terminen
- Datenschutz, Schweigepflicht

Bei der Übergabe am Bett sind folgende Problembereiche bei Bruver & Gerlach (2006) dargestellt: Die Patienten sind oft von den diagnostischen Verfahren erschöpft und schlafen in der Übergabezeit. Die Visite findet dann auf dem Flur ohne den Patienten statt. Das Pflegepersonal hat oft Probleme, den Patienten in das Gespräch mit einzubeziehen, und spricht eher über als mit dem Patienten. Das ängstigt einige, die den Inhalt nicht verstehen.

Es folgt eine Darstellung der Pflegevisitennutzung und der Rahmenbedingungen in der stationären Altenpflege, die sich sehr von der Nutzung im Krankenhaus unterscheidet.

2.3.1.3

PFLEGEVISITEN IN DER STATIONÄREN ALTENPFLEGE

Die Einrichtungen der stationären Altenpflege sind meist das letzte Zuhause der Bewohner. Sie richten sich und ihr Umfeld darauf ein, bringen ihre vertrauten Möbel und Teppiche mit und gestalten den Alltag im Rahmen der institutionellen Möglichkeiten so, wie sie es gern haben. Die Bewohner können und möchten eher ihre Wünsche und Bedürfnisse äußern als bei einem Kurzaufenthalt in einem Krankenhaus, da ihr Aufenthalt länger währt und sie zu den Bezugspflegekräften ein engeres, teilweise lange währendes Verhältnis aufbauen können.

Gerade die letzte Lebensphase eines Menschen soll nach Möglichkeit so gestaltet werden, wie der Bewohner es sich wünscht Die MDK-Prüffrage 10.9 weist mit dem Text: „Gibt es ein Angebot zur Sterbebegleitung auf Basis eines Konzeptes (MDS, 2009)?" mit der Zensurenrelevanz auf die Wichtigkeit dieses Themas für den MDK hin.

Die Bewohner haben meist andere Krankheitsbilder als im Akutkrankenhaus. Die Verweildauer ist umgekehrt proportional zum Eintrittsalter. Im Mittel beläuft sie sich für die Bewohner von Pflegeheimen, die im Alter von mehr als 65 Jahren aufgenommen wurden, auf 2,2 Jahre und vermindert sich bis auf 1,1 Jahre bei einer Aufnahme im Alter von über 90. Frauen verbringen durchschnittlich neun Monate länger im Pflegeheim als Männer (Bickel,1999).

Oleksiw (2007) beschreibt eine **Pflegevisitenform speziell für Menschen, die an Demenz erkrankt sind**. Sie empfiehlt, die Form der Visite an den Fähigkeiten und Bedürfnissen des jeweligen Bewohners auszurichten. Die Visite kann in Form eines Gesprächs, einer Beobachtung während einer Aktivität oder als eine Vergleichsvisite durchgeführt werden. Da ein Gespräch mit einem an Demenz Erkrankten nicht immer möglich ist, kann es sich als Vorteil erweisen, Angehörige hinzuzuziehen. Die Pflegevisite kann dazu dienen, die kognitiven Fähigkeiten auch mittels eines Testverfahrens, die Zufriedenheit oder bestimmte Verhaltensweisen zu beobachten. Die Beobachtung während einer Aktivität, wie z. B. eine Aktivität in der Tagesgruppe, kann genutzt werden, wenn ein Gespräch nicht mehr möglich ist. Es können ähnliche Themenbereiche wie bei dem Gespräch in den Fokus genommen werden.

Prophylaxen treten in Altenpflegeeinrichtungen mehr in den Vordergrund als in den anderen Bereichen des Gesundheitswesens wie zum Beispiel in der ambulanten Pflege. Dort sind die Anwesenheitszeiten oft zu gering, um sie häufig genug und effektiv durchzuführen.

Es sind also grundsätzlich andere Aspekte ins Visier einer Pflegevisite zu nehmen als im Akutkrankenhaus.

Auch die Pflegedokumentation wird bei den Bewohnern anders geführt als bei einem Patienten im Krankenhaus, der nach 3 Tagen wieder nach Hause geht. Eine ausführliche Anamnese und Pflegeplanung, nach Möglichkeit mit dem Bewohner zusammen, ist viel sinnvoller, da der Aufenthalt auf Dauer angelegt ist.

Pflegevisiten werden in der stationären Altenpflege teilweise nur als **Dokumentationsvisiten** durchgeführt. Dies wird z. B. bei Visiten zur Einschätzung der Pflegestufe vorgenommen. Das Ziel dieser Visite liegt in der entsprechenden Aktualisierung der Pflegeplanung. Da diese Visitenform verstärkt im Interesse der Wirtschaftlichkeit liegt, wird sie eher von Leitungskräften oder Qualitätsbeauftragten durchgeführt (Panka & Stenzel, 2010).

Materialien zur Durchführung einer Pflegevisite in der stationären Altenpflege sind je nach Ziel der Pflegevisite unterschiedlich. Wird nur eine Dokumentationsvisite durchgeführt, genügen die Dokumentationsunterlagen und das Visitenprotokoll. Wird eine umfassendere Visite mit Besuch des Bewohners durchgeführt, können zusätzlich evtl. Beratungsbögen erforderlich sein. Das trifft auch für Visiten zu, die nur Risikobereiche (Einzelprobleme) abprüfen.

Visiten zu Einzelproblemen oder **Lehrvisiten** wie im Krankenhaus sind auch im stationären Altenpflegebereich möglich (Koch, 2006). Die Anforderungen an die sozialen Kompetenzen des Personals und an die Breite des Fachwissens sind höher als die in einem spezialisierten Fachgebiet eines Krankenhauses (Hollick & Kerres, 2004).

Teilnehmer einer Pflegevisite in der stationären Altenpflege sind in einigen Fällen nicht nur der Bewohner und seine Bezugspflegekraft, sondern auch oft Angehörige oder andere Bezugspersonen, da die Bewohner teilweise nicht mehr in der Lage sind, ihre Wünsche zu kommunizieren. Angehörige können dabei sehr hilfreich wirken.

Ob Leitungskräfte an der Pflegevisite in stationären Altenpflegeeinrichtungen an Pflegevisiten teilnehmen sollten, wird widersprüchlich gesehen. Es werden vier mögliche Formen der Teilnehmerschaft vorgestellt (vgl. Ehmann, 2005; Horn, 2006):

1. Vorgesetzte Mitarbeiter führen die Visite im Sinne einer Prüfung und Beratung durch. Diese Visitenform wird auch als **supervidierende Pflegevisite** bezeichnet (Bölicke & Panka, 2004; Panka & Stenzel, 2010). Kämmer & Schröder (2000) bezeichnen mit der supervidierenden Pflegevisite eine Visitenform, bei der „Problembewohner" ausgewählt werden. Die WBL (Wohnbereichsleitung) oder PDL (Pflegedienstleitung) führt im Anschluss eine Auswertung mit der Bezugspflegekraft durch. Auch hier ist der Ansatz beratend und als eine Methode der Qualitätssicherung anzusehen (Kämmer, 2001). Das Pflegelexikon „Pschyrembel Pflege" (2007) nennt diese Form der Pflegevisite anleitungsorientiert mit dem Ziel, den Wissensstand der Mitarbeiter zu erweitern und die Pflegeprobleme auf zu arbeiten.

2. Die **kollegiale Visite** findet unter gleichberechtigten Kollegen im Sinne eines kollegialen Fachaustausches statt (Bölicke & Panka, 2004; Panka & Stenzel, 2010). Kämmer & Schröder legen bei dieser Visitenform noch fest, dass sie in der Übergabezeit stattfindet und der Bereichsverantwortliche dabei eine oder mehrere besondere

Situationen darstellt. Bei der Lösungssuche können auch Bewohner mit einbezogen werden.

3. Die **Visite zur Selbstreflektion** ist eine Visitenform, die selten in der Literatur erwähnt wird, aber in der Praxis der stationären Altenpflege auf Grund der mangelnden personellen Ressourcen und der einfachen Organisation häufig vorkommt. Die Visite zur Selbstreflektion ist eine fachliche Überprüfung der eigenen Leistungen im eigenen Bezugspflegeteam (Kämmer, 2008). Seine eigene Arbeit objektiv zu überprüfen, ist eine hohe Anforderung und nicht einfach zu bewerkstäligen. Die Gewohnheit (das war schon immer so) und die „Betriebsblindheit" erschweren die Objektivität. Sinnvoller ist es, wenn es auch schwerer zu organisieren ist, einen ganz anderen Bereich zu visitieren, oder wenigstens einen Bewohner aus einer anderen Bezugspflegegruppe auszuwählen. Es sind dann objektivere Ergebnisse zu erwarten.

4. Die wohl zeitintensivste Methode ist die Methode der **Vergleichsvisite**. Bei dieser Form der kollegialen Visite werden die Mitarbeiter dazu motiviert, sich und die Arbeit zu reflektieren, indem sie Aussagen und Beobachtungen in ähnlichen Situationen vergleichen. Handlungen und Reaktionen werden beleuchtet. Die Ergebnisse dienen dann als Grundlage für die Festlegung eines Maßnahmenplans. Beteiligt sich eine Leitungskraft an dieser Form der Visite, kann sie unterschiedliche Handlungsweisen erkennen und Fortbildungsbedarf, wie z. B. zur Einbeziehung biografischer Daten ableiten (Oleksiw, 2007).

Pflegevisiten werden im stationären Bereich sowie im Krankenhaus als **Übergabe am Bett** (Hollick & Kerres, 2004) oder als Pflegevisiten außerhalb der Übergabe durchgeführt. Andere (wie z. B. Bleck, 1994; Kellnhauser, 1995; Bölicke & Panka, 2004) meinen, dass die Pflegevisite ausdrücklich nicht als Übergabe am Bett verstanden werden sollte.

Ziele der Pflegevisite in der stationären Pflege sind unter anderem die Beteiligung des Bewohners an der Pflegeplanung (Kämmer & Schröder, 2000; Müller, 2001; Hollick & Kerres, 2004), ein Abbau von Ängsten durch Informationen (Hollick & Kerres, 2004) und damit eine Motivationssteigerung zur Mitarbeit. Dabei entsteht ein Gefühl des Ernstgenommenwerdens (Ehmann, 2005). Bewußte Entscheidung für oder gegen eine Maßnahme auf der Basis einer kompetenten Beratung sind eher möglich. Die Zufriedenheit steigt für alle Beteiligten (MDS, 2009).

Der wirtschaftlich bedeutende Aspekt der korrekten Einstufung in die jeweiligen Pflegestufen ist ein weiteres wichtiges Ziel (Bart, 1999). In der Visite ist es möglich, durch den Erhalt eines Überblicks über die notwendigen Pflege- und Betreuungsleistungen die korrekte Einstufung zu überprüfen und im Nachhinein anzupassen (Panka & Bölicke, 2006).

Je nach Teilnehmerkreis hat die Pflegevisite außerdem zum Ziel, die Leitungskräfte über die gesundheitliche und psychosoziale Situation der Bewohner zu informieren (Panka & Böliche, 2006).

Pflegevisiten werden somit in der stationären Altenpflege meistens im Rahmen des Pflegecontrollings und zur Qualitätsüberprüfung eingesetzt (siehe auch Müller, 2001).

2.3.1.4

PFLEGEVISITEN IM AMBULANTEN BEREICH

Im ambulanten Bereich treffen die beiden wichtigsten Fakten der oben genannten Bereiche des Gesundheitswesens mit ihren Auswirkungen zusammen. Die Pflegenden sind nur kurz vor Ort, haben dabei wenig Einfluss auf die Alltagsgestaltung, betreuen aber die Klienten oft über Jahre. Die durchschnittliche Pflegezeit mit ambulanten Diensten beträgt je nach Studie ca. 5-8 Jahre (Müller & Unger, 2010). Teilnehmer der Pflegevisite sind häufig auf Grund der Krankheitsbilder und der Wohnsituation neben dem Klienten auch Angehörige.

Gründe für Pflegevisiten im ambulanten Bereich können nach Löser (2000) sein:

- Neu aufgenommene Klienten (um den bestehenden Status zu analysieren)
- Klienten mit Hirnleistungsstörungen
- Klienten mit pflegeintensivem Zustand
- Klienten nach oder bei drohender Pflegestufenveränderung
- Angehörige von Klienten, die die Pflegekonzeption oder die Höhe der anfallenden finanziellen Eigenleistungen kritisch hinterfragen
- Klienten, bei denen eine anstehende Einweisung in ein Pflegeheim analysiert werden muss
- Klienten, die nach längerem Krankenhausaufenthalt zurück in die Häuslichkeit kommen
- Klienten, deren Verlegung in ein Krankenhaus geplant wird
- Klienten bei denen ein bestehendes ärztliches Behandlungskonzept verändert wird
- Klienten, bei denen sich trotz intensiver Pflege der Zustand nicht verbessert und festgelegte Ziele nicht erreicht werden konnten
- Konfliktverhältnisse zwischen Betroffenen und Angehörigen oder Pflegenden

(Bickel, 1999)

In der ambulanten Pflege können seit 2009 durchgeführte Pflegevisiten als Instrument der internen Qualitätssicherung beim MDK zur Prüfung vorgelegt werden (siehe Kapitel 2.2 Rechtliche Hintergründe). Diese und die oben genannten Gründe sind wohl die häufigsten zur Durchführung von Pflegevisiten. Es soll jedoch nicht übersehen werden, dass gerade in letzter Zeit auch ganz andere Ansätze und Gründe für eine Pflegevisite im ambulanten Bereich eine Rolle spielen. Diese können mit Verbraucherschutz und betriebswirtschaftlichem Nutzen tituliert werden. Es ist möglich, zum

Verbraucherschutz die in die Visite integrierten Beratungen für evtl. weniger bekannte Angebote des deutschen Gesundheitswesens zu zählen. Dazu gehören zusätzliche Betreuungsangebote nach § 45b, SGB XI, Verhinderungspflege nach § 39 SGB XI, auch stundenweise, Tages- und Nachtpflege nach § 41 SGB XI sowie Pflegekurse für Angehörige oder ehrenamtliche Pflegepersonen nach § 45 SGB XI. Nach Siverina (2012) kennt die Mehrheit der Anspruchsberechtigten nicht alle diese Leistungen. Von 2187 Befragten wußten 19 Prozent nicht, ob ein Anspruch besteht. Am wenigsten bekannt waren Leistungen der teilstationären Pflege (38%) und Betreuungsgruppen (41%).

Der betriebswirtschaftliche Nutzen zeigt sich in der Darstellung des gesamten Leistungsspektrums des Pflegedienstes und seiner Kooperationspartner wie z. B. Hausnotruf und Begleitdienste und in dem Aufspüren von „vergessenen" (durchgeführten aber nicht abgerechneten) oder „heimlichen" (nicht abrechenbare Leistungen, wie Schneefegen) Leistungen (Nett, 2011c).

Im Folgenden werden die im ambulanten Bereich am häufigsten genutzten Arten der Pflegevisiten beschrieben. Es werden hauptsächlich **supervidierende Pflegevisiten** durch die Pflegedienstleitung oder durch Qualitätsbeauftragte durchgeführt. Hallensleben nennt sie „Pflegevisiten mit Konferenzcharakter" (2004, S. 50). Bei größeren Pflegediensten ist es der PDL nicht möglich, alle Pflegevisiten selber durchzuführen. Sie muss diese Schritte an andere Pflegefachkräfte delegieren und sie in ihrer Arbeit überprüfen (Brüggemann, 2001).

Pflegevisiten im ambulanten Bereich können folgendermaßen gestaltet sein:

Klientenorientierte Pflegevisite: Die Pflegedienstleitung fährt die ganze Tour (Klientenbesuche incl. Wege eines Mitarbeiters in einer Schicht) oder nur bei einem Klienten mit und macht sich ein Bild vom Pflege- und Gesundheitszustand der Klienten und befragt sie nach ihrer Zufriedenheit. Es kann eine Pflegebedarfsermittlung erfolgen (Habermann & Biedermann, 2007; Kämper & Pinnow, 2010). Diese Form der Pflegevisite kann nach Löser (2000) auch mit Angehörigen durchgeführt werden.

Mitarbeiterorientierte Pflegevisite (auch Tourenvisite genannt): Die Pflegedienstleitung fährt die ganze Tour oder nur zu einem Klienten mit und macht sich ein Bild von der Arbeitsweise des Mitarbeiters. Sie bietet die Chance, die „Theorie" mit der „Praxis" abzugleichen (Nett, 2011d). Hinterher wird ein Protokoll mit einer Bewertung erstellt, die der jeweilige Mitarbeiter abzeichnen muss. Sie kann nur als Mitarbeitervisite oder in Kombination mit einer klientenorientierten Pflegevisite durchgeführt werden (Habermann & Biedermann, 2007; Kämper & Pinnow, 2010).

Kurven-, Pflegemappen- oder Dokumentationsvisite: Die Pflegedienstleitung kontrolliert die Dokumentationen der Klienten, schreibt eine Art Mängelliste und übergibt diese an den verantwortlichen MA mit der Aufforderung, diese bis zu einem bestimmten Termin zu überarbeiten. Sie legt den Fokus auf die Überprüfung der Einhaltung der gesetzlichen Vorgaben zur Pflegedokumentation gemäß des Rahmenvertrages SGB V und SGB XI, der QPR (jetzt PTVA – Ergänzung der Verfasserin) und der Pflege-Transparenz-Vereinbarung ambulant (siehe auch Löser, 2000; Habermann & Biedermann, 2007).

In der ambulanten und stationären Pflege unterteilen einige Einrichtungen die Visiten in Mikro- und Makrovisiten:

Die **Mikrovisite** ist nach Barth (1999), Marx (2002) und Sträßner (2006) ein Gespräch, an dem nur die Klientin und die Bezugspflegekraft teilnehmen. Sie findet nach Bedarf statt, wenn z. B. die Klientin eine Frage zu einem Pflegeproblem oder einem Ablauf hat. Sie wird nach zeitlichen Möglichkeiten gleich und evtl. mit Hilfe der Dokumentation aber auch mit Kollegen oder Angehörigen durchgeführt. Ist eine Mikrovisite nicht sofort möglich, wird ein Termin abgesprochen. Andere (Kellnhauser,1995; Panka & Stenzel, 2010; Hellmann & Kundmüller 2003) bezeichnen als Mikrovisite die Überprüfung von Teilbereichen mittels Checklisten oder Modulen.

Bei der **Makrovisite** ist das gesamte Team (u.U. auch Ärzte, Therapeuten) und die Klientin anwesend (Marx, 2002; Sträßner, 2006). Bei Barth (1999) wird die Pflegedokumentation hinzugezogen. Sie findet sporadisch je nach Krankheitszustand unter Einbeziehung des Patienten statt (Kellnhauser, 1995). Nach Hellmann & Kundmüller (2003), Müller (2006) sowie Panka & Stenzel (2010) umfassen Makrovisiten die Überprüfung des gesamten Pflegeprozesses, der Dokumentation, des Umfeldes und der Zufriedenheit des Klienten. Sie sind umfassender als Mikrovisiten.

Im Unterschied zu den Visiten in anderen Bereichen des Gesundheitswesens werden folgende Materialien bei einer Pflegevisite im ambulanten Bereich mit Angehörigenbeteiligung nach Nett (2011d) zum Hausbesuch mitgenommen: Pflegeversicherungspreisliste mit Erläuterungen, Informationsmaterialien über den Pflegedienst und seine Kooperationspartner, Informationen zu rechtlichen Grundlagen, ggfs. einen Pflegevertrag und bei Bedarf Informationsbroschüren zu bestimmten Risiken oder Krankheitsbildern.

Ziele einer Pflegevisite im ambulanten Bereich können sein: Einbeziehung der Pflegebedürftigen und deren Angehörige in die Planung und Bewertung der Pflege (MDK, 2005), und damit eine gesteigerte Zufriedenheit (Kämper & Pinnow, 2010), Gelegenheit für die Pflegenden, sich fachlich zu präsentieren, die Selbständigkeit und das Verantwortungsbewußtsein zu steigern, Kommunikationsfähigkeit zu fördern und Probleme nicht „zwischen Tür und Angel" klären zu müssen (Barth, 1999). Weitere Ziele sind: Die Aktualisierung des Dokumentationssystems, die Überprüfung der Wirksamkeit des Pflegeplans und der Richtlinien/Standards (Hallensleben, 2004), die Erfassung der aktuellen Pflegebedürftigkeit (siehe auch Habermann & Biedermann, 2007) und des Pflege- und Hilfsmittelbedarfes (Barth, 1999).

Aus Sicht der leitenden Fachkräfte entsteht durch die Pflegevisite ein persönlicher Kontakt zu den Pflegebedürftigen. Es besteht die Möglichkeit, die Pflegequalität und das Pflegeverständnis der Mitarbeiter vor Ort zu überprüfen (siehe auch Barth, 1999), sowie sie zu beraten und zu unterstützen. Fortbildungsbedarf kann erkannt werden, und eine systematische Überprüfung der Kundenzufriedenheit ist möglich (Ehmann, 2005).

Deutlich werden Grenzen der Wirksamkeit der Pflegevisite im ambulanten Bereich. So trägt die Pflegevisite nicht dazu bei, die Zusammenarbeit mit anderen Berufsgruppen des Gesundheitswesens zu verbessern. Ein großes Problem stellt hierbei der zeitliche Koordinationsaufwand dar (Habermann & Biedermann, 2007). Eine große Diskrepanz in der ambulanten Pflege ist in der Spannung zwischen ganzheitlicher und wirtschaftlicher Pflege zu erkennen. Durch die Gliederung der Pflege in Zeiteinheiten ist die Pflege darauf ausgerichtet worden, nur noch die abrechenbaren Leistungen durchzuführen. Zusätzliche Leistungen sind zu unterlassen oder in der Freizeit zu erbringen (ebenda).

2.3.1.5

PFLEGEVISITEN IN TEILSTATIONÄREN EINRICHTUNGEN

In teilstationären geriatrischen Einrichtungen der Tages- oder Nachtpflege sind die Gäste nicht immer regelmäßig vor Ort. Teilweise schließen sie oder Ihre Angehörigen Verträge von wenigen Betreuungstagen in der Woche ab. In dieser Arbeit wird nur die Tagespflege erwähnt, da die ausschließliche Nachtpflege in Berlin nicht angeboten wird (Döbler, 2010). In der Literatur sind zum Thema Pflegevisite in Einrichtungen der Tagespflege kaum Angaben zu finden. Auf den Homepages einiger Einrichtungen wird damit geworben, dass Pflegevisiten durchgeführt werden. Die AWO in Berlin hat einen Aufsatz zur Entwicklung der Pflegequalität in deren Tagespflegen veröffentlicht (Bölicke, 2005). Hier werden die Pflegevisiten als wichtiger Baustein erwähnt.

Eine spezielle Prüfanleitung der Pflegekassen mit festgeschriebenen Qualitätsanforderungen für Tagespflegeeinrichtungen ist bis jetzt nicht existent. Es werden vom MDK trotzdem Prüfungen nach den etwas angepassten Grundlagen für den stationären Bereich durchgeführt. Leider sind diese angepassten Grundlagen wieder in einzelnen Bundesländern unterschiedlich. Die Verfasserin führte einen Vergleich von verschiedenen Prüfberichten in Schleswig-Holstein, Hamburg und Berlin durch und kam dabei zu diesem Ergebnis. Es kommt im Prüfergebnis jedoch auch nicht zu einer Benotung nach den Transparenzkriterien. Die Qualitätsanforderungen werden in den einzelnen Versorgungsverträgen festgeschrieben und ansonsten mit den Ansprüchen aus der vollstationären Pflege gleichgestellt.

Auf Grund dieser Situation ist davon auszugehen, dass Pflegevisiten auch in Tagespflegeeinrichtungen durchgeführt werden. Praxiserfahrungen beweisen dies.

Je nach Bedarf, nach vertraglichem Angebot der Einrichtung und nach dem finanziellen Hintergrund des Gastes kann der Aufenthalt in der Tagespflege von einem oder einem halben Tag in zwei Wochen bis zu täglich erfolgen. Die Krankheitsbilder lassen, wenn sich die Einrichtung nicht nur auf Gerontopsychiatrie spezialisiert hat, Pflegevisiten incl. Zufriedenheitsbefragung mit den Gästen zu. In der Praxis zeigt sich, dass sie auch in der häuslichen Umgebung mit den Angehörigen stattfinden.

Ziele der Pflegevisite in teilstationären Einrichtungen sind: Ein verstärkter Kontaktaufbau zu den Angehörigen, das Kennenlernen der häuslichen Situation des Gastes und damit die Entwicklung eines besseren Verständnisses für den Gast. Weitere Ziele sind: Absprachen zu treffen und das Kennenlernen von evtl. anderen an der Pflege und Betreuung beteiligten Diensten, Beobachtung des Gastes in der häuslichen Umgebung, Erkennen von Hilfe-/Hilfsmittelbedarf zu Hause, Vervollständigung der Biografie und der Pflegedokumentation, Erfassung von Wünschen und individuellen Besonderheiten, die in der Tagespflegeeinrichtung nicht zu erfassen waren.

Materialien, die bei teilstationären Pflegevisiten mitgenommen werden sollten, unterscheiden sich bei Besuchen in der Häuslichkeit kaum von denen der ambulanten Pflege. Bei denen, die vor Ort in der Tagespflege durchgeführt werden, sind die Materialen aus der stationären Pflege zu empfehlen, ergänzt durch Beratungsbögen zu verschiedenen möglichen Problem- oder Risikobereichen.

Grenzen der Wirksamkeit von Pflegevisiten in teilstationären Einrichtungen liegen ähnlich wie im ambulanten Bereich in der Organisation von guter Zusammenarbeit mit anderen Berufsgruppen. Ist es von der Einrichtung gewünscht, Visiten im häuslichen Bereich durchzuführen, kann es sein, dass Angehörige dies als Eingriff in die Intimsphäre betrachten und einen Besuch ablehnen. Außerdem ist die Übernahme von evtl. Fahrtkosten zu diesen häuslichen Visiten nicht geklärt.

2.3.1.6

FORMEN DES UMGANGS MIT PFLEGEVISITEN IN DER GEGENWÄRTIGEN PRAXIS

Allen Begründungen zum Trotz gibt es weiterhin Institutionen im deutschen Gesundheitswesen, die die Pflegevisite nicht nutzen (pqsg, 2008). Sie gehen bewusst oder unbewusst das Risiko ein, bei einer Überprüfung des MDK Diskussionen über die interne Qualitätssicherung zu führen, und wenn keine anderen Mittel genutzt werden, sich „derbe Minuspunkte einzuhandeln (ebd.)."

Als Umsetzungshindernisse aus dem Krankenhausbereich, die sich ebenso gut auf andere Bereiche des Gesundheitswesens übertragen lassen, werden von Hoh et al. (2006, S. 256) genannt:

- Fehlende Zeit des Personals durch Arbeitsabläufe, die keinen Spielraum lassen, und Störungen durch andere Berufsgruppen.

- Fehlende Motivation der Mitarbeiter auf der Station, verursacht durch nicht vorhandene Akzeptanz der Notwendigkeit für Pflegevisiten, da der Sinn des Pflegeprozesses und der Pflegevisite nicht klar ist.

- Unsicherheiten trotz Fortbildungen zum Thema Pflegeprozess und Pflegevisite, verursacht durch fehlende praktische Beispiele und Übungen, allgemeine Formulierungsprobleme und Unsicherheiten der Mitarbeiter, spezielle Pflegeprobleme zu erkennen und schlicht und prägnant zu formulieren.

Einige Einrichtungen führen Visiten durch, dokumentieren sie aber nicht. In diesem Fall gilt das Prinzip: „was nicht dokumentiert ist, ist nicht erbracht worden." In der alten Prüfanleitung (2006) verlangte der MDK unter Anlage 1: von der Einrichtung vorzulegende Unterlagen: Nachweise über Pflegevisiten (ebd.).

Bei anderen werden die Ergebnisse der Pflegevisite nicht ausgewertet. Wenn man die Pflegevisite z. B. als Instrument zur Überprüfung der Leistung der Pflegenden nutzt, hat die Leitung die Möglichkeit, durch die Protokolle Fortbildungsbedarf zu ermitteln oder weitere Qualitätsziele zu bestimmen. Dies kann z. B. den Bereich Hygiene betreffen.

Der MDK fordert hier zur Frage 3.2.2 in der Qualitätsprüfrichtlinie: „Wie wird die fachliche Überprüfung der Pflege durch Pflegekräfte gewährleistet?", folgende Antwort: „Anhand der Dokumentation erhält die Pflegeeinrichtung einen Vergleichsmaßstab für spätere Pflegevisiten. Sofern sich aus der Pflegevisite relevante Änderungen in der Pflegeprozessplanung ergeben oder sonstige relevante Informationen erhoben wurden, müssen diese Veränderungen in protokollierten Dienstbesprechungen thematisiert werden (pqsg, 2008)."

In einigen Einrichtungen wird nicht transparent mit den Pflegevisiten und deren Ergebnissen umgegangen. Die Ergebnisse werden nicht regelmäßig statistisch erhoben und bekannt gemacht. Es existieren keine einheitlichen Bewertungsmaßstäbe. Das kann letztendlich dazu führen, dass Pflegevisiten als Schikane empfunden werden und teilweise nur gravierende Pflegemängel an die Leitungskräfte weitergeleitet werden. So entwickelt sich das Instrument schnell weg vom Instrument zur Förderung des Wohlbefindens des Bewohners/Patienten hin zu einem reinen Prüfinstrument über das Können der Pflegekräfte. Eine Verlagerung der Durchführung der Visiten nur bei „Problembereichen" kann denselben Effekt auslösen (Hotop, Satter, & Weber, 2010).

KONTROLLE DER PFLEGEVISITE DURCH EINE PFLEGEVISITE

In der Literatur findet sich bei Gültkin & Liebchen (2003) ein Modell, das empfiehlt, neben der Überprüfung des Pflegeprozess noch eine Überprüfung der Pflegevisite selbst durchzuführen. Die erste Pflegevisite wird primäre Pflegevisite genannt. Sie unterteilt die Pflegeempfänger in drei Stufen: Typ A-C. Diese unterscheiden sich in der Art der pflegerelevanten Einschränkungen. Je nach Typ ist die Selbstbestimmung während der Pflegevisite und der Umgang mit dem Bewohner anzupassen. Bei Typ A ist der Klient aktiv und der Visitierende eher passiv. Bei Typ C ist es anders herum.

Teilnehmer sind der Pflegeempfänger, die betreuende Pflegekraft, die Leitung (Wohnbereich- oder Station), evtl. Vertreter der physikalischen Therapie, Angehörige oder ein Vertreter einer Ausbildungsstätte. Die Moderation übernimmt die betreuende Pflegekraft. Es erfolgt eine informierende Vorbesprechung über das aktuelle Befinden, die Überprüfung der Pflegeplanung und die Bewertung des pflegerischen Ergebnisses.

Während der Pflegevisite werden die notwendigen LG-Einstufungstabellen (siehe auch Kapitel 1, S. 15) genutzt. Nach dem Besuch des Klienten, an dem er möglichst aktiv teilnimmt, erfolgt eine Nachbesprechung mit zielgerichteten Festlegungen der Maßnahmen. Die Ergebnisse werden dokumentiert, die Ergebnisse der Risikoeinstufungen berechnet und die Maßnahmen daraus festgelgt. Sie gelten als Arbeitsanweisung. Im 2. Teil werden dem Betroffenen die problemlösenden Maßnahmen erklärt (Gültekin & Liebchen, 2003, S. 76-98).

Die zweite (sekundäre) Pflegevisite richtet sich auf eine Kontrolle der primären Pflegevisite und ihrer Rahmenbedingungen. Strukturelle und formale Aspekte, aber auch den Pflegeempfänger betreffende unmittelbare Bereiche, werden auf Fehlerquellen beleuchtet. Teilnehmer sind die Pflegedienstleitung, die Stations- oder Wohngruppenleitung, die Qualitätsbeauftragte sowie evtl. Vertreter der Ausbildungsstätten. Sie sollten alle 1-2 Monate stattfinden. Sie können parallel zur primären Visite als passive Beobachtung oder unabhängig davon als Dokumentationsvisite und Kontrolle der Visitenprotokolle statfinden. In der Nachbesprechung werden die zielgerichteten Maßnahmen festgelegt. Es können bei bestimmten Problemen auch Arbeitsgruppen oder Qualitätszirkel eingerichtet werden. Die Ergebnisse der sekundären Pflegevisite werden dokumentiert und für die nächste Visite vorgehalten. So lassen sich die durchgeführten Maßnahmen auch für Dritte nachvollziehen (Gültekin & Liebchen, 2003 S. 100-104).

PFLEGEVISITEN UND ÄHNLICHE INSTRUMENTE IM AUSLAND

In der internationalen Pflegefachliteratur, hier im Wesentlichen in der englischsprachigen Literatur, wird die Pflegevisite kaum und vor allem nicht als Instrument der Qualitätssicherung, sondern mehr als Organisationsform thematisiert. Die Begriffe „nursing visit", „nursing visitation" oder „home visitation" haben nicht das Ziel, den Pflegeprozess zu steuern. Sie beschreiben Konzepte zum Besuch von Pflegepersonen bei Klienten z. B. bei Risiko- oder bestimmten Zielgruppen, wie Schwangeren (Schremms, 2004). In Dänemark finden z. B. zweimal jährlich Hausbesuche (preventative home visits) bei über 75-Jährigen statt, die noch nicht ins sozialpflegerische System integriert sind (Backes, Wolfinger & Amrhein, 2011).

Die Form des „Bedside reporting" entspricht eher dem Konzept der Dienstübergabe am Bett, wobei das Augenmerk auf das aktuelle Geschehen und nicht auf den ganzen Pflegeprozess gerichtet ist.

Zur besonderen Form der Pflegevisite vor Operationen wird in britischen Fachzeitschriften in neuerer Zeit (1991-1995) diskutiert. Inhalte sind Beschreibungen der schrittweisen Durchführung, Argumente für die Pflegevisite und das Infragestellen der traditionellen Pflegevisite. Die traditionelle Pflegevisite sei stärker fokussiert auf die teilweise standardisierte Gesprächsführung durch die Pflegeperson und auf die wichtige Funktion, die der Krankenpflege bei der Pflegevisite in Bezug auf die Kommunikation mit dem Patienten zukommt (Meinecke-Wolf, 2004).

Das Konzept der Übergabe am Bett wurde in Skandinavien untersucht. Eine Studie befasst sich mit der Partizipation von Patienten und ihrem Einfluss auf die Qualität des Informationsflusses (Heering, Panka, Bölicke, & Senn, 2006).

In Großbritannien existiert aus den frühen 80er Jahren das Burford Nursing Developement Model (BNDU). Es wurde am Burford Hospital von Johns mit dem Ziel entwickelt, Wissensmuster aufzuzeigen und zu überprüfen. Nach einem vorgegebenen Fragenkomplex werden Pflegesituationen hinterfragt und reflektiert, um die Qualität der Pflegepraxis zu verbessern (Heering, Panka, Bölicke & Senn, 2006).

In den Niederlanden werden berufsgruppenspezifische Visitationen (onderlige Visitatie) im Rahmen der Qualitätssicherung von mehreren Personen (Kommission) durchgeführt. Die Themenbereiche werden vorab festgelegt und der festgestellte Veränderungsbedarf festgeschrieben. Der Pflegeprozess ist dabei ein Aspekt unter mehreren (Schremms, 2004).

Ein Begriff, der dem der Pflegevisite als qualitätssicherndes Instrument von leitenden Pflegepersonen in Deutschland nahekommt, ist der der „Nursing Supervision" im nordamerikanischen Raum. In der Literatur werden die Aufgaben der Nursing Supervision folgendermaßen beschrieben: „Pflegesupervisoren sind verantwortlich, die Krankenhausadministration während des Spät- und Nachtdienstes zu repräsentieren, für ausreichende Personalbesetzung zu sorgen, als verlängerter Arm der Stationsschwester die Ausübung der Pflege zu überwachen und als klinischer Berater für das Pflegepersonal zu agieren (Falasco, 1986)." Nach Hergenhahn (1994) werden in amerikanischen Krankenhäusern je nach Größe ein oder mehrere Supervisoren pro Schicht eingesetzt. Ein bis zweimal wird jede Station pro Schicht besucht. Die Pflegenden müssen einen Bericht über schwerkranke und pflegeintensive Patienten abgeben, danach werden diese Patienten aufgesucht. Durch die regelmäßigen Rundgänge können die Supervisoren jederzeit reagieren. Ihre Aktionen sind auf Erfahrungswerte gestützt. Sie wirken als Sicherheitsfaktor und haben direkt oder indirekt qualitätssichernde Wirkung (Hergenhahn, 1994, S. 609).

Der kleine ausländische Exkurs zeigt, wie unterschiedlich dort mit diesem Instrument verfahren wird: Sei es als Kontrollbesuch des Gesundheitssystems bei Risikogruppen, als komplexes Hinterfragen von Pflegesituationen oder als Organisationsmodell der Qualitätssicherung im Krankenhaus.

2.3.2

GESCHICHTE UND GEGENWÄRTIGE PRAXIS DES PFLEGEPROZESSES IN DEUTSCHLAND

Um den Pflegeprozess mit seiner historischen Entwicklung erfassen und verstehen zu können, wird ein erster Blick auf die Definition und die unterschiedlichen Formen der inhaltlichen Gestaltung des Pflegeprozesses gelenkt. Es folgt ein kleiner Rückblick auf die Geschichte des Pflegeprozesses. Die Zusammenführung der Pflegevisite mit dem Pflegeprozess erfolgt dann im Anschluss und sortiert diese beiden Instrumente in das Qualitätsmanagementsystem in der stationären Altenpflege ein.

WÖRTLICHE ÜBERSETZUNG DES ZUSAMMENGEFÜGTEN SUBSTANTIVES: „PFLEGE-PROZESS"

„Pflege":

Das Wort *„Pflege"* zu definieren, erübrigt sich. In diesem Zusammenhang geht es um die Pflege kranker, alter oder behinderter Menschen durch beruflich Pflegende in Krankenhäusern, in ihrem Zuhause, in stationären oder teilstationären Einrichtungen mit dem Ziel, Beschwerden zu lindern und zu heilen und ein soweit möglich selbstbestimmtes Leben zu erreichen (siehe auch ausführliche Definition des Wortes Pflege bei der Definition der Pflegevisite, Kapitel 2.1.1).

„Prozess" (franz.: processus, procédé):

Nach der DIN EN ISO Norm 8402, 1995-08, Ziffer 1.2 ist unter einem *„Prozess"* ein „Satz von in Wechselbeziehungen stehenden Mitteln und Tätigkeiten zu verstehen, die Eingaben in Ergebnisse umgestalten (DIN EN ISO 8402, 2007)."

Die Deutsche Gesellschaft für Qualität (DGQ 11-04, S. 14, Nr. 1.1.1) definiert den Prozess folgendermaßen: „Gesamtheit von in Wechselbeziehungen stehenden Abläufen, Vorgängen und Tätigkeiten, durch welche Werkstoffe, Energien oder Informationen transportiert oder umgeformt werden (DGQ, 2009)."

Diese Definitionen sind recht abstrakt. Allgemein wird unter **Prozess** alles verstanden, was als Ablauf bzw. Hilfsmittel zur Erstellung eines Produktes bzw. einer Dienstleistung erforderlich ist. Aus diesem Grund wird die Pflegevisite ebenfalls als Prozess (Pflegevisitenprozess) definiert.

Der „**Pflegeprozess**" ist zunächst ein abstraktes Problemlösungsverfahren bzw. ein offenes analytisches Handlungsmodell, welches erst durch die Anwendung in einer konkreten Pflegesituation zu einem berufsspezifischen Prozess wird. Die Terminologie in Bezug auf die einzelnen Phasen des Pflegeprozesses ist dabei nicht einheitlich. Gängig sind 4-, 5- und 6-schrittige Modelle.

Der Pflegevisitenprozess ist in der Literatur nicht als solcher beschrieben. Es wird dort nur der Ablauf der Pflegevisite in drei Schritten festgelegt. In Abbildung 2 wird der Pflegevisitenprozess, wie er in der Praxis durchgeführt wird, von der Autorin beschrieben.

In Deutschland ist das 6-schrittige Modell des Pflegeprozesses nach Fiechter & Meier am stärksten verbreitet:

DEFINITION NACH FIECHTER UND MEIER

Die in Deutschland am häufigsten verwendete Definition ist die der beiden oben genannten Schweizerinnen, die den sechsstufigen Pflegeprozess geprägt haben. Der Pflegeprozess besteht dabei aus sechs sich gegenseitig zyklisch beeinflussenden Phasen (MDS, 1996). Sie wird als Arbeitsdefinition verwendet:

„Der Krankenpflegeprozess hat zum Ziel, auf systematische Art und Weise dem Bedürfnis des Patienten nach pflegerischer Betreuung zu entsprechen. Der Krankenpflegeprozess besteht aus einer Reihe von logischen, voneinander abhängigen Überlegungs-, Entscheidungs- und Handlungsschritten, die auf eine Problemlösung, also auf ein Ziel hin ausgerichtet sind und im Sinne eines Regelkreises einen Rückkopplungseffekt (Feedback) in Form von Beurteilung und Neuanpassung enthalten. Der Krankenpflegeprozess kann als Regelkreis dargestellt werden." Siehe auch Abbildung 4 (Fiechter & Meier, 1993, aktualisaiert von der Verfasserin, 2012).

DER PFLEGEPROZESS ALS KYBERNETISCHER REGELKREIS

Der Pflegeprozess wird in der Literatur auch als kybernetischer Regelkreis bezeichnet. Das kybernetische Feedback-Modell ist Teil der Systemtheorie. Das Wort Kybernetik bezeichnet ursprünglich die Kunst des Lotsen, ein Schiff trotz Wind und Wasserströmungen an sein Ziel zu bringen. So beschreibt der kybernetische Regelkreis oder auch der Pflegeprozess das Führen und Leiten des Klienten durch seine Krankheit/Pflegezeit (Hampden-Turner, 1993, S. 158-159). Die Pflegevisite ist damit ein Kontrollinstrument des kybernetischen Regelkreises.

DIE GESCHICHTE DES PFLEGEPROZESSES

Der Pflegeprozess ist schon länger in der Nutzung und im Diskussionsprozess als die Pflegevisite. Ein Vorläufer des Pflegeprozesses nach heutigem Verständnis ist aus den 1960er Jahren von Dorothy Johnson, Ida Orlando und Ernestine Wiedenbach als

3-Stufen-Modell beschrieben (siehe auch Arets, 1999). Der Pflegeprozess wurde in einem Buch zuerst 1967 von Yura und Walsh (Yura & Walsh, 1967) ebenfalls als ein Drei-Schritt-Modell beschrieben. Die Autorinnen gaben an, durch die pflegetheoretischen Arbeiten von Hildegard Peplau (Peplau, 1952/1991) und Virginia Henderson (Henderson, 1969) beeinflusst worden zu sein. Hildegard Peplau formulierte die ersten wissenschaftlich belegten Pflegetheorien, um Pflegenden das eigene Handeln deutlich zu machen und um Abläufe systematischer darzustellen und zu gestalten (Peplau, 1995). Im Jahr 1967 entwickelte Knowles ein Drei-Schritt Modell, das sie das 5D-Modell nannte (Mense, 2003):

1. Discover = Entdecke

2. Delve = Untersuche

3. Decade = Entscheide

4. Do = Handle

5. Discriminate = Unterscheide

Ebenfalls in diesem Zeitraum beschäftigten sich die Katholische Universität von Amerika und die Western Interstate Commission of Higher Education (WICHE) mit dem Pflegeprozess. Sie unterteilten den Pflegeprozess in vier Phasen (siehe Tabelle 1). In der Folge wurde das Modell von der Weltgesundheitsorganisation (WHO) aufgenommen und weltweit propagiert (WHO, 1979).

In den 70er Jahren initiierten Kristine Gebbie und Mary Ann Lavin an der St. Louis School of Nursing die erste Nationale Konferenz der American Nursing Association

Übersicht über die verschiedenen Modelle des Pflegeprozesses in Auszügen

Phasen	Drei-Phasen-Modell	Vier-Phasen-Modell	Fünf-Phasen-Modell	Sechs-Phasen-Modell
1	Informations-sammlung	Einschätzen (Assessment)	Assessment	Informationen sammeln
2	Planung	Planen (Planing)	Diagnosis	Ressourcen und Pflegeprobleme feststellen
3	Evaluation	Umsetzen (Implementation)	Planung	Ziele festlegen
4		Bewerten (Evaluation)	Implementation	Maßnahmen planen
5			Evaluation	Pflege durchführen
6				Pflege evaluieren

Tab. 1: Historische Modelle des Pflegeprozesses nach Fiechter & Meier, 1993

(ANA) zur Klassifizierung von Pflegediagnosen. Zu dieser Zeit wurde in den Krankenpflegeschulen das amerikanische Fünf-Phasen-Modell mit dem neuen zweiten Schritt, der Diagnosephase, implementiert (Gordon, 1994). Seit den 80er Jahren wird der Pflegeprozess auch in Deutschland diskutiert. Das zeigen die ersten Zeitungsartikel zu diesem Thema. Die folgende Tabelle zeigt die Entwicklung vom 3-Phasen-Modell hin zum 6-Phasen-Modell der beiden Schweizerinnen Fiechter und Meier (1993, Tabelle 1).

Durch die Novellierung des Krankenpflegegesetzes von 1985 und der dort erwähnten Aufnahme in das Ausbildungskonzept, sowie im Jahr 2002 die Aufnahme in das Ausbildungskonzept der Altenpflege (Ausbildungs- und Prüfungsverordnung vom 26. November 2002, 2002) wurde der Prozess in Deutschland schnell bekannt gemacht. 1988 wurde der Pflegeprozess Bestandteil des Sozialgesetzbuches (SGB XI, § 113). Das Pflegeversicherungsgesetz von 1995 hat diese Pflicht zur systematischen Pflegeplanung und -dokumentation ebenfalls aufgegriffen.

Heute ist der Pflegeprozess ein weltweit etabliertes pflegerisches Arbeitsorganisationsinstrument. In folgender Abbildung ist erkennbar, dass er wie der Pflegevisitenprozess (Abb. 2) in sechs Schritten aufgeteilt praktiziert wird.

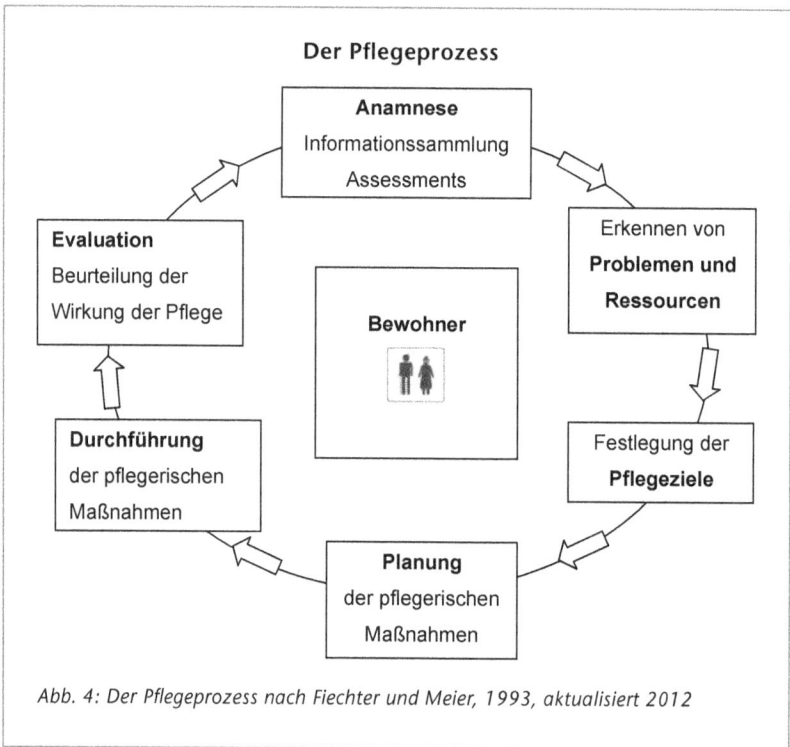

Abb. 4: Der Pflegeprozess nach Fiechter und Meier, 1993, aktualisiert 2012

Ziele des Pflegeprozesses

Die Schritte des Pflegeprozesses orientieren sich an den Problemen, Fähigkeiten und Ressourcen des Pflegebedürftigen und haben zum Ziel, Sicherheit für die Pflegebedürftigen im Pflegeverlauf herzustellen und den Pflegebedürftigen und seine Angehörigen in die Pflege mit einzubeziehen. Wichtig ist dabei, die personelle und fachliche Kontinuität in der Durchführung pflegerischer Leistungen zu gewährleisten und damit die Qualität der Pflege- und Betreuungsleistung zu sichern. Jederzeit sind die objektive Beurteilung der Pflegeleistungen und der innerbetriebliche und interdisziplinäre Informationsfluss für alle Prozessbeteiligten zu gewährleisten. Die Leistungen sind transparent und nachvollziehbar darzustellen, um damit den juristischen Nachweis der Pflegequalität im Sinne einer Beweissicherung zu führen (siehe auch MDS, 2005b).

Es gibt bis heute immer wieder Studien zum Pflegeprozess. Eine, die dem Thema am nächsten kommt, ist die Studie zur Optimierung des Pflegeprozesses (Görres, Reif, Biedermann, 2002; Borchert, & Habermann, 2006). Hierbei wurde die Pflegevisite im ambulanten Bereich mit einbezogen.

Grenzen des Pflegeprozesses

Das dem Pflegeprozess zu Grunde liegende Modell ist ein abstraktes, schematisches, stark vereinfachendes Modell, das die Realität von Problemlösungsvorgängen nicht vollständig abbilden kann. Das Modell kann nicht ohne Modifikation in jeder Situation unverändert eingesetzt werden. Es hat das Ziel, zu strukturieren und bei der Orientierung behilflich zu sein. Bei komplexen Situationen wird das Modell den Anforderungen nicht immer gerecht. Teilprobleme stehen oft in Beziehung miteinander, und die Abfolge der Schritte kann nicht immer linear bearbeitet werden:

- In akuten Situationen sind Probleme manchmal so eindeutig, dass auf eine ausführliche Informationssammlung verzichtet werden kann und ohne differenzierte Planung deutlich ist, was getan werden muss.
- Die Wahl der Maßnahmen hängt nicht nur logisch von den Diagnosen ab, sondern auch von den Zielen und den realen Möglichkeiten.
- Probleme bzw. Pflegediagnosen können nicht immer mechanisch aus den vorliegenden Informationen abgeleitet werden. Die Problemkonstruktion wird von der Situation und den Prioritäten des Individuums bestimmt.

Wesentlich ist, dass das Problemlösen als fortlaufender Prozess mit ständigen Rückkopplungen erfasst wird. Die Informationssammlung muss immer wieder ergänzt und damit die Problem- und Ressourcenformulierung angepasst werden. Assessments sind daraufhin wieder notwendig und ebenso das Setzen neuer Ziele (siehe auch Sauter, Abderhalden, Needham, & Wolf, 2004, S. 367).

In der Literatur gibt es immer wieder Ansätze, den Pflegeprozess wieder abzuschaffen, da er oft nicht vollständig umgesetzt oder als eine unreflektierte Pflichtübung angesehen wird (z. B. Stratmeyer, 1997; Lay, 2001; Schrems, 2006). Hauptprobleme, die unter anderem durch Pflegevisiten aufgedeckt wurden, sind unter anderem die oberflächlichen und wenig individuell geführten Pflegeplanungen (Paul, 1996; Barth, 1999), im Detail Ressourcen, die nicht erfasst, Probleme, die nicht definiert oder unübersichtlich dargestellt wurden, Pflegeziele, die nicht konsequent verfolgt werden oder fehlten, Prophylaxen, die nicht berücksichtigt wurden sowie fehlende Evaluationen (Paul, 1996; Barth, 1999; Brüggemann, 2001).

Wie in jeder Theorie gibt es Befürworter und Gegner (siehe auch Ausführungen in Kapitel 1).

Die Pflegevisite kann durch ihre Flexibilität und durch das unterschiedliche Setzen von Zielen die starre Konstruktion des Pflegeprozesses erweichen und den Pflegeprozess individuell gestalten helfen. Siehe dazu auch die unterschiedlichen Elemente der Pflegevisite aus der Literatur in Kapitel 5.1.

2.4

EINORDNUNG DER PFLEGEVISITE UND DES PFLEGEPROZESSES IN DAS QUALITÄTSMANAGEMENT DER STATIONÄREN ALTENPFLEGEEINRICHTUNGEN

Qualitätssicherung bei Dienstleistungen wie der Altenpflege hat im Gegensatz zur Produktion von z. B. Maschinen andere Anforderungen zu berücksichtigen. Gesundheitliche und pflegerische Dienstleistungen werden von jemandem finanziert (Leistungs- und Kostenträger), der bei der eigentlichen Leistungserbringung zwischen Bewohner und Pflegendem nicht anwesend ist. Er kann damit die Qualität vor Ort nicht unmittelbar kontrollieren und steuern. In Deutschland sieht das Sozialrecht den Weg der Kontrolle durch den Träger der Sozialversicherungen vor. Diese Qualitätskontrolle erfolgt somit von außen z. B. durch die Heimaufsichtsbehörde. Diese Kontrollen werden als externe Qualitätssicherung bezeichnet.

Seit langer Zeit hat sich die Einsicht eingestellt, dass man Qualität nicht von außen in eine Einrichtung „einprüfen" kann (siehe auch Kapitel „Rechtliche Grundlagen"). Aus diesem Grund muss der Leistungserbringer und damit die Pflegeinrichtung die Aufgabe der Sicherung und Entwicklung der Qualität selbst übernehmen. In der Langzeitpflege ist das eine Voraussetzung für den Abschluss eines Versorgungsvertrages und bei nicht Einhaltung ein Kündigungsgrund.

In der folgenden Abbildung wird der Zusammenhang von Pflegeprozess und Pflegevisitenprozess im Kontext der Qualitätssicherung dargestellt. Diese beiden Prozesse formen als Regelkreise den pflegerischen Verlauf und Behandlungsprozess des Bewohners. Theoretische Grundlage ist die Verbindung von Pflegeprozess und Pflegevisitenprozess. „Der Pflegeprozess ist in seiner Ausführung in sich geschlossen. Er ist ein Prozess, der so angelegt ist, dass er sich selbst kontrolliert (Nenne, 2006, S. 5)." Er beginnt mit einer

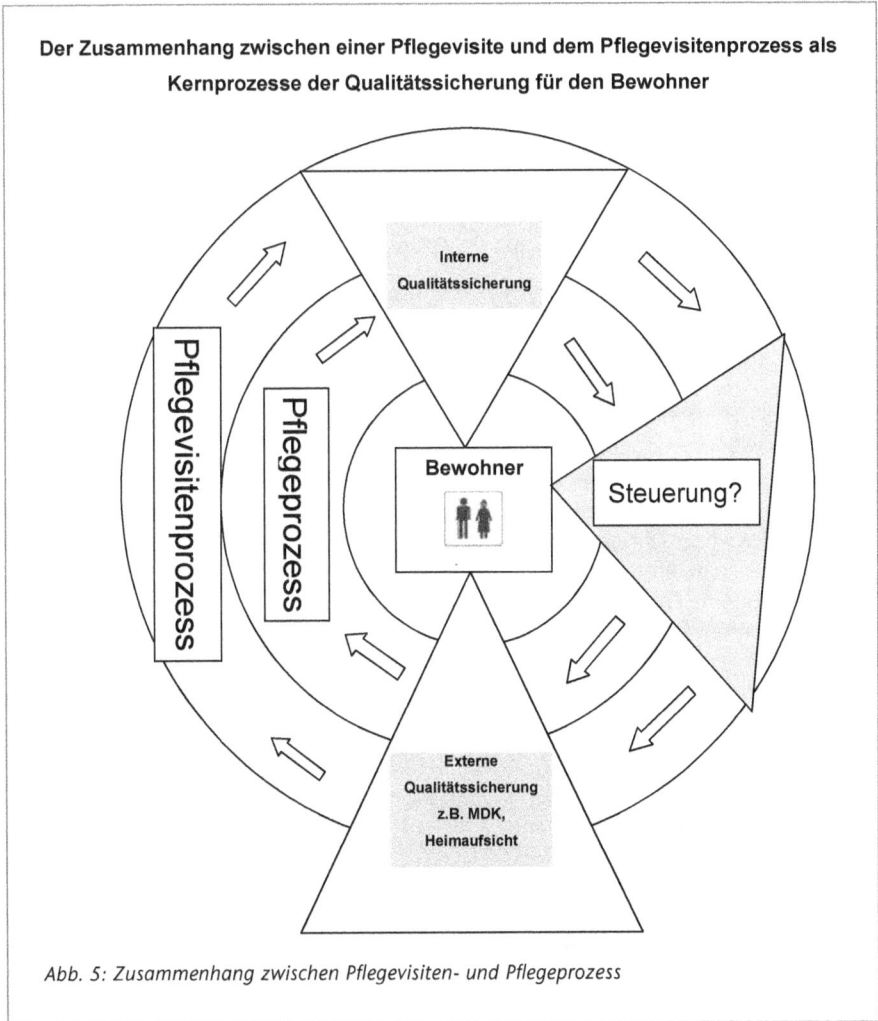

Der Zusammenhang zwischen einer Pflegevisite und dem Pflegevisitenprozess als Kernprozesse der Qualitätssicherung für den Bewohner

Interne Qualitätssicherung

Pflegevisitenprozess

Pflegeprozess

Bewohner

Steuerung?

Externe Qualitätssicherung z.B. MDK, Heimaufsicht

Abb. 5: Zusammenhang zwischen Pflegevisiten- und Pflegeprozess

Datenerhebung der Probleme und Ressourcen des Betroffenen unter Berücksichtigung seiner Biografie: Aus den Daten werden Ziele abgeleitet, Maßnahmen festgelegt und ausgeführt. Anschließend wird analysiert, ob mit den Maßnahmen die Ziele erreicht wurden. Es folgt von neuem ein Blick auf die Daten mit der Konzentration auf die Probleme und von denen abgeleitet die Zielerreichungsgrade, um evtl. die Ziele und Maßnahmen anzupassen. Damit schließt sich der Regelkreis (siehe auch Abb. 4).

Die Pflegevisite weist eine entsprechend synchrone Vorgehensweise auf (siehe auch Abb. 2): Daten werden, zum Teil nach einem Protokoll, erhoben, Ziele und Maßnahmen festgelegt und nach einer festgelegten Zeit wird der Prozess wiederholt (siehe auch die sechs Schritte der Pflegevisite in Althammer & Noßbach, 2004).

Bei der Pflegevisite werden zusätzlich Daten erhoben, die dem Pflegeprozess übergeordnet sind. Aus diesem Grund stellt sich die Pflegevisite als Rahmen um den Pflegeprozess dar (Abb. 5). Im Zentrum befindet sich der Bewohner, in den Außenringen folgen der Pflegeprozess, die Pflegevisite und ganz außen liegen die externen Qualitätsprüfprozesse. Es gibt dazu auch andere Ansichten. Christian (1994) meint, dass der Krankenpflegeprozess im Mittelpunkt der Pflegevisite steht.

Die Abbildung verdeutlicht die Grundsatzfrage der Steuerung des Pflegeprozesses durch die Pflegevisite als Teile der internen Qualitätssicherung.

Jede Einrichtung muss ein System des internen Qualitätsmanagements einführen und auf Dauer angelegt nutzen und weiter entwickeln. Legt man die Definition der „Deutschen Gesellschaft für Qualität" zu Grunde, so wird Qualität verstanden als „die Gesamtheit der Merkmale, die ein Produkt oder eine Dienstleistung zur Erfüllung vorgebener Forderungen geeignet macht (siehe auch Schmidt, 2010, S. 21)." Die Frage in der Altenpflege heißt dann: Was sind die vorgegebenen Forderungen? Sind es nur die gesetzlich vorgeschriebenen, wie bauliche Voraussetzungen, Fachkraftquote und Pflegeschlüsseleinhaltung oder ist es nicht noch mehr? Schmidt schreibt 2010 dazu „(...) die moderne Qualitätsdefinition (...) greift nicht allein auf die Relation der Soll-Ist-Beschaffenheit zurück, sondern (...) führt einen weiteren Maßstab ein: den gegenwärtigen Stand professionellen Wissens." In der Altenpflege wird dieses Wissen durch wissenschaftliche Studien und z. B. durch die Entwicklung und Weiterentwicklung von Expertenstandards repräsentiert. Im ärztlichen Bereich gibt es z. B. Leitlinien, die nach dem aktuellen Stand des Wissens verfasst sind.

Hier zeigt sich ein Problem der Schnittstelle von externer und interner Qualitätssicherung, die idealerweise Hand in Hand laufen sollte. Die Wissenschaft hat z. B. erforscht, dass es nicht zu empfehlen ist, Risikoskalen für die Einschätzung des Dekubitusrisikos zu nutzen oder sie hat einen neuen Expertenstandard entwickelt. Der externe Prüfer, hier der von den Pflegekassen beauftragte MDK, fragt weiterhin ab, ob eine Risikoskala genutzt wird. Der Expertenstandard, z. B. zur Kontinenz oder zur Ernährung wird im Detail nicht abgefragt. Sie werden in der Prüfrichtlinie noch nicht erwähnt.

Die externen Prüfungen laufen also den aktuellen Forschungsständen oft hinterher und die Einrichtung muss für sich entscheiden, ob sie sich für ein prüfungskonformes

Handeln oder für ein Handeln nach wissenschaftlichem Stand entscheidet. Bei der Entscheidung für die Aktualität geht sie das Risiko von Diskussionen und evtl. schlechten Noten ein. Auch wenn das externe Prüfinstrument angepasst wird, kann dieser Konflikt immer wieder vorkommen.

Hat sich die Einrichtung für ein Vorgehen entschieden, muss es die Instrumente der internen Qualitätssicherung festlegen. Als Grundlage dient dazu das Leitbild. Es kann unternehmenseinheitlich oder hausintern entwickelt sein und sollte allen Mitarbeitern, Bewohnern und Interessenten bekannt gemacht werden. Auf Grundlage des Leitbildes wird ein Konzept erstellt. Dies beinhaltet alle Grundlagen zur Struktur des Hauses, zu seinen Prozessen und den geplanten Ergebnissen. Neben dem Leitbild sind die rechtlichen Grundlagen zu berücksichtigen.

Für den Bereich der Pflege sind das Pflegeverständnis, der theoretische Hintergrund (Pflegetheorie) und das Qualitätsmanagementsystem von Bedeutung. Aus den drei bekanntesten Gruppen von Pflegetheorien, den Bedürfnismodellen, den Interaktionsmodellen und den Pflegeergebnismodellen (Rüller, 1992, S. 125) werden in Deutschland für die stationäre Altenpflege haupsächlich die Modelle von Roper, Logan, Tierney (1981), weiterentwickelt von Liane Juchli (1994) und das Model von Monika Krohwinkel (1993) aus der Gruppe der Bedürfnismodelle genutzt.

Es gibt eine große Auswahl von Qualitätsmanagementsystemen. Beispielhaft werden hier das DIN EN ISO 9000ff, TQM, Gütesiegel (z. B. Diakonie) und das EFQM-System genannt (siehe auch Barth, 1999). Sie sind weit verbreitet.

Das Qualitätsmanagementsystem spiegelt sich im Qualitätshandbuch in Organisationsablaufdiagrammen, Stellenbeschreibungen, Verfahrensanweisungen, Richtlinien und Formularen wider. Im Qualitätshandbuch werden die Instrumente der internen Qualitätssicherung dargestellt. Zu ihnen zählen die Einsetzung eines Qualitätsbeauftragten, die Einrichtung von Qualitätszirkeln, die Erstellung und Aktualisierung eines Qualitätshandbuches sowie die Durchführung von Fallbesprechungen und Pflegevisiten (siehe auch MDS, 2009). Die Umsetzung des Pflegeprozesses, Fort- und Weiterbildungsangebote, Indikatorennutzung zur Darstellung, Kontrolle und Überprüfung der Ergebnisqualität mit Schwellenwertfestlegung (siehe auch Wingenfeld & Engels, 2010) sowie ein evaluiertes Beschwerdemanagement sind ebenso dazu zu zählen. Gesicherte Kommunikationsstrukturen, z. B. eine verlässliche Konferenzmatrix mit einem Protokollierungssystem, helfen ebenso, die interne Qualität zu sichern, wie ein internes Vorschlagswesen und eine regelmäßige Durchführung interner Audits mit Auswertung und Erstellung eines Maßnahmenplans nach dem PDCA-Zyklus. Regelmäßige Befragungen von Mitarbeitern, Klienten und Angehörigen mit Bewertung und Umsetzung der Ergebnisse, Ablaufanalysen der Tätigkeiten, Stellenbeschreibungen und Zielvereinbarungsgespräche für Mitarbeiter ergänzen die möglichen Maßnahmen. Kontrollen der Tätigkeiten der Mitarbeiter sind z. B. durch eine Pflegevisite möglich. Ein anderes Ziel der Pflegevisite und auch das verbreitetere liegt in der aktiven Mitgestaltung des Klienten bei seinem individuellen Pflegeprozess und damit seiner gesteigerten Zufriedenheit. Damit erfüllen sich für ihn die Forderungen an die gebotenen Dienstleistungen und dies wird als Qualität erlebt. Zu bedenken ist dabei das Zitat am Anfang der Arbeit: *„Qualität ist nie Zufall, sondern immer das Ergebnis des Bemühens aller am Behandlungs-(Pflege-)prozess beteiligten Partner* (Baumann, 1994)".

2.5

ZUSAMMENFASSUNG

Das Ziel des zweiten Kapitels ist es, zu erläutern, wie sich die Pflegevisite in Deutschland entwickelt hat und welchen Einflüssen und Zwängen sie unterlag. Es beginnt mit der theoretischen Einbettung der Pflegevisite. In diesem Teil werden viele verschiedene Definitionen gruppiert, inhaltlich verglichen und auf die Verwendbarkeit für die stationäre Altenpflege hin überprüft. Am Ende wird eine Definition für die vorliegende Untersuchung festgelegt und begründet.

Auf der Suche nach gesetzlichen Grundlagen für die Gestaltung der Pflegevisite wurde deutlich, dass sie gesetzlich nicht erwähnt wird. Es gibt viele Gesetze, die das Thema Qualität in der Altenpflege im Fokus haben. Das Sozialgesetzbuch XI erwähnt es zum Beispiel in § 113 in den Maßstäben und Grundsätzen zur Qualität. Diese Gesetze haben andere und eher allgemeine Themen zum Inhalt als die Pflegevisite.

Es sind jedoch bei der Erstellung der Pflegevisite und bei der Durchführung viele rechtliche Grundlagen zu beachten. Dazu gehören z. B. die Schweigepflicht, der Datenschutz, das Arbeits- und das Haftungsrecht.

Prägend für die Entwicklung der Pflegevisite ist die Erwähnung in der Prüfanleitung des MDK, die jedoch keine gesetzliche Grundlage darstellt. Die inhaltliche Gestaltungsfreiheit auf der einen Seite, die Verbindlichkeit durch die MDK-Prüfanleitung, Maßnahmen zur internen Qualitätssicherung durchzuführen auf der anderen Seite, hat die vielfältige Entwicklung der Gestaltung der Pflegevisite erst ermöglicht.

Nach der Beschreibung der rechtlichen Hintergründe wird erläutert, wie unterschiedlich sich die Pflegevisite in den einzelnen Zweigen des Gesundheitssystems entwickelte und sich immer wieder an neue Gegebenheiten anpassen musste. So sind im Krankenhaus durch die kurzen Verweilzeiten andere Prioritäten gesetzt und andere Ziele zu stecken als im stationären Bereich der Langzeitpflege, die ein „Ersatzzuhause" darstellen soll. Die ambulante Pflege ist mit kurzer Verweildauer der Pflegenden vor Ort, aber teilweise langer Pflegezeit wieder ganz anderen Rahmenbedingungen ausgesetzt. Auch die teilstationäre Pflege wird in der Erläuterung berücksichtigt.

Zum Thema der gegenwärtigen Praxis im Umgang mit der Pflegevisite muss auch erwähnt werden, warum einige Einrichtungen die Pflegevisite nicht oder nicht effektiv nutzen. Ein kurzer Einblick in die Entwicklung von Pflegevisiten im Ausland, die keine großen Ähnlichkeiten mit denen in Deutschland haben, wird gewährt.

Da sich die Arbeit mit dem Einfluss der Pflegevisite auf den Pflegeprozess befasst, wird dieser im Rahmen des zweiten Kapitels definiert. Seine Geschichte wird kurz zusammengefasst, seine Ziele und Grenzen werden erwähnt. Der Pflegeprozess ist ein vereinfachtes Modell der Problemlösung, das in Deutschland meist in sechs Schritten durchgeführt wird. Er wird in den Kranken- und Altenpflegeschulen unterrichtet und ist international anerkannt. Er ist deutlich älter als der Pflegevisitenprozess und wird immer wieder kritisch diskutiert.

Zur theoretischen Einbettung gehört die Einordnung der Pflegevisite und des Pflegeprozesses in die Gruppe der Instrumente zur internen Qualitätssicherung. Dazu wird ein Blick auf die Besonderheiten des Qualitätsbegriffes im Gesundheitswesen geworfen und analysiert, welche Bereiche außer der Pflegevisite noch dazu beitragen, die interne Qualität zu überprüfen und zu sichern.

Die folgenden Kapitel zeigen, wie der Forschungsstand in Deutschland und der Schweiz dargestellt und wie aus diesem Hintergrundwissen die Fragestellung entwickelt wird.

3

Forschungsstand in Deutschland und Entwicklung der Fragestellung

3.1

Forschungsstand

In Deutschland sind noch nicht viele Studien zur Pflegevisite durchgeführt worden. Hier ist eine deutliche Forschungslücke zu erkennen. Die beiden bisher umfangreichsten und wissenschaftlich begleiteten Studien sind im Krankenhausbereich und in der ambulanten Pflege durchgeführt worden. Im Folgenden werden diese und weitere kleinere Studien, teilweise auch aus der Schweiz, beschrieben. Die Studien sind eher von einzelnen Trägern oder einzelnen Einrichtungen durchgeführt worden und haben meistens die Begleitung und Auswertung der Einführung von Pflegevisiten zum Inhalt.

3.1.1

Studien zur Pflegevisite in Deutschland:

- **Forschungsprojekt zur Anwendung der Pflegevisite in der Praxis in Deutschland, 1994-1996**

Das Forschungsprojekt im Rahmen der Weiterbildung zum Lehrer für Alten- und Krankenpflege an der Hans-Weinberg Akademie München bestand aus einer Literaturstudie und einer schriftlichen Befragung. Erforscht werden sollten die Rahmenbedingungen, die Organisation und die Abläufe von Pflegevisiten. Außerdem war von Interesse, ob in der Praxis Unterschiede zwischen der Pflegevisite und der Übergabe (am Bett) gemacht werden. Die dritte Frage war, ob in der genutzten Form der Pflegevisite die Umsetzung des Pflegeprozesses gewährleistet werden kann.

Instrumentalisiert wurde das Projekt mit Gesprächen und Interviews von Leitungskräften und 200 verteilten Fragebögen an examinierte Fachkräfte in großen Kliniken. Die Rücklaufquote betrug 60 %. Die Ergebnisse zeigten, dass Beweggründe für die Einführung von Pflegevisiten „mehr Nähe zum Patienten" und „der Wunsch nach Qualitätssicherung" waren. Problembereiche bei der Einführung waren Unsicherheit in der Organisation und Widerstand im Team. Die Stationsleitung spielte bei der Untersuchung in der Planung und Vorbereitung der Pflegevisite keine große Rolle. Sie ist auch bei der Durchführung der Pflegevisite seltener integriert als Pflegefachkräfte. Als letztes rangiert die Pflegedienstleitung. Fehlende Vorgaben und mangelnde Unterstützung bei der Einführung der Pflegevisite wurden deutlich. In den Ergebnissen zeigte sich, dass die Pflegevisite überwiegend täglich durchgeführt wird. Sie dauert dann insgesamt für alle Patienten 30-60 Minuten und bei 9,5 % über 90 Minuten. Nachgespräche finden in jedem 2. Fall statt. Angehörige werden in unter 60 % der Fälle mit einbezogen. Im Fazit wird deutlich, dass es sich bei den Visiten in den untersuchten Häusern eher um Übergaben am Bett handelt als um Pflegevisiten. Die Definition von Pflegevisiten in dieser Studie beinhaltet, dass immer Probleme, Ziele, Interventionen und Überprüfung Inhalte einer Pflegevisite sind. Der Pflegeprozess soll als wichtigster Aspekt einer Pflegevisite dargestellt werden (Augstein, Kloster, Knipfer, & Selent, 1997, S. 1044-1049).

• **Studie zum Effekt von Pflegevisiten an einer Unfallklinik in Berlin, 1998**

In Berlin wurde im Rahmen einer Diplomarbeit eine Studie nach Einführung eines Probelaufs der Pflegevisite durchgeführt. 35 durchgeführte Pflegevisiten wurden dafür hinterfragt. Es erfolgte eine Befragung mit 35 Fragen nach der Durchführung der Visiten. Unter anderem wurden folgende Ergebnisse festgehalten: Ein Zeitraum von 30 Minuten war in 13 Fällen nicht ausreichend. In vielen Fällen (13 von 35) wurden ärztliche Themen besprochen. Nicht in allen Fällen (5) wurden alle Personen am Gespräch beteiligt. Die Pflegeplanung wurde in 13 Fällen nicht während der Visite genutzt. Wenn Änderungen der Pflegeplanung notwendig waren, fielen sie in die Bereiche von Problemdarstellungen (15), Maßnahmensetzungen (18) und Zielformulierungen (17). In 11 Fällen waren keine Änderungen notwendig.

Steuerungsbereiche während der Pflegevisiten waren: Pflegeanamnese (3), Pflegeplanung (14), Pflegeziele (5), pflegerisches Wissen (4), Gesprächsführung (9) und Rahmenbedingungen (4). Diese Studie zeigt damit den Effekt der Pflegevisite auf die Pflegeplanung im Krankenhaus. Weitere Ergebnisse sind bei Stenzel (1998) zu finden.

- **Studie zur Einführung der prä- und postoperativen Pflegevisite in der Charité Berlin, 2000**

Von 12/1999 bis 3/2000 wurde auf der gynäkologischen Operationsabteilung und auf der intensiv-operativen Wachstation der Charité in Berlin am Campus Virchow-Klinikum eine Studie mit 29 Patienten zur prä- und postoperativen Pflegevisite durchgeführt. Zielgruppe waren Patienten vor ausgedehnten gynäkologischen Operationen, die im Mittelwert fünf Tage auf der Wachstation verbrachten. Zielsetzung der Einführung der Pflegevisite war eine präoperative Stressreduktion mit Hilfe des mitmenschlichen Gesprächs. Die Kontinuität der geplanten Pflege in der perioperativen Phase sollte durch die Verbesserung im Informationsmanagement pflegerisch relevanter Daten erhöht werden. Inhalte der Gespräche bei der präoperativen Pflegevisite waren z. B. Informationen zum OP-Bereich, wie zum Einschleusen und Informationen zur Wachstation mit dem Angebot einer Besichtigung derselben. Ergebnisse der Studie zeigten, dass diese Form der Visite einerseits den Pflegekräften ein umfassenderes Bild über den Patienten ermöglicht, andererseits den Patienten viele Informationen über das Procedere vor und nach der Operation gegeben werden. Dadurch wurden Ängste abgebaut und Stress vermindert. Es wurden auch Verbesserungsvorschläge für Inhalte und für den Ablauf getätigt. So wurde ein Gruppengespräch für Patienten in ähnlicher Situation auch als Möglichkeit gesehen. Bei 23 Patienten konnte nach der Operation eine postoperative Pflegevisite durchgeführt werden. Hier war die Hauptresonanz die Freude, eine Vertrauensperson wieder zu sehen. Die Folgen der Studie waren die reguläre Einführung dieser Visitenform im OP und im Normalpflegebereich sowie ein Appell, die Visite bei zukünftigen Personalbemessungen zu berücksichtigen (Kolbe-Alberdi-Vallejo, 2004, S. 103-110).

- **Studie zur Einführung der Dienstübergabe am Krankenbett, Deutschland, 2001**

Die Studie zur Begleitung der Einführung der Dienstübergabe am Bett wurde auf einer unfallchirurgischen Station mit 22 Planbetten in einem überregionalen Zweckverbandskrankenhaus der III. Versorgungsstufe durchgeführt. Sie besteht aus acht Zweibettzimmern, vier Appartements und einem Überwachungszimmer mit zwei Monitorplätzen. Überwiegend Privatpatienten erhalten dort meistens Knie- und Hüftgelenksoperationen. Vor der Einführung der Dienstübergabe am Bett wurden die Übergaben vom Früh- zum Spätdienst in der Stationsküche mit Hilfe des Dokumentationssystems schriftlich und mündlich in 50 Minuten durchgeführt. Alle anwesenden Personen nahmen teil. Für jeden Patienten wurden Kurzananmnese, Patientendaten, Krankengeschichte, Diagnosen, akuter Zustand, Pflegeanamnese nach ATL's und Termine für anstehende Untersuchungen besprochen. Problembereiche waren dabei: Störungen durch Telefon, Notfallklingel, Ärzte, Besucher, Privatgespräche der Teilnehmer und Termine. Ziel der Übergabe am Bett war es unter anderem, diese Problembereiche auszuschalten. Dazu gehörten die objektive und sachliche Weitergabe von Informationen, die Verbesserung der Kommunikation zwischen Patient und Pflegepersonal, Qualitätskontrolle vor Ort, die Erhöhung des Verantwortungsgefühls und der Arbeitszufriedenheit, die Abgrenzung des pflegerischen vom medizinischen Bereich sowie die Transparenz der Pflege für den Patienten und deren Einbeziehung in den Pflegeprozess. Die Einführung wurde durch die Projektleitung begleitet. Sechs Wochen danach fand eine Teambesprechung statt. In der abschließenden Beurteilung war eine deutlich positive Resonanz erkennbar. Die Übergabe am Bett sollte nach vier Monaten Begleitung fester Bestandteil der Arbeit werden. Als verbleibende Entwicklungspunkte wurden Schwierigkeiten bei der Formulierung von Problemen seitens der Patienten gesehen (Frank, 2004, S. 139-147).

- **Pflegevisite: Möglichkeiten und Grenzen. Eine explorative Studie in Krankenhäusern Norddeutschlands, 2002**

Die Studie besteht aus einer Ist-Erhebung von Verbreitung, Verständnis und Zielen von Pflegevisiten sowie einer Erhebung der praktischen Umsetzung und der Erfahrungen mit Pflegevisiten in 87 Krankenhäusern im norddeutschen Raum. Die Befragung mittels Fragebögen ergab u.a., dass in 31% der Abteilungen Pflegevisiten implementiert sind. Ein weiteres Ergebnis war, dass die Pflegevisite dafür sorgt, die Patienten in den Pflegeprozess einzubeziehen. Ziele der Pflegevisiten in Krankenhäusern sind die Patientenorientierung und die Verbesserung der Pflegequalität. Es wurden auch Kritikpunkte an der Pflegevisite abgefragt. Kritik gab es am Organisations- und Zeitaufwand, an fehlenden Fortbildungsmöglichkeiten sowie an der Wahrung der Vertraulichkeit und in Fragen des Datenschutzes. Görres et al. (2003, S. 12) empfehlen weitere Studien, u.a. in wie weit sich die Pflegevisite als neues Steuerungsinstrument für den Pflegeprozess eignet.

- **Studie zum Meinungsbild der Patienten nach der Einführung der Pflegevisite in einer Onkologischen Klinik in Deutschland, 2006**

Ein halbes Jahr nach Einführung der Pflegevisite als Übergabe am Bett wurden die Patienten mittels Fragebogen zur Pflegevisite befragt. Die Übergabe am Bett wurde von den Gruppenpflegekräften während der Übergabe zwischen dem Früh- und dem Spätdienst durchgeführt. Die Befragung wurde auf drei Stationen innerhalb von 4 Wochen 1-2 Tage vor Entlassung der Patienten durchgeführt. Von 89 ausgegebenen Bögen wurden 57 ausgefüllt zurückgegeben. Sinn und Zweck der Umfrage war, die Akzeptanz und die Verbesserungsmöglichkeiten aus Sicht der Patienten zu erkennen. Ergebnisse waren unter anderem, dass die Pflegevisite nicht als störend, sondern positiv aufgenommen wurde. Ein fester Zeitpunkt wird bevorzugt. Der Patient fühlt sich sicherer und informierter. Gezielte Absprachen sind möglich. Das Aufbauen von Beziehungen wird erleichtert und die Anonymität abgebaut.

Das Besprechen von Selbstpflegedefiziten und -fähigkeiten sowie der damit verbundenen Pflegemaßnahmen wird vom Patienten nicht erlebt. Diese Ergebnisse zeigen, dass die Pflegevisite zum Zeitpunkt der Befragung eher ein Instrument war, mit dem zwischenmenschliche und organisatorische Elemente bearbeitet wurden. Das Einbeziehen des Patienten in den Pflegeprozess wurde kaum praktiziert. Es war eine Dienstübergabe mit dem Patienten. Zehn Jahre nach dieser Befragung hat sich die Pflegevisite weiterentwickelt. Einmal im Monat nimmt ein Vertreter der Pflegedirektion an der Visite teil. Er hat dabei nicht die Rolle eines Moderators oder des klinischen Experten, sondern des Beobachters. Es finden weiterhin regelmäßig Schulungen zur Kommunikation statt, um die Pflegevisite weiter zu entwicklen (Wylegalla, 2006, S. 227-229).

- **Die Pflegevisite als Instrument der Qualitätssicherung in der ambulanten Pflege in Deutschland, 2007**

Im Rahmen des ersten Forschungsförderungsprogramms für eine „Anwendungsorientierte Pflegeforschung" des Bundesministers für Bildung und Forschung wurde das Projekt „Die Pflegevisite als Instrument der Qualitätssicherung in der ambulanten Pflege" umgesetzt. Es untersuchte den aktuellen Stand der Nutzung des Instruments mit dem Ziel, „Best-Practice-Modelle" zu identifizieren (Habermann & Biedermann, 2007). Das Projekt wurde an der Hochschule Bremen vom Zentrum für Pflegeforschung und Beratung als eines der Projekte im Pflegeforschungsverbund Nord unter der Leitung von Prof. Görres durchgeführt.

Die Studie wurde regional auf Bremen und Niedersachsen beschränkt. Aus der Gesamtheit von 804 Pflegediensten wurden 24 nach festgelegten Kriterien in die Studie einbezogen. Der Erstkontakt erfolgte per Telefon, dann wurde ein Erfassungsbogen (standardisierter Fragebogen) zu Merkmalen der Einrichtungen zugeschickt. Es folgten in 18 Einrichtungen Experteninterviews (mit teilstandardisiertem Fragebogen) mit der Übergabe von je 10 ausgefüllten anonymisierten Pflegevisitenprotokollen. Nach ca. 14 Tagen wurden Gruppendiskussionen mit Pflegekräften der Unternehmen durchgeführt. Dabei wurden Kurzfragebögen zu den soziodemographischen Daten der Teilnehmer verteilt. Die Teilnehmer wurden anschließend um einen unausgefüllten Visitenbogen gebeten.

Ergebnisse waren: Eine Beschreibung der Ablaufstruktur und der Inhalte von Pflegevisiten und deren Organisation mit einer Identifikation von angemessenen Zielsetzungen, Inhalten und Abläufen in den unterschiedlichen Organisationen. Hinzu kam eine Beschreibung und Analyse der Erfahrungen von Verantwortlichen für die Qualitätssicherung bezüglich der Einflüsse der Pflegevisite auf die Personal- und Qualitätsentwicklung sowie auf die Wirtschaftlichkeit (Habermann & Biedermann, 2007).

- **„Die interne Pflegevisite". Entwicklung und vergleichende Prüfung eines Qualitätssicherungsinstruments, Deutschland, 2008**

Im Rahmen einer Diplomarbeit wurde bei einem gemeinnützigen Träger mit Pflegeeinrichtungen im Süden Deutschlands, Vinzenz von Paul gGmbH, eine Studie zur Pflegevisite durchgeführt. Ziel war es, eine neu entworfene Pflegevisitenform als Nachfolgeform der Wohnbereichs- und Pflegedokumentationsvisite von Mybes zu überprüfen. 46 Personen aus der Leitungsebene wurden mittels eines Fragebogens befragt. 33 Datensätze waren auswertbar. Ergebniszusammenfassung: Die interne Pflegevisite ist ein Instrument, mit dem die notwendigen Informationen in qualitativer und quantitativer Hinsicht im Rahmen des Pflegeprozesses gewonnen werden können. Es lässt sich die Ergebnisqualität nachweisen. Mit den statistischen Auswertungsmöglichkeiten werden sie noch weiter verbessert. Im Vergleich zu der oben erwähnten Pflegevisite ist sie für alle Bewohner nutzbar und weniger zeitaufwändig, inhaltlich aber genauso aussagekräftig. Auf Grund der geringen Grundgesamtheit und der Einschränkung auf eine Unternehmensgruppe ist das Ergebnis nicht repräsentativ.

3.1.2

STUDIEN ZUR PFLEGEVISITE AUS DER SCHWEIZ

- **Studie aus der Schweiz zur Frage, was Patienten bei der Pflegevisite empfinden, 1997**

Die Studie fand im Rahmen einer Abschlussarbeit zur höheren Fachausbidlung in der Pflege in der Schweiz statt. Es wurden Patientenbefragungen nach Einführung der Pflegevisite nach Heering im Krankenhaus durchgeführt. Ziel war es, heraus zu finden, was Patienten als positiv bei der Durchführung der Pflegevisite empfinden und was sie stört. Sieben Privatpatienten im Alter von 38-84 Jahren wurden befragt. In 10-15 Minuten wurden zwei Fragen gestellt und beantwortet. Eine Frage wurde zu den positiven Elementen und eine andere zu negativen Elementen der Pflegevisite gestellt. Als positiv wurden die direkte Information, das Gefühl, dass das Gegenüber Zeit hat und zuhört, und das Ernstnehmen genannt. Negativ wurde nichts bemerkt (Bode, 1997).

- **Studie aus der Schweiz zur Frage, was die Pflegevisite für die Pflegenden bedeutet, 1997**

In dieser Studie aus der Schweiz werden nach einer zweijährigen Nutzungszeit der Pflegevisite als Übergabe am Bett nach Heering/Heering die Mitarbeiter befragt. Die Befragung findet im Rahmen einer Abschlussarbeit zur Höheren Fachausbildung in der Pflege statt. Ziel der Befragung war es, herauszufinden, ob sich durch die Umstellung von einem patientenfernen großen Pflegerapport zu einer Pflegevisite mit Beteiligung der Patienten (Übergabe am Bett mit Früh- und Spätdienst mit der Dokumentation) etwas für den einzelnen Pflegenden oder für das Team verändert hat. Fünf Arbeitskollegen wurden als Experten interviewt. Die Kollegen waren unterschiedlich alt und hatten unterschiedliche Erfahrungen. Die vier Fragen wurden als „Trichtersequenz" gestaltet. Jedes Interview dauerte ungefähr 30 Minuten. Als Ergebnis fasst die Autorin folgendes zusammen: Pflegevisiten werden von den Mitarbeitern als positiv empfunden. Die Klienten werden ernster genommen. Es wird intensiver zugehört. Es wird eine bessere Beziehung und Zusammenarbeit gefördert. Pflegende fühlen sich sicherer, wenn sie den Klienten sehen und seine Probleme direkt kennenlernen. Als Nachteil wird dargestellt, dass nicht mehr jeder Pflegende über alle Klienten Informationen erhält. Außerdem schadet es der Teambindung, dass nicht mehr alle bei dem Rapport zusammensitzen. Als Folge davon wurde eine zweiwöchentliche Teamsitzung eingeführt. Insgesamt wird die Pflegevisite als positives Instrument dargestellt (Müller, 1997).

- **Wirksamkeitsstudie zur Pflegevisite aus der Schweiz, 2004**

In dieser Pilotstudie sollte untersucht werden, ob die Pflegevisite wirklich dazu beiträgt, dass die Patienten sich aktiver an Entscheidungsfindungen bezüglich der Pflege beteiligen. Der erste Teil der Studie bezog sich auf eine Literaturanalyse von deutschsprachigen Fachzeitschriften. Nach dieser Recherche wurde die Hypothese entwickelt, dass die internalen Kontrollüberzeugungen derjenigen Patienten, die täglich einmal am „Rapport (Übergabe – Anmerkung der Verfasserin) mit dem Patienten" teilnehmen, zwischen dem Aufnahme- und Entlassungstag stärker zunehmen als bei den Patienten ohne Rapport (Heering, 2004, S. 449). Von 88 Teilnehmern konnten 61 Datensets verwertet werden. 29 Patienten waren davon in der Interventions- und 32 Patienen in der Kontrollgruppe. Die Auswertung zeigte, dass die Hypothese verworfen werden musste. Die Dienstübergabe am Patienten trug nicht dazu bei, dass die Patienten mehr Kontrolle und Verantwortung für ihre Betreuung übernahmen. Als Gründe für dieses Ergebnis werden u.a. die hohe medizinische Krankheitsschwere, die Konzentration auf medizinisch relevante Informationen und auf die Dokumentation genannt. Es wird z. B. empfohlen, die Patienten bei einer Folgestudie vorher um ihr Einverständnis zu bitten, ob sie sich für so ein Gespräch wohl genug fühlen. Weitere Studien sollten ein echtes Mitspracherecht überprüfen. Nach Habermann & Biedermann (2007, S. 22) sei diese Studie in den Ergebnissen nicht aussagefähig.

- **Studie aus der Schweiz zur Frage, ob die Pflegevisite ein geeignetes Instrument zum gezielten Einbezug der Patienten in den Pflegeprozess ist, 2006**

In dieser Studie, die im Rahmen einer Höheren Fachausbildung in der Pflege entstand, wurden Patienten einer allgemein-chirurgischen Station, die nach dem Belegarztsystem mit vielen verschiedenen Ärzten genutzt wird, über die Wirkung und Wirksamkeit der Pflegevisite befragt. Es wurde ein Leitfadeninterview mit offener und geschlossener Fragestellung verwendet. Die Tonbandaufnahmen von den insgesamt fünf Interviews wurden nach der qualitativen Inhaltsanalyse nach Mayring ausgewertet.

Als Hypothese stand im Raum, dass Patienten im Rahmen der Hospitation zu wenig über die durchzuführenden Maßnahmen und die dabei verwendeten Methoden informiert werden. Durch dieses Informationsdefizit sind sie nicht in der Lage, informierte Entscheidungen über Pflege und Therapie zu treffen. Die Pflegevisite sollte dieses Defizit verbessern.

Als Informationsquellen sind neben der Pflegevisite Informationsbroschüren im Einsatz. In diesen ist die Dienstleistung des Pflegedienstes nur mangelhaft beschrieben.

Ziel der Studie war es, die Hypothese zu belegen oder zu widerlegen. Dies geschieht u.a. mit folgenden Fragen: Es wird nach der Mitbestimmung im Tagesablauf, nach ausreichenden Informationen, nach dem generellen Willen der Mitentscheidung und zur Effektivität der Pflegevisite gefragt. Die Ergebnisse lauten: Bei den meisten Patienten herrscht die patriarchalische Denkweise („Die wissen schon, was gut für mich ist") vor. Durch die Pflegevisite sind sie eher in der Lage, informierte Entscheidungen zu treffen. Die Pflegenden begleiten die Patienten auf dem Weg, aktive, autonome und informierte Klienten zu werden, indem sie sie ernst nehmen und deren Interessen auch Drittpersonen gegenüber vertreten.

Die Ergebnisse zeigen deutlich eine positive Wirkung auf das Erleben des Krankenhausalltages durch verbesserte Information und Mitentscheidungsmöglichkeiten (Heering, K., 2006, S. 79-97).

3.2

FORSCHUNGSDEFIZIT UND ENTWICKLUNG DER FRAGESTELLUNG

Die Darstellung der bereits durchgeführten Studien verweisen auch auf die Bereiche, die im Rahmen der Pflegevisite noch nicht erforscht wurden. In einer Studie (Görres et al., 2002) wird konkret darauf hingewiesen, dass es wünschenswert wäre, zu prüfen ob sich die Pflegevisite als Steuerungsinstrument für den Pflegeprozess eignen würde. Für die stationäre Altenpflege in Deutschland fehlen Studien zur Pflegevisite gänzlich.

So lässt sich als Ausgangsbasis für die Fragestellung der vorliegenden Arbeit konstatieren: Es existieren für Pflegevisiten keine wissenschaftlichen oder gesetzlichen Grundlagen. Aus diesem Grund sind die verschiedenen Formen und Arten der Pflegevisiten auf ihre Ziele und Effektivität hin zu betrachten. Der Pflegeprozess allein, wie er zurzeit in Deutschland angewandt wird, reicht erwiesenermaßen nicht aus, um die Tätigkeiten der Pflege selbst ausreichend zu überprüfen. Inwieweit und womit die Pflegevisite hier helfen kann und den Pflegeprozess steuert, ist nicht erforscht.

In der stationären Altenpflege ist es durch die längere Verweildauer der Bewohner eher möglich, Pflegevisiten effektiv einzusetzen und den Pflegeprozess nachhaltiger zu beeinflussen als in der ambulanten Pflege oder im Krankenhaus. Das verführt die Nutzer der Visiten, alles Mögliche in die Visiten einzufügen und das Ziel aus dem Auge zu verlieren. Die Pflegevisite muss sich flexibel den Erfordernissen anpassen und darf nicht überladen werden. Die theoretischen Forschungsergebnisse der Pflegeforschung sowie neue Gesetze und Richtlinien müssen mittels der Pflegevisite in die Praxis übertragen werden, um die Pflege weiter zu professionalisieren.

Auf Grund der eben festgestellten Fakten ist anzunehmen, dass Pflegevisiten in allen Berliner Pflegeeinrichtungen sehr unterschiedlich durchgeführt werden. Das lässt auch vermuten, dass es bei den möglichen inhaltlichen Themenbereichen wenig Doppelungen gibt und/oder noch neue, nicht bekannte Bereiche hinzukommen.

Wünschenswert für die individuelle Gestaltung des Pflegeprozesses wäre es, wenn die Pflegevisite den ganzen Pflegeprozess in all seinen Bereichen steuern würde. Das bedeutet, dass alle Elemente des Pflegeprozesses in den Pflegevisiten von allen Einrichtungen berücksichtigt werden. Außerdem spielen die Auswertung und der Umgang mit den Ergebnissen hier eine große Rolle. Die Ergebnisse der auf diesen Grundlagen basierenden Befragung sollten durch die wissenschaftlichen Beobachtungen gefestigt werden. Im Weiteren wäre es auf Grund der Forschungslücke interessant, zu wissen, ob die Pflegevisite über den Pflegeprozess hinaus steuernd wirkt. Dies wäre nachzuweisen, wenn sich herausstellt, dass die Pflegevisite sich nicht nur auf den Pflegeprozess allein konzentriert. Auch andere Elemente, wie z. B. die Mitarbeiteredukation können Teil der Pflegevisite sein.

Vor dem Hintergrund der Ziele von Pflegevisiten und den Annahmen für die Berliner Pflegeeinrichtungen werden folgende Fragen gestellt:

1. Sind Form, Inhalt, Umfang und Verfahrensweisen bei Pflegevisiten in der stationären Altenpflege in Berlin vergleichbar?

2. Gibt es Schnittstellen zwischen der Pflegevisite und dem Pflegeprozess? In welchen Bereichen liegen ihre Steuerungsfunktionen?

3. Steht die Pflegevisite als gesondertes Instrument zwischen dem Pflegeprozess und den externen Qualitätssicherungsinstrumenten?

Durch die Beantwortung dieser Fragen ist es möglich, ein umfassendes Bild über die Gestaltung der Pflegevisiten in Berlin, die Zusammenhänge zwischen der Pflegevisite und dem Pflegeprozess und die Auswirkung der Pflegevisite auf andere Bereiche außerhalb des Pflegeprozesses zu erhalten. Die für diese Arbeit gesteckten Ziele können mit diesen Fragen erreicht werden. Um diese Fragen beantworten zu können, werden die im folgenden Kapitel benannten Vorgehensweisen genutzt.

3.3

ZUSAMMENFASSUNG

In Kapitel 3 werden die Studienergebnisse aus Deutschland und einige der Schweiz dargestellt. Es wird deutlich, wie wenig im Bereich der Pflegevisite bis jetzt überhaupt geforscht wurde. Aus diesem Grund wurden auch die Studien aus der deutschsprachigen Schweiz, die oft im Rahmen von Höherqualifizierungen der Pflegekräfte entstanden sind, mit in diese Arbeit integriert. Außerdem lebt einer der ersten führenden Autoren mit fünf in dieser Arbeit erwähnten Veröffentlichungen in der Schweiz (z. B. Heering & Heering, 1994).

Schwerpunkte liegen bei den vorhandenen Forschungsberichten im Bereich des Krankenhauses. Im stationären Bereich der Altenpflege gibt es bis jetzt keine repräsentativen wissenschaftlichen Studienergebnisse.

Es wurden vier Studien aus der Schweiz aus verschiedenen Perspektiven zur Pflegevisite in Krankenhäusern von den Jahren 1998-2006 präsentiert. Drei Studien betrachten die Wirksamkeit der Pflegevisite auf Patienten und eine betrachtet die Visite aus der Perspektive der Pflegenden. Zwei Studien streichen die positive Wirkung auf die Patienten durch die Pflegevisite deutlich heraus. Bei der Frage, ob durch die Visiten mehr Mitbestimmung erfolgt, ist die Antwort eher: Nein.

Die Befragung der Pflegenden zeigt ein positives Bild der Wirkung der Pflegevisite auf die Mitarbeiter. Sie sehen sie als sinnvolles Arbeitsintrument an. Bei diesen Studien ist zu berücksichtigen, dass sie nicht repräsentativ sind.

Die Studien aus Deutschland sind in zwei Fällen als repräsentativ anzusehen. Die Studien von 2002 und 2007, die in der Einleitung erwähnt wurden, sind an Universitäten mit wissenschaftlicher Begleitung durchgeführt worden. Eine erhielt Fördergelder, was in Deutschland im Pflegebereich noch nicht lange möglich ist. Prozessual, strukturell und inhaltlich wurde der Stand der Pflegevisiten explorativ erforscht und erste „Best-Practice Modelle" erwähnt. Die weiteren Studien von 1994 bis 2008 untersuchten Pflegevisiteneffekte in Krankenhäusern, zum einen die präoperative Pflegevisite und zum anderen im Pflegeheim. Diese Studien sind eher kleiner und nicht repräsentativ. Die einzige Studie aus dem Heimbereich vergleicht eine vorher eingeführte Visite mit einer neuen Form. Sie wurde verkürzt, optimiert und mit statistischen Auswertungsmöglichkeiten ergänzt. Aus ihr entwickelte sich später die modulare Pflegevisite von Kußmaul (2010).

Vor dem Hintergrund, dass es bislang nur wenige Studien zu dem Thema gibt, hat diese Arbeit neben dem ergebnisorientierten Fokus zu den konkreten Fragestellungen auch einen deskriptiven Ansatz.

4

METHODISCHE VORGEHENSWEISE

4.1

METHODISCHE ANSÄTZE

Um die in dieser Arbeit gestellten wissenschaftlichen Fragen zu beantworten, werden drei verschiedene methodische Vorgehensweisen genutzt. Zum einen wird eine Literaturanalyse mit dem Ziel, ein umfassendes Bild über die Nutzung der Pflegevisite in Deutschland zu erhalten, durchgeführt. Auffällig wurde, wie wenig veröffentlichte Bücher es im Gegensatz zu Zeitschriftenartikeln zu diesem Thema gibt.

Zum Zweiten wird eine Befragung in allen stationären Einrichtungen der Altenhilfe in Berlin durchgeführt. Sie erfolgt schriftlich per Post und per E-Mail an alle Pflegedienstleitungen als Verantwortliche für die Gestaltung der Qualität der Pflege.

Zum Dritten werden zur wissenschaftlichen Untermauerung der Ergebnisse der Befragung Beobachtungen von Pflegevisiten durchgeführt. Die Beobachtungen erfolgen bei allen in Berlin vorhandenen Trägergruppen von Altenpflegeeinrichtungen.

4.1.1

LITERATURANALYSE ZUM THEMA PFLEGEVISITE

Zur Zielerreichung wurde im ersten Schritt eine Literaturanalyse durchgeführt, um den aktuellen Wissensstand und die geschichtliche Entwicklung der Pflegevisite zu erfahren. Die Literatur wurde über verschiedene Datenbanken wie z. B. webopac und GeroLit und in Bibliotheken direkt gesucht. Auffällig war, dass es nur eine geringe Anzahl von Büchern zu dem Thema Pflegevisite gibt. Es gibt einige Pflegefachzeitschriften, die zu dem Thema Reihen über mehrere Hefte hinweg publiziert haben. Hier können als Beispiele die Zeitschrift „Die Schwester/Der Pfleger" mit einer Reihe aus sieben Teilen in den Jahren 1994/1995 sowie „Die Pflegezeitschrift" mit einer dreiteiligen Serie 1999/2000 genannt werden. Aktuell wurde eine Serie zum Thema Pflegevisite in der Tageszeitung „Care konkret" in vier Teilen im Jahr 2011 veröffentlicht.

Seit der Einführung der Pflegestudiengänge wird das Thema Pflegevisite häufig für Diplom- und/oder Hausarbeiten verwendet. Oft wird der theoretische Rahmen dann mit Praxiserfahrungen z. B. bei der Einführung oder Veränderung von Pflegevisitenin-halten ergänzt oder eine Studie integriert. Durch die Möglichkeit der Veröffentlichung im Internet oder z. B. für den Autor kostenfrei über den GRIN Verlag oder hpsmedia ist es möglich, auch diese Quellen zu nutzen.

Inhaltlich beschäftigen sich die Zeitungsartikel oft auch auf Grund der Vielfältigkeit des Themas Pflegevisite nur mit einem besonderen Aspekt des ganzen Pflegevisiten-prozesses. Dies ist z. B. der Datenschutz (o.N. 2009), die Mitarbeiterführung mit Hilfe der Pflegevisite (Sträßner, 2008a und b) oder die Einführung von Pflegevisiten in der Softwarebranche (Raiß, 2002).

Während der Lektüre wurden die Themenbereiche genauer analysiert, die auch im Fragebogen und bei der Beobachtung in den Fokus genommen wurden. Die Ergebnisse wurden rubrifiziert.

4.1.2

Quantitative Erhebung mittels eines standardisierten Fragebogens

Im Bereich der Pflegevisite in der stationären Altenpflege gibt es kaum Grundlagener-hebungen, die man als Basis für weiterführende Forschung nutzen kann (siehe Kapitel 3). So ist eine explorative Erhebung notwendig, um das Verfahren und den Aufbau einer Pflegevisite mit seinen Rahmenbedingungen zu beschreiben. Das deskriptive Design mit der Analyse standardisierter Daten wird üblicherweise mit der quantitativen Forschung in Zusammenhang gebracht. Diese Daten werden im zweiten Schritt dieser Arbeit auf die Gewinnung und Analyse qualitativer Daten für die Beschreibung sozial-wissenschaftlicher Phänomene übertragen (siehe auch Weischer, 2007).

Da in der sozialwissenschaftlichen Forschung als quantitatives Erhebungsinstrument häufig die schriftliche Befragung, die sich direkt an den Menschen wendet, genutzt wird, wurde dieses Instrument für die Arbeit ausgewählt. Der schriftliche Fragebogen kann persönlich oder postalisch sowie als Internetbefragung an die vorher analysierte Zielgruppe verteilt werden. Zwei dieser Möglichkeiten der Durchführung der Befragung wurden ausgewählt. Auch die Fragebogenkonstruktion bot mehrere Möglichkeiten. So können geschlossene, offene oder halboffene Fragen gestellt werden. Bei geschlossenen Fragen findet eine rein quantitative Erhebung statt. Je offener die Fragen sind, umso mehr Freiheit wird dem Antwortenden gegeben. Dies führt zu einer mehr qualitativen Orientierung (Streblow, 2005). Im Fragebogen dieser Arbeit werden bis auf die letzte Frage nur geschlossene Fragen verwendet. Das erleichtert die Auswertung, lässt aber trotzdem eine Meinungsdarstellung zu.

Ziel dieses Fragebogens ist es, dass die Fragen so gestaltet sind, dass jede andere Person im Forschungsprozess dieselben Ergebnisse erzielen würde. Das geschieht mit einer vorherigen Auswahl und Definition von Variablen. Diese können in ihrem Skalenniveau ordinal, nominal oder intervallskaliert sein. Als Ergebnis entstand ein standardisierter Fragebogen, der in diesem Falll von jeder Art der Skalenniveaus Fragen integriert hat. Eine gute Mischung erleichtert die Auswertung und lässt verschiedene Auswertungsarten und z. B. Gruppenbildungen zu.

Im Folgenden sind Gedanken zur Vorbereitung und Auswahl der Methoden notiert. Die Voraussetzungen für eine gelungene Befragung, die Vor- und Nachteile einer brieflichen oder per E-Mail versendeten Befragung werden diskutiert.

Folgende Voraussetzungen für eine gelungene Befragung werden in der Arbeit berücksichtigt. Um alle vorgesehenen Adressaten zu erreichen, ist eine auf dem möglichst neuesten Stand befindliche Adress-/E-Mail Kartei, die den Kriterien einer Zufallsauswahl genügt, notwendig. Um diese Aktualität zu erreichen, wurde die zuerst erstellte Kartei kurz vor der Absendung noch einmal überprüft. Sinnvoll ist ein kurzer Fragebogen, der klar verständlich ist und sich selbst erklärt. Aus diesem Grund beschränkt sich der Fragebogen auf zwei DIN A4 Seiten, doppelseitig bedruckt.

Eine weitere wichtige Voraussetzung einer erfolgreich durchgeführten Befragung ist, dass das Thema und der Appell im Anschreiben der Befragung motivierend wirken. Davon hängt die Bereitschaft ab, den Bogen auszufüllen und damit die Rücklaufquote. Das Thema Pflegevisite betrifft alle Einrichtungen der stationären Altenpflege. Sie müssen im Rahmen der MDK-Prüfung entscheiden, ob sie dies Instrument als eins von drei vorgeschlagenen Qualitätsprüfinstrumenten nutzen wollen, und wenn, wie sie es gestalten. Ideen und neue Anregungen sind da willkommen. Der Appell ist mit einer Bitte zum Ausfüllen und den Lettern of intent gestaltet. Die letzte hier zu erwähnende Voraussetzung ist die gute Auffassungsgabe und Schreibgewandtheit des Adressaten sowie eine hinreichende Kompetenz (Friedrichs, 1980; Weischer, 2007). Aus diesem Grund wurden als Adressaten die Pflegedienstleitungen mit gesetzlich vorgeschriebener Qualifikation ausgewählt.

Zur Entscheidungsfindung werden die Vor- und Nachteile einer schriftlichen Befragung beleuchtet.

Vorteile sind ein geringerer Zeitaufwand bei einer schriftlichen Befragung als bei Einzelinterviews und dadurch auch geringere „Lohn" kosten. Eine Befragung regional weit verstreuter Personen, in dieser Arbeit in ganz Berlin, ist mit Hilfe der Befragung ohne Reisekosten postalisch möglich. Während der Beantwortung der Fragen ist keine Beeinflussung durch den Interviewer möglich, da er nicht anwesend ist. Außerdem hat der Beantwortende mehr Zeit zum Nachdenken über die Fragen, da er sich den Zeitpunkt der Beantwortung aussuchen und Störungen fern halten kann (siehe auch Friedrichs, 1980).

Ein Nachteil der schriftlichen Befragung ist, dass die Rücklaufquote meist niedriger als bei Befragungen per Interview ist. Das kann daran liegen, dass kein Interviewer persönlich um einen Termin bittet und nachfragt, ob es Probleme oder Fragen gibt. Es ist eine anonyme Situation, bei der die Beantwortung oder Nichtbeantwortung keine Konsequenzen hat.

Ein weiterer Nachteil sind die Kosten von Porto und Druck der Fragebögen. Durch die Unterstützung der Alice Salomon Hochschule, die die Versendung der Fragebögen übernahm, hielten sich die Kosten in überschaubaren Grenzen. Als letztes soll darauf hingewiesen werden, dass die Erhebungssituation bei einer schriftlichen Befragung nicht steuerbar ist. Erläuterungen vor Ort und die Erhebung von Gründen, warum die Befragung evtl. verweigert wurde, sind nicht möglich. Es ist ebenfalls nicht nachzuweisen, ob die Antworten willkürlich oder mit Bedacht gemacht wurden (siehe auch Weischer, 2007).

ONLINE-/E-MAIL-BEFRAGUNGEN

Online-Befragungen zeichnen sich dadurch aus, dass bei webbasierten Befragungen HTML bzw. verschiedene Skriptsprachen genutzt werden, so dass der Befragte auf dem Bildschirm direkt die einzelnen Fragen und Antwortmöglichkeiten dargestellt bekommt. Die Antworten erfolgen über Mausklick oder Tastatureingaben. Es sind aber auch Spracheingaben oder Bildeingaben denkbar (Weischer, 2007). Die eingegebenen Antworten werden dann alle gemeinsam per Mausklick versendet und auf der Empfängerseite in einer Datenbank gespeichert. Für die Steuerung dieser Prozesse stehen Software und Speicherplatzpakete gegen Entgelt zur Verfügung, aber auch individuelle Lösungen sind möglich. So können die Daten gleich in ein Statistikprogramm geleitet werden, das die Auswertung ohne weitere Eingaben möglich macht.

Es ist darauf zu achten, dass Online-Fragebögen, die über das WWW (world-wide-web) übermittelt werden, für alle Nutzer zugänglich sind. Es müssen Vorkehrungen getroffen werden, die den einmaligen Zugang und das einmalige Ausfüllen möglich machen. Kosten- und Zeitressourcen werden durch solche Befragungen minimiert. Auch ist eine Wiederholung der Befragung ohne großen Aufwand möglich.

Eine E-Mail-Befragung ist mit einer schriftlichen standardisierten Befragung zu vergleichen. Das Internet ist dann lediglich für den Versand und den Rücklauf der Fragebögen zuständig (Weischer, 2007). Es entfallen jedoch der Zeitaufwand für die Druckarbeit und das Zusammenstellen der Briefe sowie die Porto und Druckkosten. Das E-Mailverfahren hat im weiteren den Vorteil, dass es bei dieser Art von Befragung nicht notwendig ist, eine Datenbank und die entsprechende Software vorzuhalten.

Nach Abwägung der Vor- und Nachteile (siehe auch Friedrichs, 1980; Weischer, 2007) in Bezug auf die Beantwortung der gestellten wissenschaftlichen Fragen und der praktischen Realisierbarkeit wurde für eine Datenerhebung mittels einer schriftlichen Befragung per Post mit frankiertem Rückumschlag und zusätzlich per E-Mail votiert. Zusätzlich wurde sich für eine wissenschaftlich fundierte teilnehmende Beobachtung zur Absicherung der Ergebnisse und zu deren Erweiterung entschieden.

Testverfahren für die Auswertung der Fragebögen

Die zurückgesandten ausgefüllten Fragebögen wurden auf Verwendbarkeit und Lesbarkeit überprüft. Anschließend wurden die Daten in ein Analyseprogramm eingegeben und/oder per Hand ausgewertet. In diesem Fall wurde nur die offene Frage per Hand ausgewertet. Alles andere wurde von der Promoventin in das Programm SPSS (Superior Performing Software System von IBM) Version 11.0 im ComputerZentrum an der Alice Salomon Hochschule eingegeben.

Die sich anschließende Analyse der Daten erfolgte nach bestimmten Kriterien. Der erste Schritt bestand aus einer Analyse der Häufigkeiten. So wurde analysiert, wie die relativen Häufigkeitsverteilungen der einzelnen Merkmalsausprägungen in den Ergebnissen der Befragung auftraten. Weitere zur Betrachtung wichtiger Aspekte waren neben der Verteilung der Merkmale die berechneten Mittelwerte der Ergebnisse. Sie stellen die zentrale Tendenz einer Verteilung dar. So wird versucht, den Wert darzustellen, durch den die gesamte Verteilung am besten repräsentiert wird. Drei Arten von Mittelwerten, die in der Analyse mit SPSS verwendet wurden, sollen hier genannt werden: Der Medianwert, der Modalwert und das arithmetisches Mittel (Bamberger, 1999, S. 93). Ein weiterer zu betrachtender Aspekt bei der Auswertung der Häufigkeiten ist die Streuung der einzelnen Werte. Sie wird mathematisch über die berechenbare Standardabweichung definiert. Sie beschreibt einen Zahlenbereich, in dem 2/3 aller Werte um das arithmetische Mittel liegen.

Testverfahrennutzung je nach Skalenniveau

Je nach Art der genutzten Skalenniveaus (Weischer, 2007, S. 171) können unterschiedliche Testverfahren eingesetzt werden. Ein nominales Messniveau dient der reinen Benennung. Es sind keine Mittelwert- oder Rangfolgebildungen sinnvoll und keine Ausprägung ist wichtiger als die andere. Es wird davon ausgegangen, dass $A \neq B$ ist. Zwei Beispiele für das nominale Messniveau sind die Variablen Geschlecht (männlich/weiblich) und im Fragebogen der erste Teil der Frage 4.

4. Erfolgt eine systematische Planung der Durchführung der Pflegevisite?

☐ Ja ☐ Nein

Ein ordinales Skalenniveau zeichnet eine Wertmenge aus, in der keine Durchschnittsbildung möglich ist. Sie stellt eine Rangordnung dar. Es wird davon ausgegangen, dass A<B<C. Ein Beispiel dafür wären Schulnoten. In der Befragung ist die Frage 10 eine ordinalskalierte Frage.

10. Kann der festgelegte Rhythmus eingehalten werden?

☐ Immer ☐ fast immer ☐ selten ☐ nie

Eine Intervallskala besteht aus Werten, deren Intervalle mit einer Rangordnung versehen und die vergleichbar sind. Eine Durchschnittsbildung ist möglich. Es wird davon ausgegangen, dass wenn A; B; C; D aufeinander folgen B-A = D-C. Ein Beispiel dafür wären die Ergebnisse von Temperaturmessungen mit einem Fieberthermometer und im Fragebogen die Frage 33.

33. Wie viele Plätze hat Ihre Einrichtung

Platzzahl:

Die in der Auswertung genutzten Verfahren werden mit Hilfe einer Tabelle nach den Skalenniveaus sortiert dargestellt (vergleiche auch Friedrichs, 1980, S. 99 und Weischer, 2007, S. 171).

Messniveaus zweier Variablen	Nominal	Ordinal	Intervall/ Metrisch
Nominal	Chi-Quadrat Test	Chi-Quadrat Test	F-Test, T-Test bei 2 Ausprägungen
Ordinal	Chi-Quadrat-Test	Chi-Quadrat Test/ Korrelations Koeffizient (Kendalls)	F-Test, T-Test bei 2 Ausprägungen
Intervall/Metrisch	F-Test, T-Test bei 2 Ausprägungen	F-Test, T-Test bei 2 Ausprägungen	Korrelations Koeffizient (Pearson)

Tab. 2: Darstellung der verwendeten Testverfahren nach Skalenniveaus

Die Ergebnisse der oben genannten Testverfahren weisen auf die stochastische Abhängigkeit oder Unabhängigkeit von zwei Variablen hin. Das trifft zu, wenn die Werte des Zusammentreffens beider Ereignisse gleich dem Produkt aus den Wahrscheinlichkeiten der Einzelereignisse sind. Die Signifikanz kann über folgende Testverfahren, die alle auch in der Auswertung genutzt wurden, bestimmt werden:

- Der Chi-Quadrat Test (Bamberger, 1999, S. 101).
- Der Fischertest (F-Test) (Friedrichs, 1980, S. 99).
- Der T-Test von Student (Bamberger, 1999, S. 105).
- Der Korrelations Koeffizient (Friedrichs, 1980, S. 99).

ERSTELLUNG DES FRAGEBOGENS

Vor der Entwicklung des Fragebogens wurde hinterfragt, wer am sinnvollsten für dies Thema zu befragen wäre. Die Verantwortung für die Pflege und damit für die korrekte Nutzung des Pflegeprozesses und deren qualitative Absicherung hat in den für jede stationäre Pflegeeinrichtung abgeschlossenen Versorgungsverträgen nach § 75 SGB XI, die „Verantwortliche Pflegefachkraft". Diese Funktion wird in den Einrichtungen unterschiedlich tituliert. So gibt es Pflegedirektoren oder -direktorinnen, Pflegedienstleitungen und in einigen konfessionellen Einrichtungen die Oberinnen. In den überwiegenden Einrichtungen werden sie „Pflegedienstleitungen" genannt. Sie wurden als Adressaten für die Befragung ausgewählt, da sie für den Pflegeprozess verantwortlich sind.

Die Erstellung des Fragebogens basierte auf vier unterschiedlichen Arbeitsschritten:

1. Der erste Schritt bestand aus einer Analyse der Fragen aus der Untersuchung von Habermann (Habermann et al, 2007), die eine Erhebung zu Pflegevisiten als Instrument der Qualitätssicherung im ambulanten Bereich im Rahmen des Pflegeforschungsverbundes Nord durchgeführt hat. Es wurden die Fragen ausgewählt und in den Fragebogen übernommen, die auch für den stationären Bereich zutrafen.

2. Der zweite Schritt im Rahmen der Zusammenstellung des Fragebogens lag in der Betrachtung der Untersuchung von Görres (Görres et al., 2002), der im norddeutschen Raum in 87 Krankenhäusern eine Untersuchung zum besseren Verständnis von Pflegevisiten und deren begrifflichen Präzisierung als erste empirisch fundierte Untersuchung dieser Art in Deutschland durchführte. Es wurden Fragen zur Größe und Trägerschaft sowie zum Verständnis und Zielen von Pflegevisiten übernommen.

3. Der dritte Schritt bestand aus einer Reflexion eigener Erfahrungen bei der Erstellung von Pflegevisitenverfahrensanweisungen und -protokollen und im jahrelangen Umgang mit Pflegevisiten in stationären Einrichtungen. So flossen z. B. die Entwicklungen im Bereich der Pflegetransparenzkriterien nach der Grundlage des SGB XI § 112 ff. mit in die Fragestellungen ein.

4. Die Erstellung des Fragebogens wurde kontinuierlich durch reflektierende und supervidierende Gespräche mit den Berliner und Bremer Professoren und ihren Mit-

arbeitern begleitet. Die Prétest wurden mit Pflegedienstleitungen außerhalb Berlins durchgeführt. Zu nennen ist eine Altenpflegeeinrichtung in Sachsen, eine in Brandenburg und eine in Nordrhein-Westfalen. Jede Frage wurde kritisch beleuchtet und die Gesamtzeit der Bearbeitung gestoppt. Nach jedem Test wurde der Bogen bei Bedarf angepasst. Die Ergebnisse der Gespräche, der Prétest sowie die spezielle Fragestellung der Arbeit mit dem Einfluss auf den Pflegeprozess vervollständigten und beendeten die Entwicklung des inhaltlichen Teils des Fragebogens.

Eine Überprüfung des Fragebogens auf statistische Verwertbarkeit und sinnvolle Sortierung für die späteren Eingaben erfolgte im ComputerZentrum an der Alice Salomon Hochschule unterstützt durch Michaela Heinrich (Tutorin).

Ergänzende Tätigkeiten vor Versendung der Fragebögen

Die Bereitschaft, einen Fragebogen auszufüllen, lässt sich mathematisch nach Richter (1970, S. 46, in Friedrichs, 1980, S. 239) wie folgt darstellen:

Formel für die Bereitschaft einen Fragebogen auszufüllen

$$W = h/D$$

W = steht dabei für die Antwortbereitschaft der Befragten

H = ist die Aufforderungsgröße des Umfrageträgers (z. B. der Bekanntheitsgrad)

D = steht für die soziale Distanz zwischen der befragten Gruppe und dem Umfrageträger

Um einen möglichst hohen Rücklauf der Fragebögen (W) zu erreichen, wurden unter Berücksichtigung der oben genannten Formel folgende Verfahren genutzt:

- Die Befragung wurde von einer Pflegefachkraft für Pflegefachkräfte erstellt. Damit wurde die soziale Distanz auf ein Minimum reduziert.

- Da es noch wenig promovierte Pflegefachkräfte gibt, die erste hat an der Fachhochschule in Jena 2006 promoviert (Dorschner, 2006/2007), und damit noch nicht so viele Anfragen in diesem Zusammenhang gestellt wurden, kann man nicht davon ausgehen, dass die Einrichtungen mit dieser Art Befragungen überlastet sind und aus diesem Grund sich nicht mehr beteiligen möchten.

- Die Aufforderungsgröße des Umfrageträgers wurde unter anderem durch zwei „Letter of intent" gesteuert. Der eine Brief wurde von der Alice Salomon Hochschule in Berlin erstellt, der andere vom Berufsverband für Pflegeberufe (DBfK). Die Hochschule bietet Pflegenden die Möglichkeit, sich weiter zu qualifizieren. Sie steht mit Ihrem bekannten Namen für Wissenschaft und Forschung.

- Der DBfK hat in Berlin und Brandenburg 2028 Mitglieder (DBfK Nordost e.V., 2011). Er ist den Pflegenden bekannt, da schon während der Ausbildung über die Möglichkeit der Mitgliedschaft in Verbänden informiert wird.

- Es wurden Freiumschläge zu den postalisch versandten Fragebögen beigelegt, um den Antwortenden keine Kosten zu verursachen.

- Die Versendung erfolgte per E-Mail und per Post, um die Wahrscheinlichkeit des Lesens je nach Vorliebe zu vergrößern.

- Es wurde eine Verlosung, mit der Möglichkeit eine Broschüre zur Pflegevisite zu gewinnen, in die Befragung integriert.

Eine Stichprobenziehung war für die geplante Art der Erhebung im ersten Teil nicht notwendig, da eine Vollerhebung in allen stationären Altenpflegeeinrichtungen ohne Spezialisierungen durchgeführt werden sollte, um ein möglichst umfassendes Bild zu erhalten.

Die Adressaten der Befragung wurden Anfang Oktober 2010 aus verschiedenen Quellen gesucht. Ziel war es, eine möglichst vollständige und aktuelle Liste über die Pflegeheime Berlins zu erhalten. Hier sind die Gesamtliste der Pflegeheime in Berlin vom Senat, Stand 1.7.2008, (www.berlin.de, 2011), die Daten des aok-pflegeheimnavigators (www. aok.de, 2011) und Pflegeheimplatzsuchmaschinen (z. B. www.pflegeheimplatz. de, 2011) zu nennen.

Anschließend erfolgte Ende Oktober eine individuelle Recherche und Überprüfung für jedes Heim über die Internet-Suchmaschinen „bing" und „google", soweit die Einrichtungen im Internet vertreten waren. Zwei Einrichtungen waren in der Gesamtliste des Senats, aber nicht im Internet auf einer Homepage vertreten. In diesen Fällen erfolgte ein persönlicher Anruf, um die E-Mailadressen möglichst direkt von der Pflegedienstleitung zu erhalten. Eine Woche vor dem Absenden der Fragebögen wurden soweit möglich alle Daten im Internet noch einmal überprüft. Dabei stellte sich heraus, dass ca. ein Drittel der persönlichen Ansprechpartner sich von Oktober 2010 bis zum Februar 2011 verändert hatte.

4.1.2.2

Durchführung der Befragung und deren Rücklauf

Die Vorbereitung der Versendung der Briefe mit Druck und Sortierung sowie der Vorbereitung der Rückumschläge erfolgte durch die Promoventin. Die 289 Briefe wurden über die Alice Salomon Hochschule am 17.2.2011 an die Pflegedienstleitungen versandt. Inhalt der DIN A4 Umschläge waren folgende (siehe auch im Anhang):

- Anschreiben mit Verlosungsankündigung

- Letter of intent der Alice Salomon Hochschule

- Letter of intent des Deutschen Berufsverbandes für Krankenpflegeberufe

- Fragebogen mit einem blanko Bogen für Anmerkungen
- Ein DIN A6 adressierter und frankierter Briefumschlag für die Rücksendung

Das angepasste Anschreiben, die Letter of intent und der Fragebogen wurden außerdem per E-Mail am 19. und 20.2.2011 von der Promoventin versandt. Die E-Mailadressen waren teilweise individuell und teilweise als allgemeine Kontakt- oder Informationsadresse (z. B. info@abc.de) im Internet angegeben. Wenn beide auf der Homepage der Einrichtung oder der des Trägers vorhanden waren, wurden auch beide Adressen angeschrieben.

Rücklauf

Von den 289 versandten Briefen kamen 5 als unzustellbar zurück. Diese Heime waren im Internet noch vertreten, existierten aber nicht mehr oder waren im Umbau. Ein Brief hatte in der Adresse eine falsche Hausnummer. Das wurde erst nach Beendigung der Dateneingabe bemerkt. Eine Einrichtung schrieb, dass sie zwar ein Altenheim betreiben würden, aber keine stationäre Pflege. Eine andere Einrichtung erläuterte, dass sie nur psychisch-kranke Bewohner betreuen würde und daher eine ganz andere Art von Pflegevisiten durchführen würde. Die Grundgesamtheit der erfolgreich versendeten Fragebögen betrug somit 281.

Der hohe Rücklauf der E-Mails, die keinen Adressaten antrafen, zeigte, dass der Weg über E-Mail allein nicht ausreichend gewesen wäre. Viele Adressen/Ansprechpartner der Einrichtungen bzw. Träger im Internet waren nicht aktuell. Von den 289 versandten E-Mails kamen 38 trotz aller Aktualisierungsbemühungen als unzustellbar zurück. Diese Tatsache lässt auf eine hohe Personalfluktuation im Bereich der Pflegedienstleitungen schließen.

Der Rücklauf der ausgefüllten Fragebögen begann sehr schnell und hielt weit über die befristete Zeitangabe hinaus an. Einen Tag nach der Versendung waren bereits die ersten 5 Umschläge zurückgesandt worden. Die ersten E-Mails mit den ausgefüllten Fragebögen kamen nach 2 Tagen. Nach einer Woche lag der prozentuale Rücklaufanteil bei 15 %, nach 13 Tagen wurde die 25 % Marke überschritten. Acht Wochen nach der Befristung kamen die letzten Fragebögen. Insgesamt sind 21 Fragebögen per E-Mail und 102 per Brief zurückgeschickt worden. Der Rücklauf betrug 43,8 Prozent.

Neben der Befragung wurde eine Verlosung von fünf Broschüren zur Pflegevisite durchgeführt. 19 Einrichtungen waren an der Verlosung interessiert. 2 Einrichtungen bekamen die Broschüren nach der Verlosung mit einem Begleitbrief per Post und bei dreien wurde angefragt, ob eine persönliche Überreichung möglich wäre. Zwei Einrichtungen sagten zu. Bei den Vorortterminen wurde von der Promoventin angefragt, ob in den Einrichtungen eine Begleitung von Pflegevisiten möglich wäre. Sie wurden von einer städtischen und einer frei-gemeinnützigen Einrichtung zugesagt. Ein Artikel mit dem Hinweis auf die Durchführung der Befragung mit Verlosung und Foto wurde veröffentlicht (DBfK, 2011). 10 Einrichtungen fragten per E-Mail an, ob sie die Ergebnisse erfahren dürften, was Ihnen selbstverständlich zugesichert wurde.

4.1.3

QUALITATIVE ERHEBUNG MITTELS EINER TEILNEHMENDEN BEOBACHTUNG

Die teilnehmende Beobachtung wird in der Sozialforschung angewandt, wenn ein unmittelbarer Zugang zur Handlungspraxis (Streblow, 2005) vorhanden ist. Sie kann mit anderen Methoden verknüpft werden. In dieser Arbeit sind das die Literaturanalyse sowie die Befragung. Dies wird von manchen Autoren sogar (Flick, 1998) empfohlen. Den methologischen Ursprung findet das Verfahren in der Ethnologie in der 2. Hälfte des 19. Jahrhunderts. Dort wurden fremde Kulturen beobachtet. Im Folgenden werden auch hier die Vor- und Nachteile dieser Erhebungsmethode beleuchtet.

Die Vorteile bei dieser Art von wissenschaftlichem Arbeiten bestehen darin, dass die Beobachtung als Erkenntnisquelle während des Forschungsprozesses dient, um die schon erhobenen Daten zu ergänzen und den ganzen Prozess besser deuten zu können (Streblow, 2005). Es lassen sich natürliche Gesprächssituationen/Handlungen beobachten. Dadurch eröffnet sich die Innenperspektive (Friedrichs, 1980; Flick, 1998). Es lässt sich außerdem die Komplexität des Feldes erfassen (deskriptive Beobachtung), die Fokussierung auf eine Fragestellung oder einen Handlungsbereich ist möglich (fokussierte Beobachtung) sowie eine selektive Beobachtung, die darauf ausgerichtet ist, weitere Belege für schon gewonnene Erkenntnisse zu erhalten (selektive Beobachtung) (Flick, 1998).

Kritikpunkte an dieser Art der wissenschaftlichen Arbeit sind nicht außer Acht zu lassen. In vielen Fällen ist nicht zu ermitteln, welchen Sinn die Akteure mit einer Handlung verbinden, und Akteure können unterschiedliche Interpretationen einer Handlung vornehmen (Friedrichs, 1980). Die Beobachter können das Untersuchungsfeld durch ihre Anwesenheit beeinflussen, und biografische Prozesse lassen sich nicht beobachten. Selten auftretende Handlungsweisen, die für die Fragestellung relevant sind, können nur mit viel Glück und in sorgsam ausgesuchten Feldern beobachtet werden.

Diese Punkte wurden bei der Durchführung der Beobachtungen berücksichtigt.

GRUNDSÄTZE BEI DURCHFÜHRUNGEN VON TEILNEHMENDEN BEOBACHTUNGEN

Grundsätzlich muss definiert werden, welche Inhalte zu beobachten sind und worauf bei den ausgewählten Inhalten zu achten ist, wann die Beobachtung beginnt und wie lange sie dauert. Die Beobachtung muss aufgezeichnet werden, entweder mit einem

Beobachtungsschema oder durch audiovisuelle Hilfsmittel, deren Aufzeichnung später kodiert wird. Außerdem müssen ethische und legale Grenzen berücksichtigt werden. Die Rolle des Beobachters muss klar definiert sein (siehe auch Friedrichs, 1980).

Durch die Auswahl eines Beobachtungsschemas mit festgelegten Inhalten, durch den in Absprachen festgelegten Zeitrahmen, durch die Einholung des Einverständnisses und die klare Rolle des Beobachters wurde bei der Planung und Durchführung der Beobachtung auf alle oben genannten Punkte eingegangen.

Bevor die Beobachtung beginnen konnte, musste die Art der Beobachtung ausgewählt werden. Es gibt folgende Möglichkeiten (siehe auch Friedrichs, 1980):

- Verdeckt oder offen: Der Beobachter ist als solcher erkennbar oder nicht

- Nicht teilnehmend oder teilnehmend: Der Beobachter nimmt an den Interaktionen teil oder er steht außerhalb des Handlungsgeschehens.

- Systematisch oder unsystematisch: Die Beobachtung erfolgt systematisch anhand eines standardisierten Schemas oder unsystematisch dem spontanen Interesse des Beobachters folgend.

- In künstlicher oder natürlicher Situation: Ist die Situation künstlich z. B. in einem Forschungsinstitut gestellt oder wird eine alltägliche Situation beobachtet.

- Mit Selbst- oder Fremdbeobachtung: Wird jemand anderes beobachtet oder beobachtet man sich selbst.

Festlegungen für diesen Forschungsprozess

Nach einer Diskussion der Vor- und Nachteile wurde entschieden, eine offene, (die Promoventin ist als Beobachterin erkennbar und stellt sich dementsprechend vor), teilnehmende (die Promoventin ist bei dem Geschehen persönlich anwesend, um alle Aktionen und Reaktionen gut beobachten zu können), systematische Fremdbeobachtung in einer natürlichen Situation anhand eines Beobachtungsschemas (die Promoventin beobachtet die Visitenteilnehmer in der in der Einrichtung natürlichen Pflegevisitensituation) durchzuführen. Die Beobachtung wird vorher schriftlich durch den Bewohner genehmigt. Die Beobachterin beteiligt sich nicht am Geschehen.

4.1.3.1

Erstellung eines Beobachtungsschemas

- **Grundlagen**

Vor der Erstellung des Beobachtungsschemas wurde diskutiert, ob die Items aus dem Fragebogen nur in der Praxis überprüft werden sollten oder ob es sinnvoll sei, noch weitere Erhebungsinhalte einzufügen, um die Aussagekraft dieser Arbeit inhaltlich zu erweitern.

Die Beobachtung wird nicht dazu genutzt, um weitere Inhalte zu erfahren, sondern um konkret den Steuerungseffekt der Pflegevisite in der stationären Altenpflege zu analysieren. In der schriftlichen Befragung wurde erhoben, inwieweit und welche Elemente der Pflegevisite Einfluss auf den Pflegeprozess haben. Vom allgemeinen Einfluss soll nun der direkte Steuerungseffekt vor Ort und dessen Einflussbereich während der Beobachtung überprüft werden.

Eine Steuerung kann über die Rahmenbedingungen (input), über den Prozess (die Abläufe und die Inhalte der Visite), die Ergebnisse der Visite (outcome = Absprachen, Vereinbarungen) und über die Auswertungen (innerhalb der Visite und als Metavisite) geschehen. Sie kann vom Pflegenden und/oder vom Bewohner ausgehen. Indirekt und/oder direkt haben alle diese Faktoren Einfluss auf den Pflegeprozess, da nur durch eine effektive Pflegevisite eine korrekte individuelle Evaluation des Pflegeprozesses möglich wird.

Tʜᴇᴏʀᴇᴛɪsᴄʜᴇ Aɴᴀʟʏsᴇ ᴅᴇʀ Sᴛᴇᴜᴇʀᴜɴɢsᴍöɢʟɪᴄʜᴋᴇɪᴛᴇɴ ᴅᴇs Pꜰʟᴇɢᴇᴘʀᴏᴢᴇssᴇs ᴅᴜʀᴄʜ ᴅɪᴇ Pꜰʟᴇɢᴇᴠɪsɪᴛᴇ

- **Rahmenbedingungen der Pflegevisite bei der Beobachtung**

Zu den steuernden Rahmenbedingungen einer Pflegevisite gehören die Teilnehmer, die u.a. durch ihre Anzahl und/oder Vertrautheit mit dem Bewohner die Pflegevisite beeinflussen. So wird die Anwesenheit einer Pflegedienstleitung evtl. für die Gesprächssituation eine andere Wirkung haben als die einer Bezugspflegekraft. Außerdem kann die Teilnahme einer fremden Person (Visitierende) die Visite beeinflussen.

Neben den Teilnehmern wird der Anlass der Visite steuernd wirken. So wirkt eine Beschwerde als Anlass der Visite anders als eine Visite zur Überprüfung der Pflegestufe. Ist das Procedere dem Bewohner bekannt, und ist es damit nicht seine erste Visite, wird diese auch anders ablaufen. Erste evtl. Ängste sind abgebaut und der Ablauf ist vertraut.

Eine Erstvisite wird auch durch vorherige Informationen in Schriftform oder mündlich anders ablaufen als eine, bei der vorher nicht darüber informiert wurde und der Sinn nicht bekannt ist. Weitere Einflüsse können Störungen während der Visite, deren Dauer und die persönlichen Ressourcen der Pflegekraft sein.

In Bezug auf den Pflegeprozess haben die Rahmenbedingungen am ehesten Einfluss auf die Problem- und Ressourcenerhebung durch die Erfassung von Informationen. Je nachdem, wie das Umfeld gestaltet ist, werden mehr oder weniger Informationen zusammengetragen werden können. Je mehr es sind, umso vollständiger kann die Pflegeplanung werden. Ein anderer Aspekt ist die Effektivität der Pflegemaßnahmen. Können die Maßnahmen in Ruhe und Offenheit reflektiert und besprochen sowie dabei evtl. korrigiert werden, ist es eher möglich, die gesetzten Ziele zu erreichen. Als Beispiel sei hier die Akzeptanz von Diäten genannt. Je mehr Verständnis für die Situation und evtl. Spätfolgen bei Nichteinhaltung da ist, umso höher ist die Compliance.

• **Prozess/Inhalte der Pflegevisite bei der Beobachtung**

Eine Prozesssteuerung ist durch die Art des Aufbaus des Pflegevisitenprozesses möglich. Je nachdem, ob Checklisten, Freitextmöglichkeiten und/oder Bewertungssysteme genutzt werden, kann das Einfluss auf die Pflegevisiten und ihre Erfolge in Bezug auf den Pflegeprozess haben. Neben diesen Prozessen können die Teilnehmer direkt oder indirekt mit Handlungen oder Aussagen Einfluss auf den Verlauf und damit auf die Effektivität der Visite nehmen.

Eine aktive Steuerung durch die Pflegekraft ist im Prozess der Pflegevisite durch Fragen an den Bewohner nach seiner Zufriedenheit möglich. Beobachtungen und Handlungen zur Beurteilung des pflegerischen und gesundheitlichen Zustandes des Bewohners sowie durch Beobachtung und Handlung zur Beurteilung der Umgebung des Bewohners (Hygiene, Hilfsmittel, Technik) sind eher passive Steuerungselemente.

Ist gutes, eigenes Fachwissen der Pflegekraft (z. B. bei Richtlinien zum Expertenstandard, Prüfvorschriften u.v.m.) vorhanden, wird die Visite effektiver sein als wenn es fehlt. Durch die Weitergabe von Fachkompetenz Externer, die evtl. vorher im Gespräch mit der Pflegekraft waren (Ärzte, Therapeuten, Angehörige u.v.m.), kann ebenfalls Steuerung geschehen. Dies kann z. B. in Form von Verordnungen und Absprachen geschehen.

Der Bewohner kann die Visite ebenfalls aktiv steuern, indem er z. B. Beschwerden, Lob oder Informationen über seinen veränderten Gesundheitszustand angibt. Das Erzählen von pflegerelevanten lebensgeschichtlichen Details sowie Beziehungsgespräche können alle Bereiche des Pflegeprozesses steuern und vervollständigen.

Eine passive Steuerung des Bewohners ist durch einen veränderten Gesundheits-/Pflegezustand oder den psychischen Eindruck möglich, wenn die Pflegefachkraft in der Lage ist, dies zu erkennen und entsprechend darauf zu reagieren.

Eine besondere Situation ist die Steuerung der Mitarbeitertätigkeiten durch Leitungskräfte während der Pflegevisiten. Diese Steuerung geschieht z. B. durch einen Abgleich der gesetzlichen/hausinternen Anforderungen mit der geleisteten Arbeit (Pflegeergebnis, Outcome) oder bei der Nutzung der Visitenergebnisse als Instrument zur Personalentwicklung, um z. B. den Schulungsbedarf zu erheben. Ebenfalls kann die Pflegevisite im weiten Sinne als Instrument zur Mitarbeitermotivation eingesetzt werden. So kann sie zur Prämienvergabe anhand einer Pflegevisitenbewertung genutzt werden.

Dieser Steuerungsmechanismus hat allerdings nicht direkt mit dem Pflegeprozess zu tun, weil keiner der sechs Schritte direkt beeinflusst wird. Die Steuerung erfolgt nur indirekt durch Einfluss auf die Rahmenbedingungen.

Der Inhalt der Pflegevisiten hat direkten Einfluss auf den Steuerungsumfang. Wenn z. B. die Dokumentationsüberprüfung Teil der Visite ist, werden andere Ergebnisse erscheinen als wenn sie nicht stattfindet und der Fokus auf Zufriedenheit und körperlicher Visite liegt.

• **Ergebnisse/Auswertung der Visite nach der Beobachtung**

Je nachdem, ob die Visitenprotokolle nach der Nutzung unreflektiert abgeheftet oder ob die Ergebnisse erfasst werden, ist eine Steuerung über die Ergebnisse möglich. Die Reflexion der Ergebnisse kann mit oder ohne den Betroffenen erfolgen. Kann er mitentscheiden, ist eine bessere Compliance zu erwarten. Werden langfristige Ziele festgelegt, ist die schriftliche Aufnahme erfolgreicher als die mündliche, da sie ohne Notierung eher vergessen werden können. Um die Pflegevisite möglichst effektiv zu nutzen, ist eine Auswertung der einzelnen Visiten und eine übergreifende Auswertung als sinnvoll anzusehen. Bei dieser Art des Umgangs sind die größten Steuerungseffekte zu erwarten.

Stichprobenauswahl

Da eine Überprüfung der Durchführung der Visiten in allen befragten Einrichtungen auf Grund des zeitlichen Umfangs und der personellen Ressourcen nicht möglich war, wurde festgelegt, fünf Prozent der beteiligten Einrichtungen (sechs Pflegevisiten) nach Trägerschaften aufgeteilt zu besuchen. Es wurden zwei Visiten bei einer städtischen, zwei bei einer frei-gemeinnützigen und zwei bei einer privaten Einrichtung vereinbart und begleitet.

Aufbau des Beobachtungschemas

• **Grundlagen**

Das Beobachtungsschema besteht aus drei Teilen. Der erste und der letzte Teil lehnen sich an die Kontrolllistensystematik von Selltiz (1987) an. Selltiz stellte als Erhebungstechnik für teilnehmende Beobachtungen übergreifende Kontrolllisten zusammen. Sie enthalten allgemeine und auf jeden Fall zu erhebende Kategorien, die im Musterschema wieder zu finden sind. Unter den fünf Themenbereichen (ebd.) sind Beispiele notiert, die im Beobachtungsschema umgesetzt wurden.

1. Teilnehmer und deren Merkmale

   Dazu gehören: Teilnehmer, Pflegestufe, Multimorbidität, Geschlecht und Leistungsanspruch nach § 87b, SGB XI

2. Umgebung mit äußerer Erscheinung und Verhaltensmustern

   Dazu gehören: Ruhestörungen, Einzel- oder Doppelzimmer

3. Zweck des Zusammenseins der Akteure

   Dazu gehören: Anlass und Art der Visite

4. Soziales Verhalten, wer, wie mit wem, Anlass und Ziel des Verhaltens

   Dazu gehören: Steuerungsbereiche in der Visite, Themen die angesprochen werden, Zielvereinbarungen, Bewertungen, Auswertungen, Umgang mit Ergebnissen

5. Häufigkeit und Dauer, wann, wie oft, wie lange, wie typisch

Dazu gehören: Durchführungsdatum, Dauer der Visite, Ressourcen, Seitenanzahl/ Umfang, Rhythmus der Visiten, Einhaltung des Rhythmus

Die oben genannten Inhalte sind wie folgt in die Teile 1 und 3 integriert worden:

• **Struktureller Aufbau**

Teil 1: Rahmenbedingungen

Anlass:

Teilnehmer/Pflegestufe:

Datum:

Dauer:

Extra Zeitressourcen:

Umfang Visitenprotokoll: Seiten: Fragen:

Ruhestörungen:

Version der Pflegevisite:

Rhythmus von Pflegevisiten:

Geplanter Rhythmus eingehalten:

Art der Visite:

Teil 2: Inhaltliche Gestaltung

Um den mittleren inhaltlichen Teil zu gestalten, wurde betrachtet, welche Elemente der Pflegevisite den Pflegeprozess steuern könnten. Es wurden aktive und passive Elemente betrachtet. Das verwendete Beobachtungschema ist im Anhang zu finden. Die Grundlage für das verwendete Schema ist das nach Becker und Geer (siehe Tabelle 3).

Teil 3: Nachbereitung/Auswertung:

Form der Nachbereitung:

Summe und Art der Themenbereiche, die gesteuert wurden:

Problemlösung: ja/nein

Bewertungssystem:

weiterer Umgang mit den Ergebnissen

Vorlage für das Beobachtungsschema (nach Becker und Geer, In: Flick 1998):

		Spontan	Nach Vorgabe des Beobachters	Insgesamt
Aussagen	Beobachter allein anwesend			
	In der täglichen Unterhaltung mit anderen Gruppenmitgliedern			
Handlungen	Handlungen Einzelner			
	Handlungen der Gruppe			
Insgesamt				

Tab. 3: Vorlage für ein Beobachtungsschema

4.1.3.2

DURCHFÜHRUNG DER BEOBACHTUNGEN

- **Aspekte der Organisation**

Ende Juli 2011 wurde per E-Mail Kontakt zu drei Einrichtungen verschiedener Trägerschaften aufgenommen. Die Pflegedienstleitungen wurden gefragt, ob sie bereit wären, der Promoventin die Gelegenheit zu geben, an jeweils zwei Pflegevisiten mit Vor- und Nachbereitung teilnehmen zu dürfen. In den Anhang der E-Mails waren Einverständniserklärungen (Anhang) für die Bewohner angefügt. Die ersten Termine wurden in die letzte Augustwoche 2011 gelegt. Vier Visiten konnten in dem vereinbarten Zeitraum stattfinden. Zwei mussten aus Krankheitsgründen innerhalb der Einrichtung verschoben werden. Sie fanden zwei Wochen später am 15.9.2011 statt.

Im Folgenden wird eine Zusammenfassung der Erlebnisse und Ergebnisse während der Beobachtungen dargestellt.

- **Grundsätzliche Unterschiede nach Trägern sortiert**

Einrichtung A

Das Pflegevisitenprotokoll wird in allen stationären Altenpflegeeinrichtungen des Trägers der Einrichtung A in Berlin verwandt. Es ist vom Träger verbindlich vorgegeben. Es gibt diverse Formulare zu einer Makro- und mehreren Mikrovisiten. Die Hauptthemen sind fett markiert. Sie sind aufgeteilt in die

- Bereiche 1: **Regelvisite mit pflegerelevanten Beobachtungen** (2 Seiten), **Umgebungskontrolle** (2 Seiten) und **Bewohnergespräch** (5 Seiten)

- Bereiche 2: **Risikomanagementdokumentation** mit den Unterthemen Ernährung (3 Seiten), Sturzvisite nach Sturzereignis (1 Seite), Sturzprophylaxe (4 Seiten), Förderung der Harnkontinenz (2 Seiten), Dekubitus/Wunden (4 Seiten), Dekubitusprophylaxe (1 Seite), Kontraktur (3 Seiten), Kontrakturenprophylaxe (3 Seiten), Schmerzmanagement (2 Seiten) freiheitsentziehende Maßnahmen (1 Seite)

- Bereiche 3: **Betreuung** mit den Unterthemen soziale Betreuung und Alltagsgestaltung (2 Seiten) sowie Demenz (2 Seiten)

- Bereiche 4: **Pflegedokumentationsvisite** mit den Unterthemen Pflegedokumentationsüberprüfung (4 Seiten mit Punktsystem, maximales Ziel 100 Punkte sowie mit Gewichtungen von einfach bis vierfach) und Pflegestufenmanagement (1 Seite)

Die Qualitätsbeauftragte, die bei der Beobachtung erst 2 Wochen in der Position tätig war, das Haus aber schon durch andere Tätigkeiten vor Ort kannte, nutzt nach ihrer Auskunft hauptsächlich die Visiten nach Sturz, die Wundvisiten, die Dokumentationsvisiten und die Makrovisiten. Die anderen Elemente werden von den Wohnbereichsleitungen nach Bedarf genutzt. Die Qualitätsbeauftragte ermöglichte der Promoventin die Beobachtung und führte die Visiten mit ihr durch.

Die Dokumentation der Pflege erfolgte mit dem System von Standard-Dokumentation.

Einrichtung B

Das Pflegevisitenprotokoll wird nicht in allen Einrichtungen des Trägers verwendet. Es ist vom Träger nicht verbindlich vorgegeben.

In der Einrichtung B wurde eine Verfahrensanleitung nach der DIN ISO Norm verwandt und ein dazu gehöriges Protokoll. Das Protokoll besteht aus vier Seiten mit einem Maßnahmenplan von einer Seite extra. Insgesamt werden 100 Fragen gestellt, die alle genau beantwortet werden müssen, da die Beantwortung am Ende zu einer Bewertung führt. Die Fragen sind in ihrer Wertigkeit unterschiedlich gewichtet. Es gibt Fragen mit einfacher Wertung, z. B. im Bereich der Umfeld- und Hilfsmittelüberprüfung, sowie bei der Bewohnerzufriedenheitsbefragung und bei der Dokumentation im Bereich der Stammdaten. Eine doppelte Gewichtung erfolgt z. B. bei Fragen zur Beratung von Bewohnern und/oder Angehörigen zum Thema „Sturz" sowie bei der Auswertung der geführten Flüssigkeits- und Ernährungsbilanzen. Eine fünffache Gewichtung erfolgt z. B. bei den Unterpunkten zur Überprüfung der Pflegeplanung und zum Schmerzmanagement. Mit der unterschiedlichen Gewichtung werden nach Auskunft des Qualitätsbeauftragten die häufiger defizitären Bereiche z. B. in der Dokumentation mehr beachtet und eher bearbeitet, um ein besseres Ergebnis zu erzielen.

Inhaltlich gibt es in dem Protokoll 8 Abschnitte, deren Hauptthemen fett markiert sind:

- Es werden das **Umfeld** und die **Hilfsmittel,**

- die **Bewohnerzufriedenheit,**

- die allgemeine **Dokumentation,** die Stammdaten, die Anamnese und die Biografie, die Pflegeplanung mit den Leistungsnachweisen, die ärztliche Kommunikation mit dem Medikamentenblatt, die Vitalwerte, die Berichte und der Überleitungsbogen, die Wunddokumentation,

- das **Schmerzmanagement,**

- das **Sturz- und Kontrakturenrisiko,**

- das **Dekubitusrisiko,**

- die **Ernährungs- und Flüssigkeitsversorgung** mit Protokollen sowie die Versorgung mittels PEJ/PEG-Sonde

- und die Förderung der **Harnkontinenz** abgefragt.

Am Ende des Bogens werden die Punkte in Zensuren übersetzt. Es ist maximal möglich, eine Punktzahl von 158 Punkten zu erreichen. Von 158-136 Punkten gibt es die Schulnote 1, von 135-121 Punkten die 2, von 120-106 Punkten eine 3, von 105-81 Punkten eine 4, von 80-51 Punkten eine 5 und unter 50 Punkten eine 6. Das heißt, dass es bei 50 Prozent erreichter Leistung eine 5 gibt, bei 75 Prozent eine 3, ab ca. 87 Prozent eine 1.

Nach der Durchführung der Visite werden die Protokolle mit der Zensur an die Pflegedienstleitung weitergegeben, die die Bögen dann an die zuständige Bezugspflegekraft weiterleitet. Der Visitierende entwickelt einen Maßnahmenplan, den die Pflegedienstleitung ebenfalls zur Einsicht erhält und mit dem Auftrag der Abarbeitung und Kontrollterminen an die zuständige Bezugspflegekraft weiterreicht.

Visiten werden von Fachkräften, Wohnbereichsleitungen, der Pflegedienstleitung und von dem Qualitätsbeauftragten durchgeführt. Da mehrere Teilnehmer sich diese Aufgabe teilen, ist das Ziel, mindestens einmal im Jahr jeden Bewohner zu visitieren, nach Auskunft des Qualitätsbeauftragten gut zu erreichen. Auf jede Fachkraft entfallen nach diesem Prinzip 5-6 Pflegevisiten pro Jahr, die von der Wohnbereichsleitung im Dienstplan mit einem ausreichenden Zeitkontingent fixiert werden.

Einrichtung C

Das Pflegevisitenprotokoll wird in allen stationären Altenpflegeeinrichtungen des Trägers der Einrichtung C in Berlin verwandt. Es ist vom Träger verbindlich vorgegeben.

Es gibt diverse Formulare zur Pflegevisite im Qualitätshandbuch Kapitel 7.1-7.6. Während der Vorbereitung auf die Beobachtung wurden die Formulare 7.1 Checkliste Bewohnerbefragung (sie konnte bei den visitierten Bewohnern nicht genutzt werden und entsprechen den Fragen der Zufriedenheitsbefragung der Bewohner bei der MDK-Prüfung), 7.4 Arbeitsauftrag (eine Tabelle mit Kapitelnummer, Maßnahmen, Datum bis wann zu erledigen, erledigt mit Datum und Handzeichen und Kontrolle mit Datum und Handzeichen) und 7.6 Checkliste Pflegevisite von der Pflegedienstleitung erklärt. Die Hauptthemen sind fett markiert.

Die Checkliste Pflegevisite besteht aus

- einem **allgemeinen Teil**,
- 15 Fragen zur **Begutachtung des Bewohners**,
- einer Möglichkeit der differenzierten Betrachtung der **Risikobereiche** nach der Begutachtung,
- 9 Fragen zum **Umfeld**,
- einem Bogen zur **Überprüfung der direkten Pflege** mit 7 Themenbereichen,
- 6 Fragen zur **Anamnese, Biografie und Überleitungsbogen**,
- 58 Fragen zum **pflegerischen Zustand** und deren Dokumentation,
- 9 Fragen zur sozialen **Betreuung**,
- 4 Fragen, nur auszufüllen bei diagnostizierter **Demenz**,
- 12 Fragen zur **Behandlungspflege/Medikamenten** und
- 15 allgemeine Fragen zur **Dokumentation**.

Die Pflegedienstleitung führt grundsätzlich die Pflegevisiten durch, welche die Wohnbereichsleitungen in ihren 4 „Bürotagen" pro Monat nicht schaffen. Sie nutzt dazu, je nach Uhrzeit und Pflegeablauf, die Formulare für die Überprüfung der direkten Pflege der Mitarbeiter mit oder auch nicht. Da die Beobachtungen am Nachmittag durchgeführt wurden, entfiel dieser Teil, da die Überprüfung der direkten Pflege mit der Grundpflegedurchführung verbunden ist.

Die Pflegedienstleitung ermöglichte der Promoventin die Beobachtung und führte die Visiten durch.

Die Dokumentation erfolgte mit einem trägereigenen Dokumentationssystem mit Ergänzungen von anderen Firmenprodukten.

- **Vorbereitungen**

In der Einrichtung A wurde die Promoventin eine Stunde vor Visitenbeginn eingeladen. Die Visitenform und der Bewohner wurden dort in einem separaten Büro und im Dienstzimmer anhand der Pflegedokumentation vorgestellt. Bei der zweiten Visite im selben Haus wurde der Bewohner auch vorher anhand der Dokumentation vorgestellt. Es fanden keine Dokumentationsvisiten statt. Die Dokumentationsvisiten werden separat einmal jährlich durchgeführt. Die Mitarbeiter des Wohnbereichs und die betroffenen Bewohner wurden schon 2 Tage vorher über die stattfindenden Visiten informiert. Einverständniserklärungen wurden bei allen Visiten in allen Einrichtungen schriftlich und soweit möglich noch einmal mündlich bei den Visiten eingeholt.

In der Einrichtung B wurden die Visiten jeweils mit der Dokumentationsvisite begonnen. Dabei erübrigten sich die Vorstellung der Bewohner und deren Problembereiche. Sie wurden im Laufe der Dokumentationsvisite deutlich. Die Bewohner waren am Tag vorher über die Visite Informiert worden. Ein palliativer Bewohner lehnte spontan bei Eintritt der Promoventin die Teilnahme einer weiteren Person an der Visite ab. Die Ergebnisse wurden nach dem Bewohnerbesuch von dem Qualitätsbeauftragten mitgeteilt.

In der Einrichtung C wurde 15 Minuten vor der Visite eine Information über die Visitenform und die Bewohner gegeben. Die Dokumentation wurde vorher und einmal aus Zeitgründen hinterher überprüft. Der Wohnbereich war nicht über die Visiten informiert.

- **Durchführung**

Drei Visiten lagen im Zeitkorridor zwischen ca. 10 Uhr und 14.30 Uhr. Davon zwei um ca. 12.30 Uhr und eine um 14.30 Uhr. Die Visiten, die um ca.10 Uhr stattfanden, waren von den Bewohnern zeitlich so gewünscht. Bei den anderen zwei Visiten waren die beiden Bewohner bettlägerig und nicht auskunftsfähig. Sie erhielten Sondenkost über eine Pumpe. Aus diesem Grund war es dort auch möglich, zur Mittagszeit eine Visite durchzuführen. Der Bewohner, der die Teilnahme der Promoventin ablehnte, hatte sich gerade nach dem Mittagessen ins Bett gelegt.

Die Dauer der Visiten unterschied sich durch die verschiedenen Inhalte deutlich. In der Einrichtung A wird die Dokumentation einmal im Jahr separat von der Pflegevisite durchgeführt. Aus diesem Grund war für die Visite mit Begutachtung, Gespräch und Umgebungskontrolle nicht so viel Zeit von Nöten. Allerdings wurden sofort anschließend Nachgespräche geführt. In der Einrichtung C wurde mehr Zeit benötigt, da dort auch die Dokumentation überprüft wurde. Allerdings war bei den Bewohnern dort kein Gespräch möglich. Das hätte den Zeitfaktor beeinflusst. In der Einrichtung B war es möglich, alle Teile der Visite zu bearbeiten. Sie dauerte nicht länger als bei Einrichtung C. Jedoch fehlte in einem Fall eine Auswertung und im anderen Fall wurde gleich eine Fallbesprechung integriert. Der Zeitrahmen betrug 50-140 Minuten.

Vier Visiten fanden in Einzelzimmern statt, die unterschiedlich persönlich eingerichtet waren. Zwei Visiten fanden in einem Doppelzimmer statt. Inwieweit der Zimmernachbar, der durch Bettlägerigkeit anwesend war, die Dinge, die besprochen wurden, verstehen konnte, ist nicht nachzuvollziehen. Sie waren beide mulitmorbid mit mehr als drei Diagnosen.

Vier Visiten fanden in einem Frage/Antwort Modus statt. Durch die Fülle der Fragen und einer genauen Abarbeitung gab es nicht viele Möglichkeiten der Entwicklung eines freien Gesprächs. Beim Träger der Einrichtung B wurde noch mehr auf die genauen Inhalte der Fragen geachtet als bei der Einrichtung C, da eine Zensur zu erwerben war. Bei zwei Bewohnern war kein Gespräch möglich.

Die pflegerische Begutachtung wurde bei allen Visiten unterschiedlich detailliert durchgeführt. Beim Träger der Einrichtung B wurde im Gespräch eine Begutachtung der körperlichen Bereiche durchgeführt, die in der Dokumentation als Risikobereiche beschrieben wurden. Es wurde jedes Mal um Erlaubnis der Durchführung bei den Betroffenen gebeten. Bei der Einrichtung C wurden die bettlägerigen Bewohner genau untersucht. Hinter den Ohren und zwischen den Zehen wurde nach dem pflegerischen Zustand geschaut. Bei den sehr selbständigen Bewohnern in der Einrichtung A wurden die Risikobereiche nur erfragt.

Die Begutachtungen der Umgebung waren sehr unterschiedlich. Teilweise wurde der Nachbarbalkon mit angeschaut und teilweise nicht einmal das Bad. Rollatoren wurde auf ihre Bremsenfunktion hin überprüft und Kleiderschränke wurden geöffnet. Alles fand soweit möglich nach vorheriger Erlaubnis durch die Bewohner statt.

Bei der Überprüfung der Dokumentation waren bei der Einrichtung C viele Fragen aus der MDK-Prüfung Grundlage der Fragestellungen. Beim Träger der Einrichtung B waren die Themen nach inhaltlichen Schwerpunkten ausgesucht. Bei Träger A entfiel die Dokumentationsvisite. Sie wurde jedoch als leeres Formular der Promoventin zur Kenntnis gegeben.

• **Nachbereitung**

Bei zwei Visiten erfolgte direkt nach der Durchführung ein Nachgespräch mit den Wohnbereichsleitungen. Eine davon schrieb sofort alles das auf, was zu tun war, eine andere nicht. Eine Notiz in den Pflegeberichten der Durchführenden über die Pflegevisiten oder deren Ergebnisse sofort im Anschluss an die Visite erfolgte in keinem Fall. Zweimal sollte es später nachgeholt werden. In einem Fall waren so schwerwiegende Entscheidungen zu treffen, dass spontan eine Fallbesprechung einberufen wurde. Die Promoventin wurde, da sie eine Palliativ Care Weiterbildung absolviert hatte, als Beraterin mit hinzu gebeten.

In der Einrichtung B wurde ein Zensurensystem zur Bewertung verwendet. Die Zensuren wurden erst anschließend bei der Maßnahmenplanung ausgerechnet und der Promoventin per E-Mail zugeleitet.

Kurz vor dem Verlassen der Einrichtungen wurde durch Nachfragen abgeschätzt, welche während der Pflegevisiten angesprochenen Defizite durch wen und mit welcher Wahrscheinlichkeit erfolgreich verändert werden würden. Verantwortlich für die Erledigung der Maßnahmen waren in den meisten Fällen die Bezugspflegekräfte, in deren Abwesenheit die Wohnbereichsleitung.

Weitere Besuche zur Kontrolle der geplanten Maßnahmen ließen sich aus organisatorischen Gründen nicht durchführen. Für die unterschiedlichen Maßnahmen wurden unterschiedliche Fristen festgelegt. Es wurde vereinbart, dass die Qualitätsbeauftragten und die Pflegedienstleitung nach ca. vier Wochen eine Rückmeldung über die Ergebnisse an die Promoventin weiterleiten würden. In 2 Einrichtungen wurden auch ausführliche Rückmeldungen per E-Mail gegeben. Die Ansprechpartnerin der 3. Einrichtung (PDL) hat diese kurzfristig verlassen.

4.2

ZUSAMMENFASSUNG

Im vierten Kapitel werden nach den vorherigen Darstellungen der theoretischen Hintergründe und der Fragestellungen zu dieser Arbeit nun die praktische Umsetzung der Literaturanalyse, der Befragung und der Beobachtungen dargestellt. Es wird beschrieben, womit die Literaturanalyse durchgeführt wurde und wie wenig Literatur vor allem Bücher zu diesem Thema vorhanden ist. Hauptsächlich sind Zeitschriftartikel mit speziellen Aspekten zur Pflegevisite und Beschreibungen von Einführungsprozessen zu finden. Anhand der Struktur des Befragungsbogens wurden die Ergebnisse der Literaturanalyse in Tabellen zusammengefasst.

Im folgenden Teil des vierten Kapitels, wird begründet, warum der Fragebogen als Erhebungsinstrument in dieser Form genutzt wurde. Vorteile und Nachteile wurden verglichen. Der Vergleich führte zu der Entscheidung, den Fragebogen per Post und per Mail zu versenden. Nach den Beschreibungen der theoretischen Vorarbeiten mit der Begründung für die ausgewählten Testverfahren werden die Hintergründe der Inhalte der wissenschaftlichen Beobachtungen beschrieben sowie der Aufbau der Checkliste, die bei den Beobachtungen verwendet wurde.

Nach dieser eher theoretischen Einführung wird im zweiten Teil des Kapitels erläutert, wie sich der Inhalt des Fragebogens zusammensetzt. Es wird beschrieben, aus welchen Teilen der Brief bestand. Neben dem Fragebogen wurde ein Anschreiben mit der Ermunterung an einem Preisausschreiben teil zu nehmen und zwei „letter of intent" angefügt (siehe Anhang). Der Rücklauf von 43,8 Prozent, der sich über einen langen Zeitraum hinauszog, lässt weitere Auswertungen zu. Die Ergebnisse von der Befragung sind in Kapitel fünf beschrieben.

Im letzten Teil des Kapitels vier wird herausgearbeitet, warum welche Einrichtungen zur Beobachtung ausgewählt wurden und wie sich der Kontakt aufgebaut hat. Für das Beobachtungsschema wurde eine Vorlage von Becker und Geer (Flick, 1998) genutzt. Das Schema wurde in drei Segmente geteilt: Die Rahmenbedingungen, die inhaltliche Gestaltung und die Nachbereitung der Pflegevisite. Alle drei Segmente wurden beobachtet. Das vollständige Schema ist im Anhang zu finden. Sechs Pflegevisiten in drei Häusern unterschiedlicher Träger wurden begleitet. Die Unterschiede der

Einrichtungen werden separat erklärt. Es folgt eine Ausarbeitung der Vorbereitungs-phasen, der Durchführungen und der Nachbereitungen. Im Nachhinein wurde noch einmal der Kontakt zu jeder besuchten Einrichtung gesucht, um weitere Spätfolgen der Pflegevisiten zu erfahren. Die Ergebnisse werden im folgenden Kapitel präsentiert.

5

Darstellung der Ergebnisse

Nach der Durchführung der Literaturanalyse, der Befragung sowie der wissenschaftlichen Beobachtungen werden im Folgenden die Ergebnisse dargestellt. Es werden zur Darstellung Tabellen, Abbildungen sowie erläuternde Texte verwandt, um eine Übersichtlichkeit zu erreichen. Soweit es möglich war, wurden die Ergebnisse der beiden empirischen Erhebungen zusammengefasst und auch in den Diagrammen zusammengeführt.

5.1

Ergebnisse der Literaturanalyse

In der Literatur finden sich verschiedene Angaben zu den Elementen für Pflegevisiten. Hier werden die Bereiche beleuchtet, die auch im Fragebogen abgefragt wurden, um anschließend die Ergebnisse der Befragung und der Beobachtungen mit den Angaben aus der Literatur vergleichen zu können.

Die Antworten sind der Übersicht halber nach Erscheinungsjahr der Quelle sortiert. Sind die Antworten nur auf einen Bereich des Gesundheitswesens in Deutschland bezogen, ist das zusätzlich bei den Anmerkungen notiert. Nach jedem Element erfolgt in einer Tabelle eine Zusammenfassung der Ergebnisse mit Anmerkungen. In Teilen sind auch Ergebnisse aus Studien eingeflossen, soweit sie die Übersichten sinnvoll ergänzten. Es wird deutlich, wie viele Varianten sich gerade in den Rahmenbedingungen und Prozessen zeigen.

5.1.1

Organisatorische Elemente der Pflegevisite

Zur einfacheren Darstellung werden die umfangreichen Elemente der Pflegevisite aus der Literatur in organisatorische Elemente, Gesprächsinhalte, Elemente der Beobachtungen und Elemente der Auswertung untergliedert. Zu den organisatorischen Elementen gehören die Angaben zu den Teilnehmern, den Zeitdauern der Visiten, Angaben zu der günstigsten Zeit für eine Visite im Laufe des Tages, zum Umfang der Visiten und der Art der Dokumentation der Visiteninhalte. Außerdem zählen hierzu die Angaben zu Form und Aufbau der Pflegevisiten, die Häufigkeit der Durchführung und die zeitlichen Ressourcen, die dafür zur Verfügung gestellt werden. Die Beschreibungen zur Art der Planung, der Häufigkeit der Durchführung von Pflegevisiten, wie z. B. mit einer Jahresübersicht und ob sie vorher angekündigt werden oder eine Einverständniserklärung eingeholt wird, werden präsentiert. Die möglichen Anlässe für eine Visite und die möglichen Formen der Vorbereitung vor der Durchführung des Klientenbesuchs schließen den organisatorischen Teil der Elementedarstellung ab.

5.1.1.1

Teilnehmer an den Visiten

Je nach Einsatzort der Pflegevisite sind unterschiedliche und unterschiedlich viele Teilnehmer bei den Visiten zu finden. Einig sind sich alle Autoren, dass der Klient an erster Stelle steht. Er ist immer beteiligt. Aus diesem Grund ist er nicht in die Tabelle mit aufgenommen worden. Die Bezugspflegefachkraft steht als Teilnehmer der Visite an zweiter Stelle. Sie ist mit Ausnahme der Leitungsvisite, die nur von der Pflegedienstleitung oder ihrer Vertretung durchgeführt wird, immer an der Visite beteiligt. Oft führt sie die Visite auch allein durch (In diesem Fall wird sie auch als „Pflegevisite zur Selbstreflexion" bezeichnet.).

Einige fordern speziell für die Durchführung der Visite eine besondere Qualifikation, wie z. B. umfangreiches aktuelles Fachwissen sowie organisatorische und soziale Kompetenz (Jürgen, 2002). Das ist besonders in dem Fall, wenn die Visiten von Pflegenden durchgeführt werden, die die Bewohner schon gut kennen, wichtig. Es fehlt dann häufig die Objektivität in der Einschätzung.

An dritter Stelle steht die Leitungskraft, welche die Bezugspflege begleitet. Dabei stehen die PDL und die WBL/STL häufig gleichberechtigt in der Tabelle mit Ausnahme des ambulanten Bereiches. Im ambulanten Bereich werden Pflegedienstleitungen auch auf Grund der flacheren Hierarchien im Bereich der Pflegevisiten häufiger aktiv als in der stationären Pflege. Sie erhalten so einen Überblick über das Pflegeverständnis der Mitarbeiter, die Pflegequalität und die Zufriedenheit der Pflegekunden. Außerdem erhalten sie neben den Informationen aus dem Erstgespräch auch einen Einblick in den aktuellen Pflegebedarf (Bleck, 1994; Uhde, 1996; Kämmer, 2000; Rathmann, 2004).

Angehörige werden als Teilnehmer häufiger erwähnt als Pflegefremde. Pflegefremde nehmen nur sehr selten an Pflegevisiten teil. Andere Berufsgruppen oder Angehörige nehmen nur teil, wenn es die Situation erfordert oder es der Betroffene wünscht.

Im ambulanten Bereich sind Angehörige durch die Einbindung in die direkte Pflege häufiger Teilnehmer an Visiten als im Krankenhaus oder in der stationären Pflege. In der stationären Pflege ist der Anteil an Demenz Erkrankten sehr hoch. Kuhn (2008) stellt die Situation der Angehörigen in einem Pflegevisitengespräch anschaulich dar. Sie sind Stellvertreter und Betroffene gleichzeitig. Sie können z. B. dabei helfen, das Wohlbefinden einzuschätzen, andererseits aber auch dazu beitragen, dass sich der Betroffene wohl fühlt. Sind die Angehörigen unzufrieden mit der Situation, kann sich das auch auf die Betroffenen auswirken. Hier sind Unterstützung, Beratung und Begleitung hilfreich. Angehörige können den Prozess der Eingewöhnung aber auch unterstützen, indem sie z. B. Hilfsmittel beschaffen, eine Bewertung der Einrichtung vornehmen und damit das Image der Einrichtung in der Öffentlichkeit mitgestalten (Kuhn, 2008).

Eine Sondersituation der Teilnehmerschaft stellt die Übergabe am Bett dar. Alle Pflegekräfte oder nur die Gruppe der Pflegekräfte, die eine bestimmte Patientengruppe in der Einrichtung/Krankenhaus der vergangenen und der folgenden Schicht betreut, nehmen an der Übergabe am Bett/Pflegevisite teil. In seltenen Fällen nimmt dort auch ein Mitarbeiter der Leitungsebene teil.

Christian (1994) und Baumann (1994) weisen darauf hin, dass leitende Pflegekräfte die Fachverantwortung in ihrem Bereich tragen. Leitet aber z. B. eine leitende Pflegefachkraft eine Einrichtung mit 180 Bewohnern, ist es ihr nach Müller (2006) nicht möglich, alle Bewohner selbst zweimal im Jahr zu visitieren. Aus diesem Grund hat auch nach Sträßner (2006, S. 64) die Heimleitung kein diesbezügliches Weisungsrecht. Die Pflegedienstleitung hat die Häufigkeit und die Anlässe durchzuführender Pflegevisiten nach pflichtgemäßem Ermessen zu definieren. Soweit Wohnbereichs- und Stationsleitungen Pflegevisiten durchführen, unterliegen sie einem Fremdbestimmungsrecht durch die Pflegedienstleitung.

Andere Autoren lehnen die Anwesenheit der Leitung bei einer Pflegevisite strikt ab. Ihnen fehle die Erfahrung der aktuellen direkten Pflege, da ihre Aufgaben im Managementbereich liegen. Ihre Teilnahme wäre in der Situation der Visite eher hemmend und würde von Patienten und Mitarbeitern als Kontrolle angesehen (Heering &Heering, 1994; Kellnhauser, 1995; Erdmann, 2001; Sträßner, 2008). Erdmann sieht Leitungskräfte als Teilnehmer bei der Pflegevisite nur in der Einführungsphase als sinnvoll an. Zusammenfassend lässt sich sagen, dass meistens die Bezugspflegekraft oder eine Leitungskraft die Pflegevisite durchführen. Seltener sind Angehörige oder andere zusätzlich mit anwesend. Die Tabelle zeigt die Hinweise aus der Literatur zu dem Thema. Die Anmerkungen zum Krankenhaus mit der Übergabe am Bett sind kursiv dargestellt.

ÜBERSICHT ZU DEN TEILNEHMERN AN DEN PFLEGEVISITEN AUS DER LITERATUR

Thema	Erschei-nungsjahr	Autor	Anmerkungen zu den Teilnehmern und Ergänzungen
PDL, STL, Pflegefremde	1981	Döpke-Paentz	Jede Oberschwester führt in ihrem Verantwortungsbereich Pflegevisiten durch, die dokumentiert und mit der Stationsschwester und in der Regel mit dem Stationsarzt ausgewertet werden. Die Ärzte sind aktive Partner.
PDL, WBL, Bezugspflege	1994	Bleck	Aus Zeitgründen soll nicht das ganze Pflegeteam teilnehmen. Sinnvoll ist es, die Fortbildungsbeauftragte mit einzubeziehen
Bezugspflege		Heering & H.	Keine Leitungskräfte
Bezugspflege	1995	Kellnhauser	Es sollte keine Pflegedienstleitung teilnehmen, da sie kein Experte in der direkten Pflege ist.
PDL, Bezugspflege		Bieg	*Pflegende, PDL und Patient sind Teilnehmer im Krankenhaus.*
Gesamtes Pflegeteam	1995	Heering	*Im Krankenhaus nimmt an der Übergabe am Bett das Pflegepersonal des Früh- und Spätdienstes teil.*
WBL, Bezugspflege	1996	Uhde	Sporadisch nehmen zusätzlich Auszubildende teil.
Bezugspflege, selten Angehörige, PDL oder Stationsleitung	1997	Augstein et al.	In Krankenhäusern nehmen selten Leitungskräfte und weniger als 60% der Angehörigen an Pflegevisiten teil.
PDL, Angehörige und Pflegefremde	1998	Stenzel	*2 Pflegefachkräfte und die zuständige Stationsleitung, bei Bedarf nehmen auch andere Berufsgruppen teil. Eine größere Teilnehmerzahl bedarf der Zustimmung des Patienten. Längerfristig kann sie von den Pflegenden allein durchgeführt werden.*
Bezugspflege		Löser	Eine visitierende und eine zuständige Pflegefachkraft nehmen im ambulanten Bereich teil.

Thema	Erscheinungsjahr	Autor	Anmerkungen zu den Teilnehmern und Ergänzungen
PDL, Bereichsleitung, Bezugspflege, Angehörige, Pflegefremde	1999	Barth	Bei Mikrovisiten nehmen nur die Bezugspflege und der Klient, bei Makrovisiten nahmen alle links benannten teil.
Bezugspflege, PDL oder WBL evtl. Pflegefremde	2000	Piehler	Mindestens drei Personen, Bewohner, Bezugsperson, PDL oder WBL oder andere Pflegefachkraft nehmen teil, bei Bedarf auch andere Berufsgruppen.
PDL oder WBL, Bezugspflege	2001	Müller	Die PDL oder WBL führt die Visite in der stationären Altenpflege mit der Bezugspflegekraft durch. Es kann auch ein Vier-Augen-Gespräch von PDL und Bewohner durchgeführt werden.
Bezugspflege, Angehörige		Brüggemann	Im ambulanten Bereich werden Angehörige einbezogen und unterstützt.
Bezugspflege, FK, STL		Erdmann	*Nur die Bezugspflegekraft oder eine andere Pflegekraft nehmen teil, in der Einführungsphase auch die Stationsleitung (Krankenhaus)*
PDL oder STL und Bezugspflege		Görres et al.	*An der Studie im Krankenhaus nehmen zusätzlich Auszubildende häufig, andere Berufsgruppen als die Pflege selten teil.*
Bezugspflege, PDL, WBL		Kämmer	Kollegiale Visite: 2 Fachkräfte Supervidierende Visite: Leitung und Fachkraft
PDL, Bezugspflege		Mogendorf	*PDL und die Mitarbeiter, die die vorgestellten Patienten betreuen, nehmen teil (Krankenhaus).*
PDL, Bezugspflege, Angehörige, Pflegefremde		Ratz	Neben der PDL, der betreuenden Pflegefachkraft, dem Patienten und dem Angehörigen können im ambulanten Bereich auch andere betroffene Personen hinzu gezogen werden.
Bezugspflege, Pflegefremde, Angehörige, Pflegeteam	2002	Raiß	Im Team der vertrauten Pflegefachkräfte wird die Visite mit leitenden Pflegefachkräften und Therapeuten, evtl. auch mit Angehörigen, mit dem Ziel durchgeführt, eine höhere Pflegequalität zu erreichen.
Bezugspflege, PDL		Igl et al.	Pflegefachkräfte mit fachlicher Kompetenz, möglichst die PDL oder speziell für diese Aufgabe qualifizierte Mitarbeiter, nehmen teil.
Bezugspflege, WBL, Angehörige	2003	Gültekin & Liebchen	Evtl. zusätzlich Vertreter der Physiotherapie, Vertreter der Ausbildungsstätten, konsiliarische Mitarbeiter, oder Angehörige nehmen teil.
PDL oder WBL und Bezugspflege		Hellmann & Kundmüller	Stationär: QB, PDL, WBL, Bezugspflege auf Wunsch Angehörige Ambulant: Immer Leitung und Pflegekraft.
PDL und/oder Bezugspflege		Thelen-Aster	Im ambulanten Bereich gibt es drei Möglichkeiten: Nur durch die PDL, PDL mit der Bezugspflegekraft während einer Tour oder separat zur Tour in der gleichen Besetzung.

Thema	Erschei-nungsjahr	Autor	Anmerkungen zu den Teilnehmern und Ergänzungen
PDL,WBL, Angehörige, Pflegefremde	2004	Althammer & Noßbach	Bezugspflege obligatorisch
Bezugspflege, PDL oder WBL evtl. Angehörige, Pflegefremde		Bölicke & Panka	Bezugspflegekraft und Visitierender (Leitung oder Kollege) plus evtl. Externe. Es nehmen nicht mehr als vier Personen teil.
Bezugspflege, evtl. WBL		Hollick	*Das ganze Team des Früh- und Spätdienstes nimmt teil.*
PDL, Bezugspflege		Hallensleben	PDL und andere Bezugspflegekräfte, Hausärzte und Therapeuten kommen eher selten (Ambulant).
PDL, Bezugspflege		Rathmann	Artikel über für und wider der Beteiligung der Pflegedienstleitung an der Pflegevisite im ambulanten Bereich.
Bezugspflege, Kollege oder PDL	2005	Ehmann	Auch mal Angehörige als Teilnehmer (ambulanter Bereich)
PDL, WBL	2006	Nenne	Auf Wunsch nehmen auch Angehörige und pflegefremde Berufsgruppen teil.
PDL		Horn	PDL führt die Visite durch.
PDL, Bezugspflege		Müller	Die Pflegedienstleitung nimmt jedes zweite Mal an der Visite teil.
Bezugspflege, FK		Panka	Besuch von mindestens zwei Personen.
PDL, WBL, Bezugspflege, QB, FK		Panka & Bölicke	*Mindestens 2 max. 3 Personen, davon WBL oder andere Pflegefachkraft, Qualitätsbeauftragte oder Pflegedienstleitung und weitere betroffene Person nehmen teil.*
Bezugs-pflegeteam		Bruver & Gerlach	*Bei der Übergabe am Bett in der Geriatrie nehmen alle Mitarbeiter des folgenden Dienstes teil, die anwesend sind. Die Bezugspflegekraft des vorigen Dienstes führt die Visite durch, die anderen Bezugspflegekräfte regeln den „Außendienst".*
STL, Bezugs-pflege und restl. MA		Wylegalla	*Bei der Übergabe am Bett in der Onkologie bekommen die Bezugspflegekräfte in der Übergabe die Informationen.*
Bezugspflege, Gruppen-pflege – bei Bedarf Angehörige		Hoh et al.	Die Stationsleitung bestimmt die Teilnehmer. In der Einführungsphase war die Unterstützung der Praxisbegleitung wertvoll. Es können auch Pflegeexperten oder Angehörige teilnehmen.

Thema	Erschei-nungsjahr	Autor	Anmerkungen zu den Teilnehmern und Ergänzungen
Bezugspflege ggfs. PDL, WBL	2007	v. Wied & Warmbrunn	Erfahrene Pflegefachkräfte, Mentoren, Pflegepädagogen oder QB, WBL oder PDL mit Bezugspflegekraft nehmen bei prozess- oder problembezogenen Visiten teil. Bei der Visite mit Kundenberatung PDL, Bezugspflege und nach Möglichkeit Angehörige.
PDL, WBL, Bezugspflege, Angehörige		Giebel	
Bezugspflege, Angehörige		Oleksiw	Bei Pflegevisiten bei Dementen sollte geprüft werden, wer an der Visite teilnimmt. Bei Angehörigen ist die Beziehung zu hinterfragen, ansonsten evtl. Betreuer, andere Bezugspersonen oder Kollegen aus anderen Bereichen.
PDL, WBL, QB Bezugspflege, Praxisanleiter		König	Interne Visiten von PDL, WBL oder FK teilweise auch gemeinsam. Externe Visiten von QB oder Praxisanleiter.
Bezugspflege	2008	Sträßner	Die Pflegevisite wird nicht notwendigerweise von der leitenden Pflegekraft wahrgenommen. Examinierte Pflegekräfte mit gesichertem aktuellen Wissensstand, langer Pflegeerfahrung und sozialer Kompetenz sollten sie durchführen.
Angehörige/Bezugsperson, Bezugspflege, WBL, QB, Hausdirektion		Kuhn	Bei der Pflegevisite mit Dementen wird der Angehörige oder die Bezugsperson eingeladen, die primär Pflegende, die Hausdirektion oder Wohnbereichsleitung. Die QB protokolliert das Gespräch und erstellt den Maßnahmenplan.
PDL, WBL, Bezugspflege, Angehörige, Gäste		Kämmer	Immer Bewohner und PDL, in der Regel WBL und Bezugspflege, optional Angehörige/Bezugspersonen, Gäste.
PDL oder WBL und Bezugspflege	2010	o.N.	Überprüfung der direkten Pflege wird von der Leitungskraft durchgeführt.
Bezugspflege		o.N. 1	Nach Schulung der Visite auch bereichsübergreifend oder als kollegiale Visite.
PDL, Bezugspflege, evtl. Angehörige		Kämper & Pinnow	Ggfs. mit Angehörigem, Bezugsperson oder Betreuer (Ambulante Pflege).
PDL, WBL, Bezugspflege, QB		Peth	Stationäre Pflege

Thema	Erschei-nungsjahr	Autor	Anmerkungen zu den Teilnehmern und Ergänzungen
		Panka & Stenzel	Auch Pflegevisitenbeauftragte
Bezugspflege, PDL, WBL, Angehörige, Pflegefremde		Hotop et al.	Immer die Bezugspflegekraft mit Einsatzleitung, Auszubildende und evtl. Angehörige (ambulant), Bereichsleitungen, wenn sie in der Pflege tätig sind, pflegefremde Mitarbeiter (stationär).
Bezugspflege	2011	Kußmaul	Ein einrichtungsinternes Team führt Visiten dort durch, wo es nicht tätig ist.
Bezugspflege		Mybes	Pflegefachkraft mit besonderen Schulungen ist zu empfehlen.
Bezugspflege und ggf. Angehörige		Nett	(ambulant)

Tab. 4: Übersicht der Teilnehmer an den Pflegevisiten aus der Literatur

5.1.1.2

ZEITDAUER DER PFLEGEVISITEN

In der Tabelle ist ein Durchschnitt bei der Zeitdauer von 60 Minuten zu erkennen. Neben dem Besuch vor Ort ist noch der Zeitaufwand für die Vorbereitung und die Erstellung des Berichtes sowie die Abarbeitung der fest gelegten Maßnahmen samt Kontrolltermin und statistischer Erfassung zu berücksichtigen. Bei manchen Zeitangaben werden die Vor- und Nachbereitung nicht inkludiert. Daher kommen die teilweise geringeren Zeiten.

Da oft nicht der Inhalt beschrieben ist, lassen sich aus den Zeiten keine Rückschlüsse auf dieselben ziehen.

Ein Sonderfall ist auch hier wieder die Übergabe am Bett, die für jeden Patienten wenig Zeit lässt. In den Texten wird nicht beschrieben, wie viele Patienten auf einem Bereich/einer Station liegen und wie viele in dem angegebenen Zeitraum visitiert/besucht werden. Die Zeiten für eine Übergabe am Bett zeigen einen Spielraum von 30 bis 60 Minuten auf.

Weitere Kommentare zur Zeitplanung: Ein klarer Zeitraum ist vorzugeben (Kämper & Pinnow, 2010). Er sollte grob umrissen und nicht von Eile geprägt sein (Althammer & Noßbach, 2004). Die Länge ist nach Bedarf festzulegen. Sie ist abhängig von den Bedürfnissen und dem Grad der Pflegebedürftigkeit (Hellmann & Kundmüller, 2003). Der Zeitaufwand ist nicht exakt festzulegen. Durchschnittswerte in der Praxis liegen bei 30-60 Minuten im Krankenhaus je Patient (Sträßner, 2006). In diesem Fall ist nicht die Übergabe am Bett gemeint. Eine Pflegevisite sollte kein langer Kontrollbesuch von bis zu zwei Stunden sein (Koch, 2006).

Zusammenfassend lässt sich sagen, dass allen Autoren bewusst ist, dass es für die Durchführung der Pflegevisite keine vertraglich extra verhandelten Zeiten (Minutenwerte) gibt. Der Zwiespalt, möglichst wenig Zeit zu verbrauchen, aber effektiv zu arbeiten, wird aus den Texten deutlich. Zeitdruck und Eile beeinflussen die Ergebnisse der Pflegevisite negativ. Es ist sinnvoll, mit Durchschnittswerten zu arbeiten. Je nach Inhalt (Fragenzahl) und Art der Protokollführung (Ankreuzfragen oder Freitext) ist die Durchführungszeit von der Pflegedienstleitung zu beeinflussen. Anbei eine Übersicht über die Angaben in der Literatur.

ZEITDAUER DER PFLEGEVISITEN AUS DER LITERATUR

Thema	Erschei-nungsjahr	Autor	Anmerkungen zur benötigten Zeit je nach Einrichtungstyp
60 Min.	1994	Bleck	
60 Min.	1995	Heering	1 Stunde für die ganze Übergabe am Bett im Krankenhaus
30-60 Min., selten über 90 Min.	1997	Augstein et al.	Untersuchungsergebnis Studie Krankenhaus
30 Min.	1998	Stenzel	Krankenhaus
Weniger als 60 Min.	2000	Piehler	Mehr als eine Stunde Dauer wurde in einer Studie in Heimen als zu lange angesehen.
Weniger als 30 Min.	2001	Müller	Mind. 20 Min. pro Bewohner im Heim.
90-120 Min.		Kämmer	Ca. 100 Min. incl. Vor- und Nachbereitung
30-60 Min.		Mogendorf	Die PDL führt im Krankenhaus erstens eine pflegerische Fallbesprechung alle 14 Tage in 30-45 Min. anhand der Dokumentation durch.
Über 90 Min.		Ratz	15 Min. Vorbereitung, 60 Min. Gespräch, 30 Min. Auswertung
20-25 Min.	2003	Gültekin & Liebchen	20-25 Min., 3-4 Pflegeempfänger pro festgelegtem Visitentag ambulant und stationär

Thema	Erschei-nungsjahr	Autor	Anmerkungen zur benötigten Zeit je nach Einrichtungstyp
60-90 Min.	2004	Panka & Bölicke	1-1,5 Std mit Vor- und Nachbereitung. Die Dauer ist abhängig von der Gestaltung des Bogens.
40-60 Min.		Hallensleben	40-60 Min. sollte der Besuch beim Patienten dauern.
60-120 Min.		Schank	1-2 Stunden
60-90 Min.	2005	Ehmann	
30-90 Min.	2006	Nenne	
60 Min.		Horn	Stationäre Pflege, 30 Min. wenn nur die Dokumentation überprüft wird.
10-15 Min.		Koch	10-15 Min. pro Patient incl. Dokumentation, 5-6 Patienten in 1 Stunde
60-90 Min.		Panka & Bölicke	In der Einführungsphase reichte die ange-strebte Zeit von 1-1,5 Stunden nicht aus.
Ziel 30 Min.		Bruver & Gerhard	Die Übergabe am Bett dauert für die gesamte Station 30 Minuten.
Max. 45 Min.		Wylegalla	Die Übergabe am Bett dauert für eine Gruppe max. 45 Minuten.
Unter 60 Min.		Hoh et al.	Bei Einführung war ca. 1 Stunde geplant, die Zeit wurde danach kürzer. 2001 ca. 40 Min., 2002 ca. 25 Min.
60-120 Min.	2007	Giebel	2-3 Stunden incl. Vor- und Nachbereitung im Heim
15-30 Min.		Oleksiw	15 bis 30 Minuten werden empfohlen
30-60 Min.		König	Interne Visite max. 30 Min.
			Externe Visite max. 60 Min.
45-90 Min.	2008	Kuhn	Pflegevisite bei Menschen mit Demenz
90-120 Min.		Kämmer	Für die komplette KK-Visite
30-45 Min.			Für die kleine KK-Visite
45-60 Min.	2010	o.N.	Maximal 45-60 Min. bei der Überprüfung der direkten Pflege
60 Min.		Peth	Durchschnittlich 1 Stunde
60 Min.		Panka & Stenzel	Erfahrungswert aus der Langzeitpflege incl. Berichterstellung
30 Min. oder schneller		Hotop et al.	Mit einiger Übung auch schneller
90-120 Min.	2011	Kußmaul	

Thema	Erschei-nungsjahr	Autor	Anmerkungen zur benötigten Zeit je nach Einrichtungstyp
15 Min. und länger		Nett	Eine Dokumentationsvisite sollte im ambulanten Bereich 15 Minuten nicht überschreiten. Eine Einschätzung der Dauer einer Visite mit Zufriedenheitsbefragung ist nicht einzuschätzen. Eine Tourenvisite dauert nicht länger als die Tour ohne Visite.

Tab. 5: Dauer der Pflegevisiten nach Angaben aus der Literatur

GÜNSTIGSTE TAGESZEIT FÜR EINE VISITE

In der Literatur gibt es wenige Angaben zum idealen Zeitpunkt der Durchführung einer Pflegevisite. Der einzige klar festgelegte Zeitraum ist bei der Übergabe am Bett zu finden. Es ist die Übergabezeit zwischen Früh- und Spätdienst. Zeitlich differiert aber auch dieser Zeitraum je nach Schichtende und -beginn.

Im ambulanten Bereich werden Terminabsprachen u.a. mit Angehörigen präferiert. Ansonsten wird oft die normale Zeit in der geplanten Tour genutzt. Im stationären Altenpflegebereich sind Angaben am Vormittag zu finden. Der Zeitraum reicht hierbei von 9.30 Uhr bis 12.00 Uhr. Auch ein Losverfahren mit freier Zeitwahl durch die WBL wird beschrieben.

Im Krankenhaus werden in der Studie von Görres (2002) mögliche Zeiten am Mittag und Nachmittag und selten am Abend beschrieben. Die Stationsleitung ist dabei für die Schaffung der Rahmenbedingungen verantwortlich, die einen möglichst ungestörten Verlauf gewährleisten sollen (Hoh, Asdre, & Maggauer, 2006, S. 259).

Zusammenfassend lässt sich sagen, dass der günstigste Zeitraum für eine Pflegevisite der Zeitraum ist, in dem der Betroffene und der Visiterende Zeit, Ruhe und keine Ablenkung haben. Beide sollten sich auf die Visite vorbereiten können. Bei dem Betroffenen ist dabei der Gesundheitszustand zu berücksichtigen. Häufig lässt sich eine Pflegevisite in den späten Vormittag oder nach der Mittagsruhe platzieren, wenn alle Behandlungen und Freizeitangebote abgeschlossen sind. Die Wochenenden bieten sich dabei für Pflegevisiten mit den Angehörigen an. In der folgenden Tabelle sind die Angaben aus der Literatur mit den Besonderheiten dargestellt.

ANGABEN FÜR DIE GÜNSTIGSTE ZEIT FÜR EINE VISITE IM LAUFE DES TAGES

Thema: Günstigste Zeit im Laufe des Tages:	Erscheinungsjahr	Autor	Anmerkungen zur günstigsten Visitenzeit
Übergabe	1995	Heering	Krankenhaus
Nach Wunsch, Terminabsprache	1998	Löser	Im ambulanten Bereich wird der Termin mit den Betroffenen und evtl. mit den Angehörigen abgesprochen.
Zwischen 9.30 und 11.30 Uhr	2000	Piehler	Günstigster Zeitpunkt im Heim.
mittags, morgens und abends	2002	Görres et al.	Untersuchungsergebnis im Krankenhaus: ¼ der Befragten führten sie mittags, ⅛ morgens und wenige abends durch
Übergabezeit	2003	Gültekin & Liebchen	Vom Früh- zum Spätdienst
Übergabe	2004	Hollick	Teil der normalen Übergabe, Gerontologie
11-12 Uhr	2005	Ehmann	In der stationären Pflege, in der ambulanten Pflege bei der normalen Tourenzeit oder durch PDL nach Absprache
Festes Zeitraster über die Wochentage	2006	Koch	z. B. donnerstags Zimmer 1-3
Nach Wunsch der WBL		Panka & Bölicke	Der Zeitpunkt wurde nach Auslosung des Wohnbereiches von der WBL ausgewählt.
Übergabezeit		Bruver & Gerhard	Übergabezeit zwischen Früh- und Spätdienst
Ab 14 Uhr		Wylegalla	Übergabezeit zwischen Früh- und Spätdienst
Zwischen 10 und 14 Uhr	2008	Kuhn	Ein fester Tag in der Woche 3 Visiten 10, 12, 14 Uhr
	2007	König	Während der Pflegetätigkeit, oder bei der ambulanten Tour oder nach der Pflegetätigkeit
9.30-11.30 Uhr	2010	Piehler in Peth	Bei Angehörigenteilnahme sollten Abend- oder Wochenendtermine möglich gemacht werden.

Tab. 6: Angaben für die günstigste Zeit für eine Visite im Laufe des Tages

ANGABEN ZUM UMFANG DER PFLEGEVISTIEN

Bis heute besteht kein Konsens über den notwendigen Umfang der Pflegevisiten. Jede Pflegedienstleitung hat den Umfang der Pflegevisiten selbst zu verantworten. Je mehr Informationen gesammelt werden, umso schwieriger wird die zeitnahe Umsetzung der Verbesserungsbereiche. Im schlimmsten Fall ist der Bewohner schon verstorben. (Althammer & Noßbach, 2004). Ein überfrachtetes Pflegevisitenprotokoll hat auch Einfluss auf die Compliance der Mitarbeiter. Es wirkt eher abschreckend und motiviert nicht dazu, das Instrument regelmäßig anzuwenden (Weigert, 2010).

Andererseits ist es auch nicht sinnvoll, alle Informationen auf einer Seite mit Ankreuzfragen zu komprimieren. Das macht die Pflegevisite zu oberflächlich und kann ebenso nicht zu individuellen Auswertungen führen. Eine echte Zufriedenheitserfassung ist dann, wenn sich nur an die Fragen gehalten wird, nicht mehr möglich.

In der Tabelle werden Pflegevisiten mit einem Umfang von einer bis zu 21 Seiten beschrieben. Der Durchschnitt liegt bei fünf Seiten. Es werden verhältnismäßig wenig Angaben zu Umfängen der Visiten in der Literatur festgehalten. In Zeitungsartikeln sind oft nur Auszüge abgedruckt, und der wahre Umfang nicht immer zu erkennen. Anzumerken ist ebenfalls, dass die Seitenzahl nicht unbedingt etwas über den Inhalt aussagt. In einer Tabelle können z. B. mehr Inhalte abgefragt werden als in einem Fließtext.

Einige Visiten sind modular aufgebaut. Das bedeutet, dass das Maximum viele Seiten hat, aber das Maximum nicht immer genutzt wird aber genutzt werden soll. Zu erwähnen ist ebenfalls, dass viele Visiteure ihre Visiten nicht auf Protokollen festhalten. Sie nutzen den Pflegebericht zur Dokumentation. Hallensleben (2004) meint dazu: Eine Checkliste ist beim Audit notwendig, bei der Pflegevisite nicht unbedingt.

Zusammenfassend lässt sich sagen, dass die meisten Pflegevisiten mit einem Protokoll durchgeführt werden. Ausnahme sind hier wieder die Übergaben am Bett. Als die modularen Pflegevisiten noch nicht thematisiert wurden, gab es in den Einrichtungen nur ein Pflegevisitenprotokoll, welches möglichst viele Inhalte erfassen sollte. Aus diesem Grund wurden viele Protokolle sehr lang. In neuerer Zeit steigt die Tendenz, modular zu arbeiten und je nach Situation die Inhalte auszuwählen. So hat z. B. die Pflegevisite bei einem Bewohner nach Neueinzug andere Schwerpunkte als z. B. bei einem Bewohner mit Wunden. Bei dem Ersten wird das Modul Neueinzug mit Schwerpunkten auf Anamneseerstellung und Risikoerkennung genutzt, beim Zweiten ein Modul Wunde.

Eine andere Möglichkeit ist die regelmäßige Anpassung der Visiteninhalte an die Situation des Hauses. So kann z. B. ein Rahmen festgelegt sein (10 Fragen zur Dokumentation, 10 Fragen zur Zufriedenheit usw.). Dieser Rahmen hilft einerseits, die Zeiten nicht unendlich auszudehnen und andererseits, eine Bewertung leichter zu erstellen (Ziel z. B. alle 40 Fragen mit Ja zu beantworten). Nach einer externen Prüfung oder einem internen Audit in einer stationären Pflegeeinrichtung können dann die Ergebnisse in die Visitenformulare einfliessen. So könnten die Fragen zur Dokumentation verändert werden. Ergibt die Visite, dass auf jedem Stammblatt z. B. die Kostform notiert wurde, heißt das, dass dieser Prozess im Haus fehlerfrei läuft. So kann die Abfrage aus dem Visitenprotokoll entfernt werden.

Der Gesamtzeitrahmen incl. Vorbereitung und erste Nachbereitungen sollte 1-2 Stunden nicht überschreiten. Sie ist sonst im Arbeitsalltag nicht ohne weitere Zeitzugabe zu integrieren und findet dadurch wenig Akzeptanz bei den durchführenden Pflegenden. Im Folgenden ist eine kurze Übersicht aus der Literatur angefügt.

ANGABEN ZUM UMFANG DER PFLEGEVISITEN

Thema: Seitenzahl	Erscheinungsjahr	Autor	Anmerkungen zu den Inhalten der Seiten und andere Anmerkungen
1	2000	Piehler	Siehe Muster im Artikel
3	2001	Müller	Stationär
4		Kämmer	Musterprotokolle im Zeitungsartikel
2-11	2003	Gültekin & Liebchen	9 Seiten aus Modulen für die Risikobereiche und zwei Seiten als Basisvisite
4		Hellmann & Kundmüller	Stammdaten, Dokumentationsvisite, Zufriedenheitsbefragung, Umgebungsvisite und Personalüberprüfung, Kurzform zur Überprüfung der Station/des Wohnbereiches z. B. auf Hygiene und Ordnung
2			
1		Ratz	Siehe Muster im Artikel
3	2004	Panka & Bölicke	Teil 1 als Protokoll mit Deckblatt, Dokumentationskontrolle, Beobachtung und Zufriedenheitsabfrage
3			Teil 2 als Bericht mit Ergebnisbeschreibung
5	2005	Ehmann	Stationär incl. 1 Seite Auswertung
3			Ambulant supervidierend (PDL allein)
5			Ambulant supervidierend mit Pflegekraft
5			Nur Dokumentationsvisite (amb. und stat.)
4			Überprüfung direkter Pflege (Pflegebesuch)
2-15	2006	Koch	Zwischen 2- bis 15-seitigen Dossiers ist in Heimen alles zu finden.
2		Panka	Zwei DIN A4 Seiten mit 4 Modulen
6		Nenne	4 Seiten zur pflegerischen Situation, 1 Seite Befragung des Bewohners, 1 Seite Auswertung
5		Panka & Bölicke	1 Seite als Anleitung, 4 Seiten Protokoll

Thema: Seitenzahl	Erschei- nungsjahr	Autor	Anmerkungen zu den Inhalten der Seiten und andere Anmerkungen
3	2007	König	Siehe Muster im Buch
1 (13)	2008	Kuhn	Eine Seite Maßnahmenplan, zu jeder AEDL eine Seite Erläuterungen über Erfordernisse
Mind. 1 S.		Kämmer	Im Buch nur ein Muster mit 13 fokussierten Visiten von je einer Seite
1	2010	o.N.	Überprüfung direkter Pflege (Muster)
1		o.N.1	Checkliste für die Bewohnervisite (Muster)
6		Kämper & Pinnow	Ambulant incl. Deckblatt und Auswertung
2			Mitarbeitervisite ambulant
3			Mikrovisite (Dokumentation, stationär)
6			Makrovisite mit Besuch und Umfeldanalyse (stationär)
2		Peth	Problembezogene Visite mit Fallbesprechung
5		Panka & Stenzel	Basisvisite mit Dokumentationskontrolle, Stammdaten, Umgebungsvisite, körperlicher Visite, Zufriedenheitsbefragung/Beobachtung, Auswertung
Je 1 Seite			Visitenmodule für Risikobereiche oder Exper- tenstandards
4-21	2011	Kußmaul	Je nach Modulzusammenstellung. Mögliche Pakete: Pflegeplanung, Risikomanagement, Begleitende Planung (Behandlungspflege), so- ziales Umfeld, Expertenstandards, Seelsorge, Sterbebegleitung

Tab. 7: Angaben zum Umfang der Pflegevisiten

ART DER DOKUMENTATION VON PFLEGEVISITEN

Löser weist im Jahr 2000 im Rahmen der Einführung von Pflegevisiten darauf hin, dass es generell zwei Beschaffungsarten für Pflegevisitenprotokolle gibt. Die erste ist, fertige Unterlagen oder EDV-aufbereitete Datenbanken bei den entsprechenden Anbietern der Dokumentations- bzw. EDV-Systeme zu erwerben oder die Erstellung eigener Dokumente. Das Erwerben geht am schnellsten und erfordert keinen großen Personal- und Zeitaufwand. Vielfach entsprechen die dort festgehaltenen Vorgaben aber nicht den Erfordernissen des Hauses. Die zweite Variante ist zeit- und personalintensiv, wenn die Teammitglieder mit einbezogen werden. So kann sich aber auch das Unternehmen aus Qualitätsmanagementsicht profilieren und die unternehmenseigenen Probleme bearbeiten.

Es wurden Visitenformen über fertige Programme oder Programmteile angeboten. Um den Dokumentationsaufwand gering zu halten, haben erste Firmen z. B. OPAS (Althammer & Noßbach, 2004) begonnen, die Pflegevisite als Module in ihr Dokumentationsprogramm zu integrieren oder einzelne Bausteine anzubieten. Die grundsätzlichen Prozesse wie ein Formblatt und Protokolle werden vom Programm zur Verfügung gestellt. Vorgaben werden beantwortet und Maßnahmen geplant. Die neuen Maßnahmen können sofort mit den alten verglichen werden (siehe auch Kapitel 2.1 Geschichte der Pflegevisite).

Die Auswertung ist wesentlich leichter, da die verschiedenen Erhebungen sich einfacher vergleichen und Bewohnerbesuche besser planen lassen. In einem übergreifenden Terminkalender können langfristige Planungen und Einladungen für Bewohner und Angehörige per Knopfdruck erstellt werden (Althammer & Noßbach, 2004).

Daneben existieren selbst am Computer gestaltete Formulare und Auswertungsmasken über Text- und Tabellenkalkulationsprogramme. Besondere Kosten fallen für die EDV-Anwendungen meist nicht an. Wird die Dokumentation über Schreib- oder Tabellenkalkulationsprogramm durchgeführt, sind die in den meisten Einrichtungen für andere Zwecke angeschafft worden oder kostenlos erhältlich. Wird eine spezielle Pflegesoftware verwendet, muss evtl. für ein Modul Pflegevisite extra bezahlt werden. Evtl. ist es aber bald ein Standard und wird nur bei einem Update kostenfrei mit aufgespielt.

Aus der Tabelle ist ersichtlich, dass 2002 eine andere Ansicht herrschte. Raiß meint, dass die Dokumentation der Pflegevisiten per EDV noch kein Thema für Anbieter elektronischer Informationssysteme wäre. Evtl. hatte sich das Angebot, die Pflegevisite über die EDV abzubilden, noch nicht in der Öffentlichkeit herumgesprochen.

Die häufigste Nutzung bei den Visiten ist weiterhin das Papier. So können ohne weitere Technik, die evtl. im Gespräch hinderlich oder gar abschreckend wäre, eine Checkliste mit Protokoll oder ein Notizzettel zum Klientenbesuch mitgenommen und dort sofort ausgefüllt werden. Wenn Auswertungen stattfinden, erfolgen diese teilweise über Computerprogramme.

Zusammenfassend lässt sich sagen, dass die Dokumentation während des Besuches beim Klienten meist in Papierform erfolgt. Die Erstellung des Protokolls und die Auswertung finden häufig in EDV-Form statt. Immer häufiger nehmen Pflegesoftwarehersteller sich dem Thema „Integration der Pflegevisite" in Ihrer Dokumentation an. Durch die Verschiedenartigkeit von Pflegevisiteninhalten ist das kein leichtes Unterfangen und erfordert von den Firmen eine hohe Flexibilität. Es folgt eine kleine Tabelle mit Angaben aus der Literatur.

ART DER DOKUMENTATION BEI PFLEGEVISITEN

Thema: Art der Dokumentation: PC/Papier	Erscheinungsjahr	Autor	Anmerkungen zur PC- oder Papierdokumentation
PC-Dokumentation	2000	Löser	Es gibt die Möglichkeit über EDV-aufbereitete Datenbanken bei Anbietern die Dokumentationssysteme zu erwerben.
	2002	Raiß	Die Umsetzung der Pflegevisite ist derzeit noch kein Thema bei Anbietern elektronischer Pflegeinformationssysteme. Das liegt nicht an den technischen Möglichkeiten sondern an der Nachfrage, die das Angebot regelt. Vorzustellen wäre ein Kalendersystem, auf das alle Teilnehmer zugreifen können, ein einmaliges Eingeben der Daten mit Verknüpfungen zu den notwendigen Stellen und statistische Auswertungen. So können auch schnell Ergebnisprotokolle für Bewohner und deren Angehörige erstellt werden.
	2004	Althammer & Noßbach	Das Formblatt und den Fragebogen stellt das Programm bereit. Ein Terminkalender ist integriert. Mobile Eingabegeräte sind zu empfehlen, um vor Ort die Daten zur Verfügung zu haben.
	2008	Kämmer	Die Ergebnisse können mit Excel ausgewertet werden
	2010	Panka & Stenzel	Auswertung mit Exceltabellen als z. B. Jahresübersicht
	2011	Kußmaul	Die modulare Pflegevisite liegt als Datei vor. Sie kann von gängigen Office-Programmen geöffnet und bearbeitet werden.
Dokumentation in Papierform	1996	Paul	Fragebogen
	2000	Piehler	Papierform, aber im PC erstellt (Mischform)
	2001	Müller	
		Mogendorf	Zuerst wurde im Krankenhaus ein Protokoll geführt, nach der Implementierung wurde nur noch im Bericht dokumentiert.
	2002	Jürgen	Veränderungen und Ergebnisse sollten in protokollierten Dienstbesprechungen dokumentiert werden.

Thema: Art der Dokumentation: PC/Papier	Erscheinungsjahr	Autor	Anmerkungen zur PC- oder Papierdokumentation
Dokumentation in Papierform	2003	Hellmann & Kundmüller	Die Checkliste Pflegevisite ist mit dokumentenechtem Schreibgerät zu nutzen.
		Hallensleben	Eine Checkliste ist im ambulanten Bereich nicht unbedingt notwendig, aber ein Notizzettel.
	2004	Bölicke & Panka Schank	Die Visitierten sollten selber die Chance erhalten, etwas in ihre Berichte schreiben zu können und nicht nur die Dokumentation gezeigt bekommen.
	2006	Panka Nenne	Zwei DIN A4 Seiten
	2007	Giebel	
	2008	Kuhn	
	2010	Peth Kämper & Pinnow o.N.	

Tab. 8: Art der Dokumentation von Pflegevisiten

FORM UND DER AUFBAU DER PFLEGEVISITEN

Die Form der Visiten ist, wie in der folgenden Tabelle ersichtlich, unterschiedlich. So werden einfache Checklisten zum Ankreuzen mit ja/nein-Möglichkeiten bis hin zu ausgefeilten Punkt- und Bewertungssystemen verwandt. Je weiter die Zeit fortschreitet (siehe Tabelle 9), umso mehr werden für den Aufbau Modulsysteme genutzt. Dabei gibt es teilweise Basismodule, die ergänzt werden, oder Module, die aus einem großen Angebot ausgewählt und kombiniert werden. Swoboda (2006) schreibt dazu: „Es bieten sich für die Pflegevisite standardisierte Protokolle und Checklisten an. Daran, was jenseits von personen-, gesprächs- und dokumentationsbezogenen Ergebnissen protokolliert werden soll, scheiden sich die Geister".

Bei einigen Autoren werden die Pflegevisiten in ein Qualitätsmanagementsystem eingebunden und haben in ihren Verfahrensanweisungen und Formularen Kopf- und Fußzeilen, an denen sich z. B. der Ersteller, die Versionsnummer, die Gültigkeit und die Freigabe ablesen lassen.

Koch (2006) hat zur Form der Visiten eine eigene Vorstellung: „Die Pflegevisiten sollten Parameter überprüfen, die häufig Probleme bereiten, die mit hohen Risiken verbinden oder sehr kostenintensiv sind. Sind diese Punkte in einer Einrichtung erfüllt, kann auf eine formal strenge Pflegevisitenform verzichtet werden. Die täglichen Kontakte zu den Pflegenden müssen dann dazu genutzt werden, eine kontinuierliche Evalutation und Prozessanpassung im Alltag vorzunehmen. Die Geisterdiskussion um starre Formen muss aufgegeben werden. (...) Nur der charakteristische Kern, der persönliche Kontakt mit dem Pflegebedürftigen, um den bestmöglichen Weg in seinem Pflegeprozess zu finden, darf nicht verloren gehen. Die Pflegevisite verträgt keine Sonderdokumentation. Sie muss auch im Berichtsblatt vorgenommen werden. Alle wichtigen Informationen gehören an einen Ort. Sonst ergibt sich das Problem der steigenden Fehlerquote."

Im Bericht sollte nach Koch (2006) die „BEK-Regel" eingehalten werden: „Betont, einfach und kurz. (...) Einfach heißt, direkt und verständlich zu sein". So kann im Bericht die Pflegevisite mit „PV" abgekürzt und umrahmt werden und der Inhalt strukturiert sein. So sollte zuerst das Ereignis beschrieben, die Interpretation vorgenommen und die Schlussfolgerung erkennbar sein. Kurze Sätze und die Verwendung von einheitlichen Abkürzungen (z. B. Bew. für Bewohner) erläutern den restlichen Teil der BEK-Regel."

Zusammenfassend wird erwähnt, das der Aufbau der Visiten meist nach Themen sortiert ist. So gibt es meist einen Block zu Stammdaten (Teilnehmer, Datum, Anlass usw.), zur Dokumentation und zur Zufriedenheit. Bei der Modulvisite sind diese Themenbereiche dann separate Visiten. Am Ende der Visiten folgt dann ein Auswertungsteil, teilweise mit Maßnahmenplanvordruck.

Die Form ist meist die Textform mit Ankreuzmöglichkeiten oder Freitextfeldern. Details sind in der folgenden Tabelle zu erkennen.

FORM UND AUFBAU DER VISITENPROTOKOLLE

Erschei-nungsjahr	Autor	Form und Aufbauerläuterungen
2000	Piehler	14 Themen von der Vorbereitung bis zur Nachbereitung mit Freitext und Ankreuzmöglichkeiten: Ja /Nein (mit Begründung)
2001	Kämmer	Checklisten zum Ankreuzen ja/nein und Freitext
	Ratz	5 Punkte und die Stammdaten werden dokumentiert (Ambulant)
2003	Gültekin & Liebchen	Großer Anteil Risikobewertung mit Gesamtpunktzahl und Soll-punktzahl, 2 Seiten Basis mit Bewertung a, b, c oder ja/nein. Zusätzlich Checkliste zu Pflegevisiten im Allgemeinen mit Bewertung und Punkten
	Hellmann & Kundmüller	1 seitiger Standard nach Donabidian, Verfahrensanweisung mit Vorbereitung, Durchführung, Nachbereitung, Checklisten: ambulant und stationär, Umgebung, Kurzvisite

2004	Bölicke & Panka	Protokoll mit Ankreuzmöglichkeiten und Freitext, Bericht mit verbindlichen Terminvorgabemöglichkeiten
2006	Panka	Protokoll mit 4 Modulen mit jeweils 10 Unterpunkten
	Nenne	4 Seiten, die mit ja/nein oder teilweise zu beantworten sind. Oder Freitextmöglichkeiten, auf der letzten Seite wird die Zielvereinbarung geschlossen
	Panka & Bölicke	Die Dokumentation wird nach vollständig oder fehlt bewertet, die Umgebungsvisite und die Zufriedenheitsbefragung mit Ja/nein, die körperliche Untersuchung mit zu unterstreichenden Mehrfachantworten.
2007	Giebel	2 Protokolle, eins für die Veränderungen der Pflegeplanung, eins für Kritik, Wünsche, Beratungsbedarf, Informationen für den Wohnbereich oder das Beschwerdemanagement.
	König	2 Protokolle ambulant/stationär 5 Unterpunkte: Umfeld/Zimmer/Hilfsmittel – Begutachtung – Zufriedenheit – Risikobereiche – Pflegedokumentation
2008	Kuhn	1 Seite Maßnahmenplan, zu jeder AEDL eine Seite Erläuterungen
	Kämmer	Kleine Visiten je 1 Seite mit Schwerpunkten und erfüllt/z.T. erfüllt und nicht erfüllt Kriterien. Große Visite: nur Muster im Buch mit Bewertung von 1-4. Dort werden die Pflegesituation und der gesamte Pflegeprozess hinterfragt.
2010	Kämper & Pinnow	Als Handbuchartikel mit Kopf- und Fußzeile.
	Stenzel	Für die Heime ist ein Basisformular mit den Kernbereichen und zusätzliche vertiefende Module zu empfehlen, wenn sich Mängelbereiche aufzeigen.
	Peth	Problemvisite mit vielen Freitextmöglichkeiten Makro- und Mikrovisite: Fragen mit ja/nein
	Panka & Stenzel	Pflegezustandsabfrage mit vielen Ankreuzmöglichkeiten 9 Module zur eigenen Komposition
	o.N. 1	Fragen zum Ankreuzen mit ja/nein
	Hotop et al.	Basismodul mit Ergänzungen
2011	Kußmaul	21 Module mit unterschiedlich vielen Unterpunkten. Sie sind in Fragen und passenden Messkriterien aufgeteilt. Jede Frage wird gewichtet: Normale Fragen zählen einfach, wichtige zweifach und sehr wichtige dreifach. Der Grad der Zielerreichung wird in Prozent definiert. Alle Fragestellungen, die nicht relevant sind, werden nicht berücksichtigt. Liegen die Gesamtergebnisse eines Moduls über 30 % unter den erforderlichen 100 %, wird dieser Bereich als kritischer Bereich ausgewiesen.

Tab. 9: Form und Aufbau der Visitenprotokolle

Häufigkeit der Durchführung von Pflegevisiten

Wie häufig Pflegevisiten durchgeführt werden, hängt von den einrichtungsinternen Festlegungen, den Inhalten und der Organisationsform der Nutzer ab. So wird eine Übergabe am Bett, die in einigen Einrichtungen auch als Pflegevisite bezeichnet wird, naturgemäß täglich zur Übergabezeit stattfinden. Ein- bis zweimal jährlich finden bei jedem Klienten laut nachfolgender Tabelle in neuerer Zeit die meisten Pflegevisiten im ambulanten und stationären Bereich statt.

Einige Pflegeeinrichtungen binden die Häufigkeit der Visiten an die Pflegebedürftigkeit. So gibt es z. B. in Sachsen in den Pflegesatzvereinbarungen konkrete Angaben für die Häufigkeit der Durchführung (siehe auch Kapitel 2.2.2):

Pflegestufe I = 1x jährlich, Pflegestufe II = 2x jährlich, Pflegestufe III = 4x jährlich und nach Bedarf.

Interessanterweise werden in den Einrichtungen, die sich nicht an diese Art von Vereinbarungen halten müssen, aber die Häufigkeit nach Pflegestufen einteilen, zwei unterschiedliche Herangehensweisen genutzt. Die einen nutzen die Methode, je pflegebedürftiger, umso häufiger verändert sich etwas im Pflegeprozess und umso häufiger muss eine Pflegevisite durchgeführt werden. Andere führen bei den Personen mit Pflegestufe eins am häufigsten die Visiten durch, um nicht zu übersehen, dass ein Pflegebedürftiger mehr Pflegebedarf hat. Hier spielt die Wirtschaftlichkeit die Hauptrolle.

Häufig sind in der Literatur nur Angaben über den Rhythmus der Visiten pro Station oder Wohnbereich zu finden, ohne das bekannt ist, wie viele Personen an dem Tag visitiert werden. So heißt es z. B.: Ein- bis zweimal im Monat auf allen Stationen im Krankenhaus oder einen Visitentag pro Monat im Heim.

Als Besonderheiten werden Visiten nach Einzug im Heim oder Aufnahme im Krankenhaus erwähnt. Auch Visiten kurz vor Entlassung aus dem Krankenhaus oder spontane Visiten bei Problemen oder Beschwerden zählen dazu. Diese finden dann nur aus diesem Anlass einmalig statt.

Zusammenfassend ist zu sagen, dass die Häufigkeit der Durchführung der Pflegevisite Einfluss auf die Effektivität hat. Findet sie nur einmal im Jahr statt, kann sie z. B. den Pflegeprozess nur in diesem Moment steuern. Sie hat in diesem Fall keine langfristige Wirkung. Der Pflegeprozess ist nicht nachhaltig zu steuern. Am Tag nach der Visite kann sich der Gesundheitszustand so verändert haben, dass die Angaben vom Tag zuvor nicht mehr gültig sind. Auch hier ist der Zwiespalt zwischen Zeitaufwand und Effektivität abzuwiegen. Sind die Ziele weiter gefasst (Auswertung der Ergebnisse für das ganze Haus, Umgebungskontrolle, Kontrolle des Wissensstandes der Mitarbeiter u. ä.), erweitert sich die Effektivität in diese Bereiche.

Je nach Bewohnerzahl und Anzahl der Mitarbeiter, die in der Lage sind, Visiten effektiv durchzuführen, muss z. B. in einer stationären Pflegeeinrichtung die Häufigkeit festgelegt werden. Bei der Häufigkeit müssen auch die Inhalte berücksichtigt werden. Eine Wundvisite ist meist schneller und häufiger durchzuführen als eine Zufriedenheitsbefragung. Eine komplette Pflegevisite, die nicht in Modulen durchgeführt wird, wird in Einrichtungen der stationären Altenpflege meist ein- bis zweimal im Jahr durchgeführt. Siehe auch in der folgenden Tabelle.

HÄUFIGKEIT DER DURCHFÜHRUNG VON PFLEGEVISITEN

Thema: Häufigkeit	Erscheinungsjahr	Autor	Anmerkungen zu den Häufigkeiten
Einmal jährlich	2007	Habermann & Biedermann	Einmal jährlich als gängige Praxis (ambulant).
		Giebel	Einmal jährlich unabhängig von der Pflegestufe.
		König	Einmal jährlich bei der externen Visite durch QB oder Berater.
	2008	Kuhn	Mindestens einmal im Jahr bei jedem Bewohner
	2010	Peth	Mikrovisite (nur Dokumentationskontrolle – stationär)
		Panka & Stenzel	1-2 mal jährlich
	2011	Panka & Bölicke	Teil 1 als Protokoll mit Deckblatt, Dokumentationskontrolle, Beobachtung und Zufriedenheitsabfrage Teil 2 als Bericht mit Ergebnisbeschreibung
		Kußmaul	Mindestens einmal jährlich bei allen.
		Nett	Tourenvisiten einmal jährlich (ambulant)
Zweimal jährlich	2001	Müller	Halbjährlich mit PDL oder WBL (stationär)
		Ratz	Bei längeren Einsätzen halbjährlich, bei kürzeren alle 3 Monate (ambulant)
	2003	Hellmann & Kundmüller	Halbjährlich und bei Problemen kurzfristig zusätzlich
	2004	Hallensleben	Halbjährlich und bei Problemen zusätzlich
	2005	Ehmann	Mindestens ein bis zweimal im Jahr bei jedem ambulanten Kunden
	2010	Kämper & Pinnow	In der Einführungsphase zur Bestandsaufnahme, dann seltener
		Panka & Stenzel	Das Modul 6 kann bei dementen Menschen 2 mal jährlich auch als Verlaufskontrolle angewendet werden
		Hotop	Öfter als zweimal jährlich (ambulant).
	2011	Nett	Dokumentationsvisiten halbjährlich

Thema: Häufigkeit	Erscheinungsjahr	Autor	Anmerkungen zu den Häufigkeiten
Quartalsweise	2006	Müller	Davon jedes zweite Mal mit Vorgesetztem
Alle 4 Wochen	1994	Bleck	Ein- bis zweimal im Monat auf allen Stationen im Krankenhaus und im ambulanten Bereich mit Schwerpunkt Grundpflege.
	1998	Löser	Bei längeren Pflegeverläufen einmal im Monat bis alle 6 Monate im ambulanten Bereich.
	2002	Raiß	Alle 4-8 Wochen soll eine ganzheitliche Betrachtung der Bewohner stattfinden.
		Jürgen	In der Langzeitpflege ist ein Intervall von ein bis zwei Monaten zu empfehlen.
	2003	Gültekin & Liebchen	Ein Visitentag pro Monat im Heim.
		Hellmann & Kundmüller	Die Pflegedokumentation monatlich prüfen.
		Thelen-Aster	Der vom MDK empfohlene Zeitrahmen von 4-8 Wochen wird von der Autorin nicht bei allen Patienten als sinnvoll angesehen. Nach dem ersten Besuch sollte individuell der nächste festgelegt werden (ambulant).
	2004	Hallensleben	Alle 1-2 Monate bis zu zwei Mal im Jahr (ambulant)
	2007	König	Auf jedem Wohnbereich/jeder Tour einmal monatlich durch PDL-interne Pflegevisite
	2010	Hotop et al.	Pflegeheim monatlich oder öfter
Einmal pro Woche	1998	Stenzel	An einem von der Station festgelegten Tag, bei Bedarf häufiger
	2003	Gültekin & Liebchen	Im Krankenhaus und in der ambulanten Pflege mit Behandlungspflege, 1 Visitentag pro Woche mit 3-4 Pflegeempfängern
	2005	Ehmann	In jedem Wohnbereich
	2006	Nenne	Im Wohnbereich
		Panka & Bölicke	Auf einem Wohnbereich mit Lossystem von der QB im Heim.
	2007	König	Durch WBL oder Tourenverantwortliche – interne Pflegevisite
		v. Wied & Warnbrunn	Stationär im Krankenhaus wöchentlich oder häufiger
	2010	Hotop et al.	Im Krankenhaus einmal pro Woche oder öfter

Thema: Häufigkeit	Erscheinungsjahr	Autor	Anmerkungen zu den Häufigkeiten
Einmal pro Tag	1995	Heering	Teil der normalen Übergabe
	1997	Augstein et al.	Krankenhaus: einmal am Tag ein Gespräch in ruhiger Atmosphäre
	2002	Görres et al.	Ergebnis der Krankenhausstudie: 31% einmal täglich, 23% einmal wöchentlich, 10,4% einmal im Monat, wenige 2-3 mal täglich
	2004	Hollick	Teil der normalen Übergabe
	2006	Heering	Im Rahmen der Übergabe
		Bruver & Gerhard	Im Rahmen der Übergabe
		Wylegalla	Im Rahmen der Übergabe am Bett (Onkologie)
	2007	v. Wied & Warmbrunn	postoperative Visiten täglich
Nach Pflegestufen	2000	Piehler	Pflegestufe III vierteljährlich (stationär)
			Pflegestufe II halbjährlich
			Pflegestufe I jährlich
	2010	Stenzel	stationär
Nach Einzug	2000	Piehler	Erste Visite vier Wochen nach dem Einzug
	2008	Kuhn	Sofort nach Einzug und 10 Wochen danach
	2010	Kämper & Pinnow	Ein festgelegter Zeitraum nach Aufnahme (ambulant).
		Panka & Stenzel	Zum Abschluss der Eingewöhnungsphase (stationär)
		Hotop et al.	Im Krankenhaus 24-48 Std. nach Aufnahme, im Heim und in der ambulanten Pflege innerhalb einer Woche nach Aufnahme.
	2011	Kußmaul	8 Wochen nach Einzug
Sonstiges	1999	Barth	regelmäßig
	2000	Piehler	Nach Pflegestufen und zusätzlich in Krisensituationen oder nach einem Krankenhausaufenthalt
	2001	Mogendorf	Im Krankenhaus alle 14 Tage durch PDL
	2010	Kämper & Pinnow	Im Rahmen des Entlassungsmanagements
Sonstiges	2010	Peth	Bei Problemen

Tab. 10: Häufigkeit der Durchführung von Pflegevisiten

ZEITLICHE RESSOURCEN FÜR DIE DURCHFÜHRUNG VON PFLEGEVISITEN

Zu den zeitlichen Ressourcen der Durchführenden von Pflegevisiten wird wenig geschrieben. In keinem Finanzierungsmodell, sei es stationär oder ambulant, wird die Pflegevisite mit einem Geld- oder Zeitwert hinterlegt und bei den Pflegekosten berücksichtigt. Meist übernimmt die Wohnbereichsleitung in der stationären Pflege die Organisation des Zeitkorridors für Pflegevisiten. Sie hat die Möglichkeit, dies über Pflegevisitenpläne oder über den Dienstplan durchzuführen.

In einigen Bundesländern werden Pflegevisiten in den Pflegesatzverhandlungen vereinbart (siehe Häufigkeit von Pflegevisiten), aber ohne nähere Differenzierung, wann und mit welchen Ressourcen sie durchzuführen sind (siehe Kapitel 2.2, Rechtliche Hintergründe). Außerdem sind die Angaben selbst innerhalb eines Bundeslandes schon unterschiedlich. Sie sind damit als Vergleichsangaben nicht zu verwenden.

In der folgenden Tabelle wird ersichtlich, dass eine vorherige Zeitplanung mit einer Mindestbesetzung sinnvoll ist und eine Reservierung von ca. 2 Stunden, um keinen Zeitdruck aufkommen zu lassen. Diese Angaben bestätigen sich auch mit den Angaben zur Häufigkeit (siehe dort).

ZEITLICHE RESSOURCEN FÜR DIE DURCHFÜHRUNG VON PFLEGEVISITEN

Erschei-nungsjahr	Autor	Art der Ressourcenplanung
1996	Uhde	Eine Mindestbesetzung auf Station muss gewährleistet sein und genügend examiniertes Personal, damit die Mitglieder der Pflegevisite losgelöst vom Stationsalltag ungestört visitieren können.
1998	Stenzel	Einmal pro Woche 2 Patienten mit jeweils 30 Minuten sind im Dienstplan einzuplanen. Bei vorhandenen Ressourcen können mehr eingeplant werden.
1999	Barth	Ein fester regelmäßiger Termin sollte im Dienstplan festgehalten werden
2001	Müller	Es ist sichergestellt, dass der Bezugsperson genügend Zeit zur Verfügung steht.
2003	Hellmann & Kundmüller	Die Anzahl der zu versorgenden Patienten sollte am Tag der Pflegevisite reduziert werden.
2004	Hollick	Teil der normalen Übergabe ohne extra Ressourcen.

Erschei-nungsjahr	Autor	Art der Ressourcenplanung
2006	Panka & Bölicke	WBL erhält dafür nach Auswahl extra Zeit.
	Bruver & Gerhard	Extra Zeit ist nicht notwendig.
	Wylegalla	Die Übergabe am Bett ist eher kürzer als die normale Überga-be, da sich nur die Gruppen die Informationen weitergeben. Extra Ressourcen nicht notwendig.
	Hoh et al.	Die Stationsleitung sorgt für die notwendigen Ressourcen.
2010	Peth	Die Pflegevisite muss im Dienstplan berücksichtigt werden.
	o.N.	Es sollte für ca. 2 Stunden eine bessere Besetzung eingeplant werden, damit kein Zeitdruck entsteht und der geprüfte Mit-arbeiter nach der Visite kurz durchatmen kann.

Tab. 11: Zeitliche Ressourcen für die Durchführung von Pflegevisiten

PLANUNG MIT HILFE EINER JAHRESÜBERSICHT

Angaben zu einer weitergefassten Planung der Durchführung der Pflegevisiten sind am wenigsten in der Literatur zu finden. Hier findet sich ein nicht ausreichend beschrie-bener wichtiger Bereich.

Viele empfinden, eine verbindliche Jahresplanung oder einen Zeitplan generell auf-zusetzen, als sinnvoll, um z. B. keinen Klienten zu übersehen. Einige nutzen dafür die EDV. Andere empfehlen eher eine mittelfristige Planung mit Raum für spontane Visiten.

Im Krankenhaus kann nur die Zeit für eine Visite, nicht aber der Patient, vorgeplant werden. Dazu ist die Verweilzeit zu kurz.

In der ambulanten und stationären Pflege ist eine verbindliche Jahresplanung durch die Verweildauer sinnvoll, aber nicht immer durchzuhalten. Sie muss kontinuierlich angepasst werden, wenn Bewohner versterben oder neue hinzukommen. Wird die Häufigkeit über die Pflegestufen definiert, müssen auch diese bei einer Veränderung der Pflegestufe angepasst werden. In der folgenden kurzen Tabelle sind die Literatu-rangaben zu diesem Thema dargestellt.

Planung von Pflegevisiten mit Hilfe einer Jahresübersicht

Erschei-nungsjahr	Autor	Art der Planung
2004	Althammer & Noßbach	Über die EDV
	Hallensleben	Mittelfristige Planung mit Raum für spontane Visiten
2005	Ehmann	Mit Pflegestufen, Anlässen und Namen der Mitarbeiter
	Panka & Bölicke	Planung durch die QB, die wöchentlich die Visiten durchführt.
2007	v. Wied & Warmbrunn	Ein Zeitplan ist aufzusetzen
2008	Kuhn	Der Jahresplan wird von der Hausdirektion erstellt
2010	Kämper & Pinnow	Eine verbindliche Jahresplanung
	Panka & Stenzel	Muster für eine Jahresplanung
2011	Kußmaul	Jahresplanung

Tab. 12: Planung von Pflegevisiten mit Hilfe einer Jahresübersicht

Vorherige Ankündigung und Einverständniserklärung

Dass dieser Themenbereich unterschiedlich betrachtet wird, zeigt die große Zahl an unterschiedlichen Anmerkungen zu gerade dem Thema Einverständniserklärung. Eine vorherige Ankündigung des Termins der Pflegevisite wird von vielen als wichtig angesehen. Pflegevisiten sollten nicht im Sinne eines Überfalls stattfinden. Sie müssen mit einem angemessenen Vorlauf angekündigt werden und sollten die Zustimmung des zu Visitierenden haben (Althammer & Noßbach, 2004). Andere plädieren für „etwa eine Woche vorher" oder rechtzeitig/angemessen vorher. Nenne (2006) tendiert zu einer Bekanntgabe des Termins durch den betreuenden Mitarbeiter.

Die Form der Ankündigung variiert ebenfalls. Sie geht von einem persönlichen Anschreiben der PDL über ein schriftliches Informationsblatt mit Terminbekanntgabe bis zu einer mündlichen Information vor oder direkt bei der Visite.

Zur Einverständniserklärung gibt es verschiedene Meinungen. Einige empfinden sie als nicht notwendig, da z. B. ein Behandlungsvertrag im Krankenhaus, in dem die Pflege inkludiert ist, geschlossen wird und auch für die ärztliche Visite nicht extra ein Einverständnis eingeholt wird. Andere empfinden es als wichtig/selbstverständlich, dass das Einverständnis erklärt wird, soweit es gesundheitlich möglich ist. Die Einverständniserklärung erfolgt dann meist mündlich und wird häufig auf dem Protokoll notiert. Sie ist jederzeit widerrufbar, bzw. wird immer wieder neu erfragt.

Bei Übergaben am Bett werden keine täglichen Einverständnisse eingeholt. Es erfolgt, wenn überhaupt, eher eine allgemeine Information darüber, was Pflegevisiten in dieser Form sind. Ablehnungen sind aber auch hier möglich.

Zusammenfassend soll gesagt werden, dass Pflegevisiten in Einrichtungen der stationären Altenpflege in einigen Fällen vorher angekündigt werden und in manchen nicht. Eine Einverständniserklärung wird meist direkt bei der Visite in mündlicher Form erfragt, nachdem der Grund der Visite erklärt wurde. Eine gänzliche Ablehnung oder auch die von einzelnen Teilnehmern wird akzeptiert. In einigen Fällen gibt es auf einem Vordruck eine extra Möglichkeit, die Zustimmung einzutragen.

Für eine effektive Durchführung einer Pflegevisite ist eine vorherige Information sinnvoll. Der Betroffene kann sich im Voraus Gedanken machen, was ihm wichtig ist, und dies in das Gespräch mit einbringen. Die Erklärung des Einverständnisses erübrigt sich dann meistens, denn der Betroffene wird nur antworten, wenn er einverstanden ist. Die folgende Tabelle zeigt die verschiedenen Möglichkeiten auf.

VORHERIGE ANKÜNDIGUNG DER VISITE UND EINVERSTÄNDNISERKLÄRUNG

Erschei-nungsjahr	Autor	Art der Ankündigung und der Einholung der Einverständniserklärung
1996	Uhde	Die rechtzeitige Information durch die Bezugsschwester kann nur mit einer zeitgerechten Terminfestlegung ohne Überlappung mit anderen Terminen erfolgen.
1998	Stenzel	Eine Zustimmung ist nicht extra notwendig. Es ist ein Behandlungsvertrag im Krankenhaus unterschrieben, in dem auch pflegerische Maßnahmen inkludiert sind.
	Löser	Terminabsprache mit Betroffenem und evtl. seinem Angehörigen
2000	Piehler	Der Termin muss rechtzeitig mit den Bewohnern sowie den anderen teilnehmenden Personen vereinbart sein.
2001	Müller	Information des Bewohners beim Einzug oder davor, dass es Pflegevisiten gibt. Der Termin wird bekannt gegeben.
	Erdmann	Der Patient muss im Vorfeld über die Pflegevisite aufgeklärt werden und sein Einverständnis geben. Es kann mündlich unter Zeugen erfolgen und wird auf dem Protokoll dokumentiert. Das Einverständnis ist jederzeit widerrufbar.
	Mogendorf	Es ist wichtig, dass sich die PDL mit Namen und Funktion vorstellt, dass der Patient den Grund des Kommens erfährt und soweit möglich das Einverständnis gibt.
	Ratz	4 Wochen vorher sollten die Termine von PDL und Pflegekraft festgelegt werden. Die zuständige Pflegekraft lädt ein.

Erschei-nungsjahr	Autor	Art der Ankündigung und der Einholung der Einverständniserklärung
2003	Hellmann & Kundmüller	Der Betroffene muss sein Einverständnis geben. Ob die Visite vorher angekündigt wird, muss die Einrichtung je nach Ziel entscheiden.
	Thelen-Aster	Die Patienten und deren Angehörige sollten über das Prinzip der Pflegevisite informiert werden. Ein kurzes Infoblatt hat sich in der ambulanten Pflege bewährt. Bei der Erläuterung können gleich Ziele für den Besuch festgelegt werden.
	Thelen	Team, Pflegekunden und Angehörige müssen über den Termin informiert sein, der Zeitraum muss festgelegt und die Teilnehmer bestimmt werden.
2004	Althammer & Noßbach	Ein angemessener Vorlauf mit Zustimmung des zu Visitierenden ist notwendig.
	Frank	Selbstverständlich sollte es sein, die KundInnen über die Pflegevisite zu informieren und das Einverständnis einzuholen.
	Hallensleben	Der Betroffene erhält ein persönliches Anschreiben der PDL, bei der ersten Visite mit Erklärung über Sinn und Zweck. Er kann die Visite ablehnen.
	Morawe-Becker	Selbstverständlich ist ein Gespräch über Inhalt und Ablauf der Pflegevisite zu führen. Der Patient kann dann im Krankenhaus entscheiden, ob er zustimmen möchte. Er erhält ein Informationsblatt.
2005	Ehmann	Einverständnis des Patienten auf dem Stammblatt, in Anamnese zu erfragen (Krankenhaus)
	Habermann & Biedermann	Information der während der Visite anwesenden Personen: Klienten (schriftliches Informationsblatt bei Vertragsunterschrift und aktuelle Termine), Angehörige je nach Klientenwunsch, Mitarbeiter, andere Beteiligte (ambulant).
	Hoh et al.	Der betreffende Patient wird am Vortag informiert und sein Einverständnis eingeholt (Krankenhaus).
2006	Müller	Eine Woche vorher wird die Visite angekündigt.
	Nenne	Termin durch Bezugspflegekraft bekanntgeben.
	Horn	Die PDL informiert den Mitarbeiter 14 Tage vorher.
	Panka & Bölicke	Die QB informiert am Tag selber die ausgelosten WBL
	Bruver & Gerhard	Ein Patienteninformationsblatt klärt über Sinn und Zweck der Übergabe am Bett auf. Eine Ablehnung ist möglich und wird in der Akte festgehalten.
	Wylegalla	Es wurde ein schriftliches Konzept für die Mitarbeiter erstellt. Der Patient erhält keine extra Informationen.
2007	v. Wied & Warmbrunn	Der Besuch findet in Absprache mit den Pflegenden und Patienten statt. Eine rechtzeitige Ankündigung ist notwendig.
	Giebel	2-3 Wochen vorher werden die Angehörigen für die Beratungsvisite eingeladen.

Erscheinungsjahr	Autor	Art der Ankündigung und der Einholung der Einverständniserklärung
2008	Kußmaul	Ein Vorgespräch wird mit dem Bewohner (stationäre Altenpflege) geführt, mit Erklärungen darüber, was eine Pflegevisite ist.
	Kuhn	Die WBL oder die Bezugspflege organisieren die Termine nach dem Jahresplan, eine Woche vor dem Termin erfährt die Leitung, welche Angehörige teilnehmen. Ein Informationsaustausch findet vor der Visite statt.
	Kämmer	Mindestens zwei Tage im Voraus wird dem Team und dem Bewohner die Visite angekündigt. Im Rahmen des Direktionsrechts sind auch unangekündigte Visiten möglich.
2010	o.N.	Bei der direkten Pflegeüberprüfung wird der Bewohner direkt vor der Pflege um Einverständnis gebeten.
	Kämper & Pinnow	Mit dem Klienten, ggf. seinen Angehörigen, wird der Termin abgestimmt.
	Peth	Von vornherein ist der Bewohner zu informieren, wozu die Pflegevisite dient und wie sie ablaufen soll. Die Bereitschaft und das Einverständnis müssen eingeholt werden.
	Panka & Stenzel	Information aller Beteiligten über Ziel, Zweck und Durchführung

Tab. 13: Vorherige Ankündigung der Visite und Einverständniserklärung

MÖGLICHE ANLÄSSE FÜR EINE PFLEGEVISITE

Anlässe für Pflegevisiten werden schwerpunkthaft in zwei Themenbereichen gesehen. Der erste Schwerpunkt ist die Routinevisite zur Qualitätskontrolle bei jedem Betroffenen, und der zweite Schwerpunkt der Anlässe ist die gesundheitliche Veränderung und der damit zutreffende höhere Pflegebedarf. Hier steht die wirtschaftliche Orientierung im Vordergrund.

Bei den Routinevisiten werden unterschiedliche Auswahlsysteme genutzt. Sie werden nach Pflegestufen, nach dem Alphabet oder mit einem Losverfahren in eine Reihenfolge der Bearbeitung gebracht.

Die Entscheidung zu einer Pflegevisite bei verändertem Gesundheitszustand wird von folgenden Elementen geprägt: Konkrete Probleme (z. B. Dekubitus) oder pflegerisch relevante Diagnosen (z. B. ICD-10, G81,9 Hemiplegie), besondere Fragestellungen, vor MDK-Einstufungsuntersuchungen, bei Krisensituationen, Veränderung des Verhaltens/Problempatienten, Krankenhausaufenthalte.

Als sonstige Anlässe werden benannt: Kontrolle und Anleitung bei der Pflegearbeit auch bei neuen Mitarbeitern oder Pflegevisite nach defizitärer MDK-Prüfung. Alle

Bewohner werden dann in kurzem Zeitraum visitiert, um Defizite schnell aufzudecken und sofort zu beseitigen.

Zusammenfassend wird für die stationäre Altenpflege benannt, dass es viele unterschiedliche Anlässe für die Durchführung einer Pflegevisite gibt. Alle laufen darauf hinaus, die Pflegequalität und die Zufriedenheit der Klienten positiv zu beeinflussen. Wird nach dem modularen Prinzip gearbeitet, treten andere Anlässe in den Vordergrund. Dies können dann konkrete Probleme und deren Lösungen sein.

Die Überprüfung der Arbeit der Pflegekraft durch die PDL oder die Überprüfung der Fachkraftquote soll nach Hotop et al. (2010) kein Anlass für eine Pflegevisite sein. Das Wesentliche, das Befinden und die Entwicklung des Patienten/Bewohners, gerät damit aus dem Blickfeld. Auch hier gibt es unterschiedliche Sichtweisen.

MÖGLICHE ANLÄSSE FÜR EINE PFLEGEVISITE

Thema: Anlässe	Erscheinungsjahr	Autor	Anmerkungen zu den Anlässen
Routine zur Qualitäts- kontrolle	1981	Döpke- Paentz	
	1998	Löser	Zur Förderung der Selbstbestimmung, der individuellen Pflegeplanung, zur Zufriedenheitsbestimmung, zur Berücksichtigung der Wünsche und Bedürfnisse, zur Bewältigung von Krisen.
		Stenzel	Verbesserung der Pflegeplanung
	1999	Barth	
	2000	Piehler	Routinekontrollen nach Pflegestufen
	2001	Müller	
		Kämmer	Supervidierend und kollegial
		Ratz	
	2002	Jürgen	
	2003	Hellmann & Kundmüller	Der gesundheitliche Zustand hat nichts mit der Teilnahme an den Visiten zu tun. Sie wird bei allen durchgeführt.
	2004	Hallensleben	
		Morawe- Becker	Überprüfung von Zielen, Problemen und/ oder Maßnahmen

Thema: Anlässe	Erscheinungsjahr	Autor	Anmerkungen zu den Anlässen
Routine zur Qualitätskontrolle	2006	Nenne	
		Horn	
		Panka	
		Panka & Bölicke	Alle Bewohner, nach dem Zufallsprinzip ausgelost (stationär).
	2007	v. Wied & Warmbrunn	Regelmäßige Routinevisiten im Krankenhaus
		König	Stichprobenhaft durch alle Pflegestufen mit unterschiedlichen Bedürfnissen
	2008	Kuhn	Alle Bewohner jedes Jahr
		Kämmer	Regelmäßige Pflegevisite zur Erfassung von Befindlichkeit und Zufriedenheit (ohne primäre Risikofixierung)
	2010	Kämper & Pinnow	Regelmäßig z. B. nach Alphabet (ambulant)
		Peth	Routine und nach dem Einzug
		Panka & Stenzel	
		o.N. 1	Kontrollinstrument zur Überprüfung der Pflegequalität
	2011	Kußmaul	Systematisch und regelmäßig sowie punktuell
		Mybes	Vollständig oder in Teilen
		Nett	
Höherer Pflegebedarf/ Gesundheitliche Veränderungen	1994	Löser	Besondere gesundheitliche Fragestellungen, konkrete Probleme
	1998	Bleck	Instrument zur MDK-Einstufung
		Stenzel	Die pflegerische Situation macht eine Visite erforderlich oder ein längerer Aufenthalt im Krankenhaus
	1999	Löser	Die schriftlich festgehaltene Pflegevisite bieten sich als Unterlagen für eine MDK-Höherstufung an.
	2000	Piehler	Bei Krisensituationen
	2001	Brüggemann	Der Grad der Hilfebedürftigkeit wird in regelmäßigen Abständen kontrolliert.
		Mogendorf	Die Stationen suchen die Patienten selber aus, die im Krankenhaus bei der PDL Visite vorgestellt und besucht werden. Es werden meist die mit hohem pflegerischen Aufwand ausgesucht.

Thema: Anlässe	Erscheinungsjahr	Autor	Anmerkungen zu den Anlässen
Höherer Pflegebedarf/ Gesundheitliche Veränderungen	2002	Marx	Die Eingruppierung kann mit Hilfe der Pflegevisite über den Bewohner oder seinen Betreuer veranlasst werden.
		Jürgen	Bei akuten Veränderungen des Gesundheitszustandes
	2003	Gültekin & Liebchen	
		Thelen-Aster	Umfang der Pflegebedürftigkeit
	2004	Althammer & Noßbach	
		Hallensleben	
		Morawe-Becker	Anlass kann eine bestimmte Fragestellung sein.
	2006	Hoh et al.	Die Pflegevisite im Krankenhaus wird nur bei Patienten mit der Einstufung A3 durchgeführt. Aber nicht bei allen.
	2007	Giebel	Problembezogene Visiten z. B. Dekubitus
		Oleksiw	Veränderung des Verhaltens oder des Gesundheitszustandes bei Demenz, Einstufung
		König	Rangfolge von Problemen: Wunden, nach Krankenhausaufenthalt, zu wenig Trinkende, Untergewichtige, Pflegestufe III+, Pflegestufe III, Immobile, aufwändige Versorgung
	2008	Kämmer	Anlassbezogene Visiten
	2010	Kämper & Pinnow	z. B. Dekubitus, Leistungsanpassung, ambulant
		Peth	MDK-Höherstufungen
		Panka & Stenzel	Vor Höherstufungen
		Hotop et al.	Dekubitus, sonstige Wundversorgung, Pflegestufe
	2011	Mybes	
		Nett	Überprüfung des konkreten Zeitaufwandes
Übergabe am Bett	1995	Heering	Pflegevisite als Übergabe am Bett im Krankenhaus
	1997	Augstein et al.	Studie an Krankenhäusern
	2004	Hollick	Pflegevisite als Übergabe am Bett in der Gerontopsychiatrie

Thema: Anlässe	Erscheinungsjahr	Autor	Anmerkungen zu den Anlässen
Übergabe am Bett	2006	Wylegalla	Als Übergabe am Bett bei jedem onkologischen Patienten.
		Bruver & Gerhard	Als Übergabe am Bett bei allen geriatrischen Patienten.
Nach Krankenhausaufenthalt	2000	Piehler	
	2007	Oleksiw	Einstufungsklärung nach einem Krankenhausaufenthalt
		König	
	2008	Kämmer	
	2010	Peth	
		Panka & Stenzel	
	2011	Mybes	
Nach Beschwerden	1999	Barth	
	2003	Thelen-Aster	
	2004	Hallensleben	
	2008	Kuhn	Von Kunden oder Angehörigen
	2010	Peth	
		Kämper & Pinnow	
	2011	Mybes	
		Kußmaul	
		Nett	
Sonstiges	1981	Döpke-Paentz	Kontrolle und Anleitung in der Pflegearbeit
	1996	Uhde	Problempatienten im Krankenhaus
	1998	Stenzel	Eine Pflegekraft meldet Bedarf an, eine Pflegevisite zu moderieren.
	2001	Kämmer	supervidierend
	2005	Habermann & Biedermann	Bei der Anlassvisite zur Überprüfung der Mitarbeiter, ambulant
	2008	Kuhn	Mitarbeiter, die bei kontrovers diskutierten pflegerischen Entscheidungen Unterstützung im Team benötigen.
		Kämmer	Risikobezogene Pflegevisiten

Thema: Anlässe	Erscheinungsjahr	Autor	Anmerkungen zu den Anlässen
Sonstiges	2010	o.N.	Kontrolle der Leistungen der Mitarbeiter
		o.N. 1	Kontrolle der Leistungen der Mitarbeiter
		Peth	Bei neuen Mitarbeitern
		Stenzel	Im Krankenhaus nach pflegerelevanten Diagnosen z. B. ICD-10, G81.9 Hemiplegie
	2011	Mybes	Nach Überprüfung der Pflegedokumentation
		Nett	Auf Mitarbeiterwunsch
			Ermittlung der Pflegeintensität und Anpassung der Personalplanung

Tab. 14: Mögliche Anlässe für eine Pflegevisite

VORBEREITUNG EINER PFLEGEVISITE

In folgender Tabelle ist ersichtlich, dass nur wenige Autoren die Vorbereitung einer Pflegevisite mit dem Klienten zusammen benennen. Meistens wird die Vorbereitung im Dienstzimmer oder vor der Tür durchgeführt. Dazu werden teilweise, aber nicht immer, die Akten genutzt.

Der Umfang der Vorstellung ist unterschiedlich. Sie reicht von einem kurzen Informationsaustausch im Dienstzimmer, einer ausführlichen Vorstellung der psychischen und ethischen Grundsätze, zu Fähigkeiten und Einschränkungen des Klienten, zum aktuellen Befinden bis zur ausführlichen Überprüfung der Pflegeplanung mit einer Bewertung der Ergebnisse.

Häufig wird festgelgt, welche Themen schwerpunkthaft während des Besuchs angesprochen werden sollen und welche auf keinen Fall. Zeitlich kann diese Vorbereitung auch vor der eigentlichen Visite stattfinden. Es sind Angaben zwischen vier Wochen und bis zu einem Tag oder direkt vor dem Beginn der Visite zu finden.

Zusammenfassend kann für die stationäre Altenpflege gesagt werden, dass die Vorbereitung einer Pflegevisite meist ohne den Bewohner stattfindet. Das mag den Grund haben, dass sich der Visitierende erst einmal mit dem Bewohner vertraut machen möchte und seine Probleme und Ressourcen erkennen möchte. Um das zu erreichen, werden die Dokumentation und oft auch noch alte Akten gelesen. Nach einer guten Vorbereitung sind eher effektive und sinnvolle Fragen und Antworten zu erwarten. Wenn jemand z. B. als Fremder einen Bewohner nach Schmerzen fragt, bekommt er evtl. eine verneinende Antwort, da er Schmerzen nicht gern zugibt. Weiß der Visitierende von den Schmerzen schon aus der Akte und fragt nach, ob sie sich gebessert haben, wird auch eher eine konkrete Antwort kommen.

Eine weitere Vorbereitung wird in der Altenpflege durch Gespräche mit den Bezugs-pflegepersonen durchgeführt. Hier werden Besonderheiten besprochen, die evtl. noch nicht in die Dokumentation aufgenommen wurden. Es zeigt sich, dass generell eine Vorbereitung sinnvoll ist.

Vorbereitung einer Pflegevisite

Mit oder ohne Bewohner	Erschei-nungsjahr	Autor	Anmerkungen zu den Arten der Vorbereitung
Routine zur Qualitäts-kontrolle	1998	Löser	Nach der Erläuterung der Motivation zur Pflegevisite wird die Situation unter Einbe-ziehung des Klienten beschrieben.
	2004	Bölicke & Panka	Nach der Vorstellung wird mit dem Bewoh-ner die Dokumentation überprüft.
		Morawe-Becker	Der Patient wird vor der Tür und beim Besuch vorgestellt. Der Patient ist dabei aktives Mitglied.
Vorbereitung/ Vorstellung außerhalb des Zimmers/ Wohnung	1994	Bleck	Bei der Vorbesprechung sollten alle nicht zum Stationsteam gehörenden Beteiligten über die Pflegevisite informiert werden. Ziele und der Umgang mit dem Patienten z. B. bei gewissen Diagnosen, sollten vorher besprochen werden (Krankenhaus).
		Christian	
	1997	Augstein et al.	Vorbereitung der Pflegevisite von den Fach-kräften (Studie Krankenhaus)
	1998	Stenzel	In der Vorbesprechung kann ein Schwer-punkt ausgewählt werden. Sie dient der Einstimmung auf die Visite. Hauptaugen-merk liegt auf der Pflegeplanung und dem Pflegebericht.
	1999	Barth	Es kann vor der Visite ohne die Kundin zu belasten ein Vorgespräch stattfinden.
	2000	Kämmer & Schröder	Im Dienstzimmer
		Kämmer	Im Dienstzimmer findet eine kurze Infor-mation über den allgemeinen Zustand des Bewohners statt.

Mit oder ohne Bewohner	Erscheinungsjahr	Autor	Anmerkungen zu den Arten der Vorbereitung
Vorbereitung/ Vorstellung außerhalb des Zimmers/ Wohnung	2000	Piehler	In einem Vorgespräch (ohne Bewohner) werden Pflegeplanung und Pflegedokumentation analysiert und erste schriftliche Festlegungen getroffen. Sie bilden die Schwerpunkte der Visite. Die Bezugspflegeperson schildert dann die aktuelle Situation. Evtl. weitere Gesprächspartner werden festgelegt.
	2001	Müller	Kurzer Informationsaustausch im Dienstzimmer.
		Kämmer	Bei der supervidierenden Pflegevisite lässt sich die Visitierende die Person anhand der Dokumentation vorstellen.
		Erdmann	Ein kurzes Gespräch vor der Visite zur Schwerpunktsetzung und zu dem, was nicht gesagt werden soll.
		Mogendorf	Teil eins der Visite findet im Dienstzimmer als „pflegerische Fallbesprechung" statt. Die vom Team ausgewählten Bewohner werden anhand der Dokumentation vorgestellt.
		Ratz	Einige Tage vorher findet das Vorgespräch statt. Die zuständige Pflegekraft stellt ihren Patienten vor und teilt ihre Einschätzung mit. Absprachen für Themen werden getroffen. Im Artikel wird ein Musterbrief für einen Musterpatienten zur Erläuterung der Visite dargestellt (ambulant).
	2002	Görres et al.	96 % führen Vor- und Nachbesprechung in Abwesenheit des Patienten durch. 59 % in einem separaten Raum und 36 % vor dem Zimmer.
	2003	Gültekin & Liebchen	Die betreuende Pflegekraft stellt den zu Visitierenden ausführlich vor: Physische, ethische Grundsätze, Fähigkeiten und Einschränkungen, aktuelles Befinden, Überprüfung der Pflegeplanung, Bewertung der Ergebnisse.
		Thelen-Aster	Festlegung der Gesprächsinhalte und der Themen, die nicht angesprochen werden sollen.
		Thelen	Mit der Bezugspflegekraft werden im Vorfeld die wichtigen Aspekte festgelegt.

Mit oder ohne Bewohner	Erschei-nungsjahr	Autor	Anmerkungen zu den Arten der Vorbereitung
Vorbereitung/ Vorstellung außerhalb des Zimmers/ Wohnung	2004	Hallensleben	Ein Vorgespräch vor der PDL-Visite mit der Bezugspflegekraft oder deren Ersatz am besten ein Tag vorher mit der Dokumentation. Zusätzlich genaue Dokumentationsdurchsicht evtl. mit eigener Checkliste oder nach der MDK-Anleitung
		Hollick & Kerres	Das Vorgespräch findet außerhalb des Patientenzimmers im Krankenhaus an einem ruhigen Ort statt.
		Morawe-Becker	Die Bezugsperson stellt den anderen Mitarbeitern die zu visitierende Person vor. Dabei wird die Pflegeplanung genutzt und auf Zielerreichung überprüft. Fragen werden vorbereitet.
		Schank	
	2005	Habermann & Biedermann	Sichtung der Dokumentation und der Pflegeverträge, Vorgespräch mit den Bezugspflegekräften,
	2006	Koch	Ich beginne die Visite zuhörend und beobachtend mit einem „Guten Morgen Frau Müller, wie geht es ihnen?". Die offene Frage schafft eine gute Voraussetzung für ein Gespräch. Die körperliche Visite folgt anschließend.
		Panka	Vorbereitung anhand von verschiedenen Unterlagen z. B. Berichte, Stammblatt. Zusätzlich kann ein mündlicher Austausch mit der evtl. vorhandenen Bezugpflegekraft erfolgen.
		Nenne	Außerhalb des Bewohnerzimmers stellt die Pflegekraft den zu besuchenden Bewohner mit einem kurzen Überblick auf die medizinische und soziale Anamnese mit dem Ziel vor, eine gelungene Visite vorzubereiten.
		Panka & Bölicke	Im Büro der QB werden Ausdrucke aus der Pflegeplanung und aus den Berichten erstellt und die ersten Ergebnisse notiert. Auf dem Wohnbereich wird erst der ausgewählte Bewohner bekannt gegeben, um Manipulationen zu vermeiden. Im Dienstzimmer erfolgen die weitere Sichtung von Unterlagen und eine Information der Pflegenden des Tages über die Stimmung und den aktuellen Zustand des Bewohners.

Vorbereitung/ Vorstellung außerhalb des Zimmers/ Wohnung	2006	Bruver & Gerhard	In 10 Minuten wird eine Kurzübergabe im Dienstzimmer durchgeführt- Sie soll eine erste Orientierung bieten, über Bewohnerdaten und Dinge, die nicht im Patientenzimmer besprochen werden sollen. Weitere medizinische Details o.ä. werden vor der Zimmertür besprochen.
		Hoh et al.	Die Vorbesprechung findet außerhalb des Patientenzimmers im Krankenhaus statt. Der Patient wird den Beteiligten vorgestellt, ebenso die aktuell dokumentierte Pflegeplanung. Dies wird unter folgenden Punkten diskutiert: Aussagekraft der Anamnese, aktuelle Situation, Probleme, Ressourcen, zu erreichende Ziele und Maßnahmen, um diese zu erreichen.
		Müller	Information durch die Bezugspflegekraft über die aktuelle Situation ggf. Informations- und Risikopotentialanalyse an die Wohnbereichsleitung mit Hilfe der Dokumentation.
	2008	Kuhn	Ein Informationsaustausch zwischen der Hausdirektion und der Bezugspflege findet mit der Dokumentation vor der Visite statt.
		Kämmer	Pflegedokumentation studieren
	2010	o.N.	Treffen vor dem Bewohnerzimmer vor der direkten Pflegeüberprüfung mit der Pflegekraft und der Dokumentation.
		Kämper & Pinnow	Es ist sinnvoll, im Vorfeld Themenschwerpunkte zu eruieren, die Pflegedokumentation und das Protokoll der Visite sollten mitgenommen werden.
		Peth	Die Vorbesprechung im Dienstzimmer ist sinnvoll, da dort ein Zugriff auf die Dokumentation möglich ist. Die Bezugspflegekraft sollte über die derzeitige Situation, pflegerische Probleme, sowie Schwerpunkte und Fragestellungen für die Visite informieren.
		Hotop et al.	Überlegen Sie vor der Visite, welche Fragen am dringendsten besprochen werden müssen und welche nicht.
	2011	Mybes	
		Kußmaul	Die Themen werden gemeinsam mit dem Bewohner, der Bezugspflegekraft und seinen Bezugspersonen abgesprochen.

Tab. 15: Angaben zur Vorbereitung einer Pflegevisite aus der Literatur

5.1.2

ÜBERSICHT ÜBER DIE INHALTLICHE AUSGESTALTUNG DER PFLEGEVISITEN

Der zweite Teil der Elemente der Pflegevisite befasst sich nach der Darstellung der Rahmenbedingungen mit den Inhalten der Pflegevisite. Koch beschreibt die Extreme der Pflegevisiteninhalte anschaulich: Mal werden unter Pflegevisiten regelrechte Pflege-inventuren verstanden, die einmal im Jahr bei jedem Bewohner durchgeführt werden. Andere definieren sie als akribische Überprüfung der Dokumentationsmappen oder als Kontrollinstrument für die Vorgesetzen, ob die Mitarbeiter ihre Arbeit richtig machen. Dies kann bis zum Abzählen der vorhandenen Kissen in den Betten gehen (Koch, 2007, S. 21). Andere Varianten zeigen ein schnelles Abhaken von Checklisten ohne die Do-kumentation oder den Klienten zu betrachten oder zu befragen.

Die Inhalte aus der Literatur werden wieder in Tabellenform dargestellt. Sie sind er-stens aufgeteilt in das Bewohnergespräch mit verschiedenen möglichen Inhalten. Dies können sein: Gespräche zur Zufriedenheit, zur Pflegeplanung mit deren Zielevaluation und zu Wünschen und Kritik.

Zum Zweiten sind sie aufgeteilt in die Beobachtungen, die dabei durchgeführt wer-den. Dies können sein: Beobachtung der Hilfsmittelversorgung, der pflegerelevanten Faktoren, also einer körperlichen Visite und des Zimmerzustandes. Die Beobachtung von pflegerischen Tätigkeiten der Mitarbeiter wird als separater Punkt beleuchtet. Sie wird häufig außerhalb der eigentlichen Pflegevisite durchgeführt und hat Ziele, die sich nicht hauptsächlich auf den Klienten konzentrieren, sondern eher den Mitarbeiter mit seinen Fähigkeiten im Fokus hat.

ZUFRIEDENHEITSBEFRAGUNG DES KLIENTEN ALS BESTANDTEIL DER PFLEGEVISITE

Fragen nach der Zufriedenheit sind unter Berücksichtigung der Abhängigkeitssituation der Pflegebedürftigen mit Vorsicht zu stellen (Kußmaul, 2011). In der folgenden Tabel-le ist jedoch erkennbar, dass viele Autoren, die sich mit den Inhalten der Pflegevisite befassen, die Zufriedenheitsbefragung als wichtiges Feedback ihrer Leistungen sehen. Dies zeigt sich im ambulanten, stationären und im Krankenhausbereich. Eine Schulung zum Thema Gesprächsführung wird bei diesem Gespräch als Vorteil angesehen.

Die Anzahl der Fragen zur Zufriedenheit schwanken zwischen 3 und 99. Auch die In-halte sind unterschiedlich. Es geht um allgemeine, nicht näher definierte Zufriedenheit und um Zufriedenheit zu bestimmten Bereichen. Dies ist z. B. die Zufriedenheit mit der direkten Pflege, den Ärzten, den Therapeuten oder mit dem Essen. In manchen Werken sind Hinweise zu finden, den Befragungskatalog der Bewohner von den Qualitätsprüfrichtlinien des MDK zu nutzen.

Allgemein ist zu sagen, „dass die Visite Entscheidendes zur Zufriedenheit der dementen (und nicht dementen – Anmerkungen des Verfassers) Patienten, der Angehörigen und des Pflegeteams beitragen kann (Löser, 1999)." „Speziell bei Menschen mit Hirnleistungsstörungen kann eine Einigkeit in allen Handlungen Zufriedenheit und Lebenssicherheit für den Patienten bieten. Angehörige können Schuldgefühle abbauen, sie werden in Entscheidungen mit einbezogen und werden wertgeschätzt. Diese Zufriedenheit wirkt sich als positives Feedback auch auf die Pflegenden aus. Klare Strukturen, Transparenz und Teamregeln, die den Umgang miteinander und mit den Angehörigen regeln, stärken die gegenseitige Zufriedenheit (ebenda, S. 875)."

ZUFRIEDENHEITSBEFRAGUNG ALS TEIL DER PFLEGEVISITE NACH ANGABEN AUS DER LITERATUR

Thema: Zufriedenheit	Erschei-nungsjahr	Autor	Anmerkungen zur Zufriedenheits-befragung
	1981	Döpke-Paentz	Es werden Badetage geplant. Manche Patienten bedanken sich dafür. Schwestern oder Schülerinnen erfüllen Wünsche in der Freizeit.
	1994	Bleck	Der Patient soll sich ernst genommen fühlen. Der Pflegebedürftige soll mit dem Pflegedienst zufrieden sein.
	1998	Stenzel	
		Löser	
	1999	Barth	
	2000	Kämmer & Schröder	
		Kämmer	
		Piehle	
	2001	Müller	
		Erdmann	
		Brüggemann	
		Mogendorf	Die PDL fragt den Patienten im Krankenhaus, ob er mit der pflegerischen Betreuung zufrieden ist.
		Ratz	Eine in Gesprächsführung geschulte Pflegedienstleitung moderiert das Gespräch. Die Zufriedenheit wird erhoben.

Thema: Zufriedenheit	Erscheinungsjahr	Autor	Anmerkungen zur Zufriedenheitsbefragung
	2002	Görres et al.	Zufriedenheit z. B. mit dem Essen wird in Krankenhäusern abgefragt.
		Jürgen	
	2003	Hellmann & Kundmüller	In der großen Visite sind 12 Fragen zum Thema Zufriedenheit und zu Verbesserungsvorschlägen zu finden.
		Jungbluth	Drei Fragen: Ist der Klient zufrieden? Fühlt er sich gut versorgt? Sind die Mitarbeiter freundlich?
		Thelen	Die Gesamtzufriedenheit wird erfragt.
	2004	Althammer & Noßbach	
		Bölicke & Panka	8 Fragen zur Zufriedenheit, Hinweis auf Nutzungsmöglichkeiten der MDK Fragen.
		Hallensleben	Das Zufriedenheitsgespräch hat großen Anteil an der PDL Pflegevisite (ambulant).
		Morawe-Becker	
		Schank	Der Patient wird aktiv an der Pflegevisite beteiligt, er teilt seine Zufriedenheit mit.
	2005	Ehmann	
	2006	Koch	
		Nenne	Die Zufriedenheit wird thematisiert.
		Horn	Nach Checkliste werden Fragen zum Wohlbefinden und zur Zufriedenheit von der PDL gestellt.
		Panka	10 Fragen, die nur genutzt und bei der Auswertung berechnet werden, wenn der zu Visitierende auskunftsfähig ist.
		Sträßner	Zur Prozessqualität bei der Visite gehört die Abklärung der Zufriedenheit.
		Panka & Bölicke	Es erfolgt ein Gespräch zur Zufriedenheit nach dem Leitfaden. Sie beinhalten den Einzug, das Personal, die Körperpflege, Ernährung, Mobilität, soziale Betreuung und Verbesserungsvorschläge.
		Wylegalla	Befragung des Patienten bezüglich seiner Wünsche und Organisation des Nachmittags mit gemeinsamer Terminabsprache (Onkologie Krankenhaus).

Thema: Zufriedenheit	Erscheinungsjahr	Autor	Anmerkungen zur Zufriedenheitsbefragung
	2007	Giebel	Visite mit Kundenberatung: Heim für Demenzerkrankte. Die Zufriedenheit der Angehörigen steht im Mittelpunkt.
		Oleksiw	Bei Dementen sind Gespräche nicht immer möglich. Sie können aber dazu dienen, um unter Hinzuziehung der Angehörigen kritische Situationen zu besprechen und zur Zufriedenheit beizutragen.
		König	7 Fragen zur Zufriedenheit oder die Möglichkeit keine Angaben dazu zu tätigen, dies aber zu begründen.
	2008	Kuhn	Die Kompetenz der Gesprächsleitung ist gerade bei Visiten von Menschen mit Demenz von Wichtigkeit. Die Zufriedenheit wird oft von Angehörigen mit analysiert.
	2009	Stemmer	Die Zufriedenheit des Bewohners mit seinem Pflegeprozess und mit der Einrichtung wird erfragt und ausgewertet.
	2010	Stenzel	
		Peth	13 Fragen zur Zufriedenheit in der Makrovisite.
		Kämper & Pinnow	8 Fragen und Anmerkungsmöglichkeiten zur Zufriedenheit.
		Panka & Stenzel	Im Modul Zufriedenheitsbefragung werden 10 Themenbereiche angesprochen. Hinweis auf die Fragen der PTVA/S. Menschen, die keine Auskunft geben können, werden anhand des Moduls 6 beobachtet.
		o.N. 1	Drei Fragen zur Gesamtzufriedenheit in der Checkliste.
		Hotop et al.	Wünsche des Patienten/Bewohners werden erfragt.
	2011	Mybes	99 Fragen, Report- und Ereignisfragen zur Zufriedenheit (direkte Pflege, Ärzte, Therapeuten, soziale Betreuung) und zum Gesundheitszustand werden erhoben. Freitextmöglichkeit.
		Nett	

Tab. 16: Zufriedenheitsbefragung als Teil der Pflegevisite

Pflegeplanung mit Zielevaluation als Bestandteil der Pflegevisite

Der Themenbereich Zielevaluation ist unabhängig von der Klientenbeteiligung nach der Tabelle in vielen Pflegevisiten enthalten. Für einige ist es das Kernstück des Gesprächs, für andere wird es ausgegliedert und ist nicht Teil der Pflegevisite. Kußmaul (2011, S. 23) sieht z. B. das Pflegeplanungsgespräch nicht als Bestandteil seiner internen Pflegevisite. Durch die gestiegenen Ansprüche, durch die Prüfkriterien des medizinischen Dienstes und die Zertifizierungsverfahren möchte Kußmaul diesem Gespräch einen gesonderten Rahmen geben. Ansonsten gehören für ihn die Vorbereitung und die Pflegeprozessdokumentationsvisite in 21 unterschiedlichen Modulen, davon 6 zu den Expertenstandards dazu. „Aber auch die Fixierung des Handlungsbedarfs mit Festlegung des Evaluierungszeitpunktes sowie die Dokumentation der Pflegevisite im Bericht und zur statistischen Erfassung sowie die Ablage des Protokolls in einem separaten Ordner zum Gesamtprozess der Pflegevisite müssen erfolgen (Kußmaul, 2011, S. 28)."

In der Literatur ist nicht immer genau zu unterscheiden, ob die Zielevaluation der Pflegeplanung Teil des Gesprächs ist oder ob sie vorher oder im Nachhinein in der Auswertung durchgeführt wird. In den Institutionen, in denen sich viele Klienten der stationären Pflege mit großen kognitiven Einschränkungen aufhalten, ist davon auszugehen, dass es eher extra vorher und weniger mit den Bewohnern zusammen durchgeführt wird, als im Nachhinein. In der folgenden Tabelle ist zu erkennen, dass nach Augstein et al. (1997) auch im Krankenhaus nicht alle in die Pflegeprozessplanung mit einbezogen werden.

Andere meinen, dass bei Übergaben am Bett u.a. nach Wyllegalla (2006) und Heering (1995) ein Austausch über geplante Pflegemaßnahmen stattfindet und eine Auswertung der gesteckten Ziele durchgeführt wird.

Die Dokumentation der Zielevaluation erfolgt teilweise in extra Checklisten mit einzelnen Fragen oder direkt in der Pflegeplanung im Anschluss an die Visite. Einige differenzieren bei der Zielevaluation dabei nach Nah- und Fernzielen und beschreiben den Rahmen dazu.

Für den stationären Bereich der Altenpflege kann gesagt werden, dass die Zielevaluation der Pflegeplanung als Bestandteil des Gesprächs in Pflegevisiten auf Grund der Krankheitsbilder eher selten vorkommt. Meist wird die Zielüberprüfung im Anschluss an den Besuch durchgeführt. Möglich wäre es jedoch bei Bewohnern, die geistig dazu in der Lage sind. In der Literatur wird diese Möglichkeit bestätigt (siehe Tabelle).

Pflegeplanung mit Zielevaluation als Bestandteil der Pflegevisite

Thema: Pflegeplanung mit Zielevaluation	Erscheinungsjahr	Autor	Anmerkungen zur Überprüfung der Pflegeplanung während der Visite
	1994	Christian	Die Pflegevisite ermöglicht ein Mitwirken an der Formulierung der Pflegeziele und ob sie erreicht werden können. Die Wirkung der Pflege wird beurteilt, und die Maßnahmen werden auf ihre Aktualität hin hinterfragt.
		Bleck	Die Pflegemaßnahmen müssen verändert und angepasst werden. Es wird nach Nah- und Fernzielen differenziert.
	1995	Heering	Bei der Übergabe am Bett werden die Ziele und deren Erreichung besprochen (Krankenhaus).
	1997	Augstein et al.	Nur in 10-50 Prozent der Befragten werden alle Teile des Pflegeprozesses in die Pflegevisite mit einbezogen (Krankenhausuntersuchung).
	1998	Löser	Die Wirkung der Pflege wird überprüft.
		Stenzel	Der Patient hat die Möglichkeit, Ziele und Maßnahmen aktiv mitzugestalten.
	1999	Barth	Aktualisierung des Pflegeverlaufs mit Überprüfung der Wirksamkeit der Maßnahmen
	2000	Kämmer & Schröder	Leitfadenfrage: Wurden die Ziele erreicht?
	2001	Müller	Pflegeprobleme werden gemeinsam mit dem Klienten besprochen. Es wird gefragt: Sind die Ziele überprüfbar und realistisch formuliert?
		Brüggemann	Alle angemessenen Pflegemaßnahmen sind geplant und fachgerecht durchgeführt. Die Wirkung der Pflege entspricht den Zielen.
		Kämmer	Zwei Fragen in der Checkliste
		Mogendorf	Beim Besuch im Patientenzimmer im Krankenhaus wird das vorher in der Dokumentation gesichtete mit dem Ist-Zustand verglichen.
		Ratz	Im Gespräch wird sich am Pflegeprozess orientiert.

Thema: Pflegeplanung mit Zielevaluation	Erscheinungsjahr	Autor	Anmerkungen zur Überprüfung der Pflegeplanung während der Visite
	2002	Görres et al.	65 % der Krankenhausstudienprotokolle fragen diesen Themenbereich ab. Nah- und Fernziele werden bei 64% der Befragten thematisiert.
		Jürgen	Die Zielevaluation erfolgt in einer Dienstbesprechung.
	2003	Hellmann & Kundmüller	Eine Frage im Teil der Dokumentationsvisite, bei der Kurzvisite kein Thema
		Gültekin & Liebchen	Bewertung der Pflegeergebnisse ist ein Thema im Vorgespräch, bei der Visite und im Nachgespräch. Neue Ziele und Maßnahmen werden in einem zweiten Gespräch gesetzt und erklärt.
		Jungbluth	Nach der pflegerischen Beobachtung wird der Patient zur Zufriedenheit mit dem Pflegeprozess befragt. Mögliche Veränderungen werden besprochen.
		Thelen	Sind die Maßnahmen ausreichend und wirksam, sind Pflegeziele erreicht?
	2004	Bölicke & Panka	Überprüfung und Kontrolle der Dokumentation mit dem Klienten ist ein Punkt in der Checkliste. Diskrepanzen im Ist- und Soll werden aufgedeckt. Zur Pflegeplanung gibt es insgesamt 11 Fragen.
		Hallensleben	Zeigt die Überprüfung der Ziele und Maßnahmen Änderungsbedarf, werden Änderungen direkt mit dem Patienten besprochen (Ambulante PDL-Visite).
		Hollick	Bei jedem Bewohner sind die Maßnahmen und die bereits erzielten Wirkungen zu besprechen (Gerontopsychiatrie). Die Ziele und Maßnahmenvereinbarungen werden an geeigneter Stelle festgehalten.
		Morawe-Becker	Mit dem Patienten wird im Krankenhaus der Pflegeprozess besprochen.
		Schank	Gemeinsam mit dem Patienten wird die Pflegeplanung besprochen.
		Althammer & Noßbach	
	2005	Ehmann	Teil der Pflegevisite

Thema: Pflegeplanung mit Ziel- evaluation	Erschei- nungsjahr	Autor	Anmerkungen zur Überprüfung der Pflegeplanung während der Visite
	2006	Müller	Teil der Pflegevisite
		Nenne	Kernstück der Pflegevisite im Gespräch
		Sträßner	Beurteilung der Pflege und deren Ergebnisse
		Panka & Bölicke	Es wird erfragt, ob die Pflegeplanung schlüssig ist.
		Wylegalla	Auswertung der Pflegeplanung, Austausch über geplante Pflegemaßnahmen bei der Übergabe am Bett. Danach werden die Ergebnisse der Auswertung dokumentiert und zu ihr in Bezug gesetzt.
		Hoh et al.	Schwerpunkt der Pflegevisite im Krankenhaus
		Horn	
	2007	Giebel	Extra Protokoll nur für diesen Themenblock (stationär). Die Bezugspflegekraft gibt dem Team Gelegenheit bei der Mitwirkung an der Zielevaluation.
		v. Wied & Warmbrunn	Teil der Pflegevisite
		Oleksiw	Der Pflege- und Betreuungsplan wird mit der aktuellen Situation abgeglichen.
		König	Die Zielevaluation erfolgt im Team.
	2008	Kuhn	Je nach Möglichkeit des dementen Bewohners, auch mit Angehörigen
	2010	Stenzel	Evaluation des Pflegeprozesses/Pflegedokumentation evtl. mit Einbeziehung des Bewohners.
		Peth	Thema in Makro- und Mikrovisite
		o.N. 1	In der Checkliste wird gefragt, ob die Maßnahmen effektiv und zielführend sind und ausreichen.
		Hotop et al.	Fragen im Protokoll: Wurden Pflegeziele erreicht? Sind sie realistisch?
		Panka & St.	Die Pflegeplanung wird überarbeitet und ergänzt.
		Kämper & Pinnow	8 Fragen zur Pflegeplanung und eine Tabelle in der Ziele und Maßnahmen, die zu verändern sind benannt werden.

Thema: Pflegeplanung mit Zielevaluation	Erscheinungsjahr	Autor	Anmerkungen zur Überprüfung der Pflegeplanung während der Visite
	2011	Mybes	Die Evaluation der Akutpflegeplanung ist Teil der Pflegevisite.
		Kußmaul	Nicht Teil der Pflegevisite. Separat zur Pflegevisite hat das Modul 6 11 Unterpunkte
		Nett	Praxisabgleich der Pflegeplanung

Tab. 17: Pflegeplanung mit Zielevaluation als Bestandteil der Pflegevisite

WÜNSCHE UND KRITIK ALS GESPRÄCHSTHEMEN DER KLIENTEN WÄHREND DER VISITE

In manchen Publikationen werden die Themen Zufriedenheit, Wünsche und Kritik zusammengefasst. Da es aber ein Unterschied ist, ob ein Klient nur seine Zufriedenheit bekannt gibt oder konkrete Wünsche oder Beschwerden äußert, sind diese Punkte in der Befragung und in dieser Tabelle extra erfasst worden.

Döpke-Paentz schreibt dazu 1981: „Die Patienten äußern kaum Forderungen, Klagen oder Beschwerden. Ist mal etwas Kritisches anzumerken, bitten sie darum, nichts weiter zu sagen (S. 441)." In späteren Jahren wird dieser Punkt schon eher selbstverständlich in die Visiten mit aufgenommen. Dennoch schreibt Wyllegalla (2006): „Nur ein kleiner Teil der Patienten hat das Gefühl, in der Pflegevisite Kritik anbringen zu können."

Es gibt sicherlich auch andere Möglichkeiten, Kritik anzubringen als nur in der Pflegevisite. Da die Visite auch nicht so häufig durchgeführt wird (im Durchschnitt 1-2 mal im Jahr), ist es erstrebenswert, auch andere Möglichkeiten anzubieten. Dazu sind in den meisten Häusern z. B. Beschwerdestellen/-kästen eingerichtet worden. Durch die Aufnahme der Kontaktstellen für Beschwerdemöglichkeiten in die Wohn- und Betreuungsverträge wird die Wichtigkeit noch bestärkt, nach Wünschen und Kritik zu fragen.

Die Art der Dokumentation der Wünsche und Kritikangaben erfolgt als Freitextmöglichkeiten oder mit Extraprotokollen z. B. für Wünsche, Kritik und Beratungsbedarf.

Für den Bereich der stationären Altenpflege, der ja ein Erstatzzuhause der Bewohner sein soll, sind die Möglichkeiten, Wünsche und Kritik anbringen zu können, so vielseitig wie möglich zu halten. Durch das Abhängigkeitsverhältnis zu den Pflegekräften sollte die Pflegevisite nur eine Möglichkeit sein, Kritik und Wünsche zu äußern. Hier ist es für einige schon leichter, Kritik bei Visiterenden zu äußern, die nicht direkt in die Pflege eingebunden sind. Andere brauchen die Vertrautheit, um sich zu öffnen. Auch anonyme Möglichkeiten wie Briefkästen sind vorzuhalten.

Wünsche und Kritik als Gesprächsthemen der Klienten in der Visite

Thema: Wünsche und Kritik	Erscheinungsjahr	Autor	Anmerkungen zur Aufnahme von Wünschen und Kritik während der Pflegevisite
	1981	Döpke-Paentz	Die Patienten äußern kaum Forderungen, Klagen oder Beschwerden. Ist mal etwas Kritisches anzumerken, bitten sie darum, nichts weiter zu sagen.
	1998	Löser	Individuelle Wünsche und Bedürfnisse werden berücksichtigt.
	1999	Barth	
	2000	Kämmer & Schröder	Die Checkliste gilt nur als Rahmen, das Gespräch wird in freier Form geführt.
		Piehler	Es ist wichtig, dass ein Interesse für die persönlichen Wünsche und Ideen erkennbar ist.
	2001	Müller	Abfrage, ob die Wünsche in die Planung integriert wurden.
		Brüggemann	Die Wünsche werden berücksichtigt.
		Mogendorf	Beim Patientenbesuch im Krankenhaus gibt es die Gelegenheit zur Äußerung von Kritik und Wünschen.
		Ratz	Wünsche werden erfragt (ambulant)
	2002	Görres et al.	Bei 90 % der Befragten im Krankenhaus werden die persönlichen Bedürfnisse abgefragt (Studie).
		Jürgen	Befinden und Wünsche werden abgefragt
	2003	Jungbluth	Es wird gefragt, ob die Mitarbeiter auf Wünsche und/oder Kritik des Klienten eingehen.
		Thelen	Wünsche werden abgefragt.
	2004	Bölicke & Panka	Wünsche und Verbesserungsvorschläge werden abgefragt.
		Hallensleben	Teil der Visite der PDL
		Hollick	Der Bewohner hat die Möglichkeit, Wünsche und Fragen zu äußern. Sie werden bei den übergebenden Schichten zur Kenntnis gebracht (Gerontopsychiatrie).
		Morawe-Becker	Der Patient sollte die Möglichkeit haben, Rückmeldungen oder Beschwerden anzubringen.
		Schank	

Thema: Wünsche und Kritik	Erscheinungsjahr	Autor	Anmerkungen zur Aufnahme von Wünschen und Kritik während der Pflegevisite
	2005	Ehmann	Die Kundin fühlt sich angenommen und in den Wünschen respektiert.
	2006	Koch	Am Ende des Gesprächs wird eine offene Frage z. B. nach Wünschen gestellt.
		Panka	
		Nenne	
		Sträßner	
		Panka & Bölicke	Unter dem Punkt Verbesserungsvorschläge können im Protokoll Wünsche und Beschwerden angegeben werden.
		Wylegalla	Nur ein kleiner Teil der Patienten hat das Gefühl, in der Pflegevisite Kritik anbringen zu können. Nach Wünschen wird gefragt.
	2007	Giebel	Extra Protokoll für Wünsche, Kritik und Beratungsbedarf.
		Oleksiw	Sie werden im Gespräch mit Dementen soweit möglich erhoben.
		König	Teil der Zufriedenheitsbefragung
	2008	Kuhn	
		Kämmer	
	2010	Kämper & Pinnow	Vier Fragen zu Wünschen und eine zum Pflegevertrag (ambulant).
		Hotop et al.	
	2011	Mybes	Die meisten Informationen kommen von den Bewohnern selbst.
		Nett	

Tab. 18: Wünsche und Kritik als Gesprächsthemen in der Visite

Beobachtung der Hilfsmittelversorgung während der Visite

Die Beobachtung des Hiflsmittelbedarfs und der ausreichend vorhandenen Versorgung wird in vielen Pflegevisitenprotokollen berücksichtigt. Im ambulanten Bereich sind z. B. bei Kämper & Pinnow (2010) 16 Ankreuzmöglichkeiten für die Hilfsmittelversorgung vorgesehen. Ansonsten schwanken die Angaben zwischen 2 und 9 Fragen. Neben der Abfrage, was vorhanden ist, und ob die Hilfsmittel intakt sind, wird auch gefragt, ob die Versorgung ausreichend und wer für die Beschaffung verantwortlich ist.

Bei der Übergabe am Bett wird die Möglichkeit genutzt, den Pflegekräften noch unbekannte Hilfsmittel im Rahmen einer Schulung vorzustellen.

Um die Hilfsmittelsituation anpassen zu können, sollte dem Pflegenden bekannt sein, welche Hilfsmittel in der jeweiligen Institution vorgehalten werden (Ehmann 2005). In der stationären Altenpflege werden viele Hilfsmittel verwendet. Sie können individuell sein wie ein angepasster Pflegerollstuhl oder allgemein wie die vorhandene saubere Waschschüssel. Die Pflegevisite eignet sich dazu, einen gesonderten Blick außerhalb der Routine auf diese Hilfsmittel zu werfen. Es werden dabei der Sauberkeitszustand, die Intaktheit, die Sinnhaftigkeit, die ausreichende Ausstattung allgemein und in manchen Fällen auch die korrekte Anwendung und Lagerung geprüft. Im Anschluss an die Visite wird oft geprüft, ob die Hilfsmittel auch korrekt dokumentiert sind.

Die Überprüfung der Hilfsmittel ist deshalb so wichtig, da der Effekt bei allen Hilfsmitteln die größtmögliche Selbständigkeit und Entlastung des Betroffenen sein kann und soll.

In der folgenden Tabelle ist zu erkennen, in welchem Umfang die Hilfsmittel thematisiert werden und was teilweise die Inhalte sind.

BEOBACHTUNG DER HILFSMITTELVERSORGUNG WÄHREND DER VISITE

Beobachtungs- faktor Hilfsmittel	Erschei- nungsjahr	Autor	Anmerkungen zu Beobachtungen von Hilfsmitteln
	1994	Bleck	Die PDL kann die Ausstattung der Station mit Hilfsmitteln prüfen.
		Christian	Die Planung der Pflegemaßnahmen berücksichtigt die notwendigen Hilfsmittel.
	1995	Heering	Die Hilfsmittel werden bei der Übergabe am Bett gesichtet und vorgestellt.
	1996	Uhde	In der Nachbesprechung wird über die Beschaffung von nötigen Hilfsmitteln im Krankenhaus gesprochen.
	2000	Piehler	Die Beschaffung von Hilfsmitteln wird festgelegt.
	2001	Müller	Frage in der Checkliste: Sind die Hilfsmittel sauber und einsatzbereit?
		Kämmer	9 Vorschläge zu Hilfsmitteln in der fachlichen Reflexion am Ende der Checkliste.
		Ratz	Im Protokoll wird der Einsatz von Hilfsmitteln hinterfragt.

Beobachtungs-faktor Hilfsmittel	Erschei-nungsjahr	Autor	Anmerkungen zu Beobachtungen von Hilfsmitteln
	2003	Hellmann & Kundmüller	Vier Fragen in der großen Visite, zwei Fragen in der Kurzvisite zu Hilfsmitteln
		Gültekin & Liebchen	Zwei Fragen in der Checkliste zu Hilfsmitteln
	2004	Bölicke & Panka	Der Hilfsmittelzustand wird in einer Tabelle abgefragt und ob die Situation ausreichend ist oder nicht.
	2005	Ehmann	Erfassung des Hilfsmittelbedarfs.
	2006	Panka	Bei der 10 Punkte-Umgebungsvisite wird z. B. gefragt, ob die Hilfsmittel in gutem Zustand sind.
		Nenne	Feststellung der umgebungsbezogenen Aspekte (z. B. Verwendung eines Lifters).
		Sträßner	Erfassung der Hilfsmittelsituation.
	2007	König	Ausreichende und angemessene Hilfsmittelsituation
	2008	Kuhn	
	2010	Kämper & Pinnow	16 Hilfsmittel zum Ankreuzen mit Feld für Erforderlichkeit und Bemerkungen (ambulant).
		Panka & Stenzel	Im Rahmen der Umgebungsvisite sind drei Fragen zu Hilfsmitteln verzeichnet.
		o.N. 1	In der Checkliste wird abgefragt, ob der Bewohner ausreichend Hilfsmittel und Pflegeprodukte hat.
		Hotop et al.	In der Checkliste werden Hilfsmittel mit einer Frage angesprochen.
	2011	Kußmaul	Im Modul 1 wird nach der Aufführung von Hilfsmitteln in den Stammdaten gefragt.
		Nett	Sachgerechter Einsatz und Umgang mit Hilfsmitteln

Tab. 19: Beobachtung der Hilfsmittelversorgung während der Visite

Pflegerelevante Faktoren

Bei den Ergebnissen der Beobachtung von pflegerelevanten Faktoren zeigt sich der Ausbildungsstand bei den Beobachtungsfähigkeiten der Visitierenden. In der folgenden Tabelle wird deutlich, mit welch unterschiedlichem Ansatz das möglich ist. Hier geht es von der allgemeinen Wahrnehmung des äußeren Eindrucks bis zur Überprüfung der Effektivität der Pflege anhand von Beobachtungen. Schon bei der Begrüßung kann bei der Pflegevisite der Hautzustand und der Zustand der Fingernägel mit dem Handschlag beobachtet werden. Bei den ersten Worten kann die Mundhygiene und der Zustand der Zähne erkannt werden. Die Bekleidung sagt etwas über Sauberkeit und jahreszeitliche Sinnhaftigkeit aus sowie über den Ernährungszustand (Bekleidung zu weit oder zu eng) (nach Ehmann, 2005).

Die Ausprägungen bei den pflegebezogenen Beobachtungen ist innerhalb des Gesamtpaketes Pflegevisite sehr unterschiedlich. Von 79 Fragen bis zu einer ist hier alles möglich. Einige richten sich dabei nach Pflegetheorien und leiten die Fragen davon ab.

Ein Autor betont, dass vor einer körperlichen Untersuchung zusätzlich eine Genehmigung eingeholt werden sollte. Ein anderer betont die Wichtigkeit des würdevollen Umgangs bei dieser Tätigkeit.

Einige Autoren erwähnen, dass die Visiteure diese Beobachtung auch gleich zur Beseitigung der gesichteten Probleme nutzen. So wird z. B. eine Lagerung angepasst.

Um den pflegerischen Zustand von dementen Menschen zu erkennen, empfiehlt ein Autor, die Beobachtung bei einer Aktivität durchzuführen.

In der stationären Altenpflege ist es sinnvoll, bei Pflegevisiten den pflegerischen Zustand durch eine körperliche Visite zu erheben. Inwieweit es dazu notwendig ist, den Bewohner zu entkleiden, muss von Fall zu Fall abgewogen werden. Ein geistig nicht eingeschränkter Mensch kann selbst sagen, ob er Wunden oder Hautprobleme hat und diese evtl. zeigen möchte. Bei einem schwerstpflegebedürftigen Menschen, der z. B. auch eine eingeschränkte Sensibilität hat, ist es sinnvoll und wichtig, sich an den gefährdeten Stellen z. B. die Haut oder Hautfalten auf den pflegerischen Zustand hin anzuschauen und evtl. Maßnahmen davon abzuleiten. So können die Effektivität der Pflege und Risikopotentiale beurteilt werden.

BEOBACHTUNG VON PFLEGERELEVANTEN FAKTOREN WÄHREND DER VISITE

Beobachtungsfaktor: Pflegerelevante Faktoren	Erscheinungsjahr	Autor	Anmerkungen zu Beobachtungen von pflegerelevanten Faktoren
	1995	Bieg	Beobachtung und allgemeine Wahrnehmung.
		Heering	Sichtung bei der Übergabe am Bett (Krankenhaus).
	1998	Löser	Überprüfung der Effektivität der Pflege u.a. ob Pflegeprobleme hinzugekommen sind.

Beobachtungs-faktor: Pfle-gerelevante Faktoren	Erschei-nungsjahr	Autor	Anmerkungen zu Beobachtungen von pflegerelevanten Faktoren
	2000	Piehler	Der äußere Eindruck des Bewohners wird eingeschätzt.
	2001	Brüggemann	Pflegeprobleme werden gesichtet und beseitigt, die Planung angepasst.
		Müller	Beurteilung des Pflegezustandes nach 8 Punkten und Freitext
		Kämmer	23 Punkte werden in einer Musterscheck-liste abgebildet.
		Mogendorf	Die PDL untersucht bei dem Patientenbe-such im Krankenhaus persönlich die pfle-gerelevanten Faktoren.
	2002	Görres et al.	Pflegerisch relevante Informationen werden in 96% der befragten Krankenhäuser ab-gefragt.
		Jürgen	
	2003	Gültekin & Liebchen	Checkliste mit Maßnahmenüberprüfung und einer Bewertung nach a, b, c
		Hellmann & Kundmüller	10 Fragen in der großen Visite und 6 Fragen in der kleinen Visite
		Jungbluth	Sie werden von den Mitarbeitern beobach-tet, z. B. Einhaltung der Standards, Pflege nach der Planung.
		Thelen-Aster	Die PDL beobachtet den Bewohner.
		Thelen	Begutachtung des Pflegekunden auf den pflegerischen Gesamtzustand
	2004	Hallensleben	Eine körperliche Untersuchung erfolgt in den relevanten Regionen mit Zustimmung des Klienten (ambulant).
	2005	Ehmann	Beobachtung des geistigen, körperlichen und seelischen Zustandes, Beurteilung der korrekten Anwendungen der Richtlinien.
	2006	Nenne	Feststellung des aktuellen Befindens.
		Horn	Überprüfung des pflegerischen Zustandes und des Hilfebedarfs.
		Panka	Bei der körperlichen Visite mit 10 Punkten werden pflegerelevante Faktoren abgefragt.
		Sträßner	Erfassen der körperlichen, geistigen, see-lischen und sozialen Zustandes z. B. anhand von ATL oder AEDL oder sonstiger Pflege-modelle.

Beobachtungs-faktor: Pflegerelevante Faktoren	Erscheinungsjahr	Autor	Anmerkungen zu Beobachtungen von pflegerelevanten Faktoren
	2006	Panka & Bölicke	Eine körperliche Untersuchung erfolgt nach 10 Unterpunkten.
	2007	v. Wied und Warmbrunn	Beurteilung des Pflegezustandes. Im Idealfall nimmt die Leitung aktiv an der Visite teil. So übernimmt sie z. B. die Lagerung, um den Zustand direkt zu erkennen.
		Oleksiw	Bei Dementen kann die Pflegevisite aus einer Beobachtung bei einer Aktivität bestehen.
		König	7 Fragen bei der Begutachtung des Bewohners
	2008	Kämmer	Während des Gesprächs ist eine dezente Beobachtung durchzuführen.
	2010	Kämper & Pinnow	Abfrage des ersten Eindrucks: z. B. Hautdefekte, Ernährungszustand, Kontinenz, Physiotherapiebedarf
		Peth	In 11 Punkten mit Unterpunkten wird der Zustand zum Ankreuzen mit Freitext erhoben.
		Stenzel	Würdevolle Begutachtung des pflegerischen Zustandes des Bewohners/Patienten.
		Panka & Stenzel	Im Modul „Körperliche Visite" werden in 10 Punkten pflegerelevante Punkte beobachtet und notiert.
		o.N.1	2 Punkte werden dazu in der Checkliste abgefragt.
		Hotop et al.	
		o.N.	Die Beobachtung erfolgt von einer Stelle, die nicht im direkten Blickfeld der Beteiligten liegt.
	2011	Mybes	79 Report- und Ereignisfragen mit Freitext widmen sich diesem Thema
		Kußmaul	In 14 Punkten wird die direkte Pflege beurteilt.
		Nett	

Tab. 20: Beobachtung von pflegerelevanten Faktoren während der Visite

ZIMMERZUSTAND

Anhand der Kürze der Tabelle zu diesem Thema wird ersichtlich, dass die Betrachtung des Zimmerzustandes kaum in Pflegevisiten integriert ist. Im Krankenhaus spielt der Zustand das Zimmers (private, persönliche Einrichtung) weniger eine Rolle als im ambulanten oder stationären Pflegebereich.

Nenne (2006) z. B. bezeichnet einige Inhalte, die nicht in die Pflegevisite sollten. Dazu gehört die Prüfung der Sauberkeit im Zimmer (siehe auch Hotop, Satter, & Weber, 2010). Diese Autoren ergänzen, dass die Überprüfung der Temperatur des Medikamentenkühlschranks und die Überprüfung, ob die Betäubungsmittel verschlossen gelagert werden, nicht dazu gehören sollten. Sie meinen, dass die Pflegevisite damit zu sehr mit fremden Aufgaben überlastet wird und die Überprüfung der fachlichen Richtigkeit der ausgeführten Maßnahmen als Herzstück der Pflegevisite in den Hintergrund gerät.

Stenzel (1998) argumentiert in ähnlicher Richtung, dass Ordnung und Sauberkeit von jeder Person anders beurteilt wird und aus diesem Grund kein Bestandteil der Visite sein sollte.

Für andere ist z. B. aus Gründen der Sturzgefahr eine Betrachtung des Umfeldes unumgänglich. Ein weiterer Grund ist die Perspektive der Wohnlichkeit und Gemütlichkeit. Es wird geschaut, ob das Zimmer mit persönlichen Dingen nach eigenen Wünschen gestaltet ist. Die Hygiene ist ebenfalls ein Grund, diesen Bereich nicht zu vernachlässigen.

Wenn die Abfrage des Zimmerzustandes Teil der Visite ist, sind zwischen 6 und 11 Fragen zu diesem Thema in der Pflegevisite vorhanden. Viele bieten zusätzlich eine Freitextmöglichkeit an.

BEOBACHTUNG DES ZIMMERZUSTANDES WÄHREND DER PFLEGEVISITE

Beobachtungs-faktor: Zimmerzustand	Erscheinungsjahr	Autor	Anmerkungen zu Beobachtungen des Zimmerzustandes
	1994	Bleck	8 Fragen in einer Checkliste zum Zimmerzustand mit Freitext
	1998	Stenzel	Ordnung und Sauberkeit wird von jeder Person anders wahrgenommen und sollte kein Bestandteil sein.
	2000	Piehler	Sein Umfeld ist zu beurteilen.
	2001	Müller	Fragen lauten: Sind das Zimmer und der Sanitärbereich sauber und aufgeräumt? Es wird auch nach einem Namensschild, dem Wäscheschrank, der Bettwäsche, dem Bett und nach beschrifteten Pflegeartikeln gefragt.

Beobachtungs-faktor: Zimmerzustand	Erscheinungsjahr	Autor	Anmerkungen zu Beobachtungen des Zimmerzustandes
	2003	Gültekin & Liebchen.	11 Fragen zum Zimmerzustand
		Hellmann & Kundmüller	Kurzvisite mit 8 Fragen zum Thema
		Thelen	Beobachtung des Pflegeumfelds
	2004	Bölicke & Panka	6 Punkte werden zum Umfeld abgefragt, z. B. sturzprophylaktisch gestaltetes Wohnumfeld und anregende Dekoration
	2005	Ehmann	Eine PDL sollte bei einer Visite kein steriles Zimmer erwarten. Im Rahmen der aktivierenden Pflege darf das Tischtuch bekleckert sein. Evtl. zusätzliche Prüfung der Wohnraumanpassung (ambulant)
	2006	Nenne	Eine Sauberkeitsprüfung sollte auf keinen Fall Teil der Pflegevisite sein. Umgebungsbezogene Aspekte werden betrachtet (z. B. Bewegungsmöglichkeiten).
		Panka	Bei der Umgebungsvisite wird in 10 Punkten z. B. abgefragt, ob persönliche Dinge das Zimmer schmücken und ob das Zimmer sauber ist.
		Sträßner	Beobachtung des Umfelds des Patienten.
	2007	v. Wied & Warmbrunn	Beurteilung der Umgebung des Patientenzimmers, der Einrichtung und der Station (ambulant und stationär) 3 Fragen in der Visite
	2008	Kuhn	Anregungen zur Verbesserung des Wohnraumes seitens der Angehörigen und der Hausleitung während der Visiten bei Demenzerkrankten.
	2010	Peth	In vier Punkten wird das Thema mit Freitext abgefragt.
		Kämper & Pinnow	Frage nach dem Zustand der Wohnung und wer sie pflegt (ambulant).
		Panka & Stenzel	10 Punkte im Modul Umgebungsvisite
		o.N. 1	Die Dekoration nach eigenen Wünschen, die Sauberkeit und Ordnung im Zimmer werden abgefragt.

Tab. 21: Beobachtung des Zimmerzustandes während der Pflegevisite

Überprüfung pflegerischer Tätigkeiten während der Pflegevisite

Die Überprüfung der direkten Pflege in die Pflegevisite zu integrieren, wird ebenso konträr gesehen wie die Zimmerbegutachtung. Bei einigen Autoren ist es selbstverständlich, dass eine grund- oder behandlungspflegerische Leistung des Mitarbeiters ausgesucht und innerhalb der Pflegevisite angeschaut wird, bei anderen nicht. Sie sehen die Überprüfung auch als wichtig an (eine Überprüfung der Nichtfachkräfte durch Pflegefachkräfte wird auch in der MDK-Prüfrichtlinie (2009) gefordert), sehen sie aber nicht als Teil der Pflegevisite. Sie benennen diese Überprüfung anders und führen sie mit anderem Fokus durch. Bölicke & Panka (2004) formulieren dazu, dass die Überprüfung der Mitarbeiter kein Teil der Pflegevisite sein sollte. Die Überprüfung sei Teil der Personalentwicklung und habe nichts direkt mit dem Bewohner zu tun.

Im ersten Fall, in dem die Mitarbeiterüberprüfung Teil der Pflegevisite ist, werden vereinbarte Kriterien wie z. B. Kommunikation, pflegerische Versorgung, Beziehungsgestaltung, Sozialkompetenz, Fachkompetenz, Hygiene und Dokumentation durch eine Leitungskraft beurteilt. Teilweise wirken die Leitungskräfte unterstützend bei der direkten Pflege mit.

Bei der Auswertung dieser Form der Pflegevisiten gibt es die Möglichkeit, eine Selbsteinschätzung des Mitarbeiters mit einer Fremdeinschätzung des Beobachters zu verknüpfen.

Für einige ist eine pflegerische Nachschau nach Ausfüllung eines Fragebogens (z. B. nach der Arbeitsorganisation oder allgemein zur Pflege) für die Mitarbeiter das Herzstück der Pflegevisite (Paul, 1996). Sie wird mit einem kollegialen Vier-Augengespräch verbunden, dass keinen hierarchischen Karakter haben soll. Es werden keine Aufzeichnungen dabei gemacht, es sei denn, es treten Fälle von wiederholten Fahrlässigkeiten durch pflegerische Mitarbeiter auf. Für Paul wird es dadurch zu einem Kontroll-, Entwicklungs- und Sicherheitsinstrument (ebd. S. 201).

Auch Sträßner ist dieser Meinung: „Die Pflegevisite setzt sich naturgemäß mit dem Pflegeprozess als Regelkreis auseinander, der Inhalt und Ergebnis pflegerischer Leistungserbringung ist. Der Pflegeprozess ist als strukturiertes Element bei der Mitarbeiterbeurteilung zugrunde zu legen und löst die während und in der Pflegevisite auftretenden Frage- und Problemstellungen aus. Diese sind alsdann qualitätssichernd und -kontrollierend mit den beteiligten pflegerischen Mitarbeitern abzuarbeiten (Sträßner, 2008b, S. 63)."

Die Pflegevisite soll nach Sträßner (2008b, S. 92) der Motivation und dem Ansporn von Mitarbeitern dienen. Sie kann aber gleichzeitig Auslöser für arbeitsrechtliche Sanktionen sein. Von Verweis, Rüge und/oder Abmahnung kann die mitarbeiterorientierte Pflegevisite bis hin zur ordentlichen oder außerordentlichen Kündigung führen. Das hängt vom festgestellten Grad der Leistungs- und Verhaltensverstößen ab. Im Bereich der Mitarbeiterführung ist dem Mitarbeiter nicht das Gefühl zu geben, dass die Pflegevisite aus arbeitsrechtlichen Sanktionsgründen erfolgt. Sie ist nicht Voraussetzung, sondern mögliche Folge. Im Rahmen einer vertrauensvollen Zusammenarbeit sollten beide, Arbeitnehmer und Arbeitgeber, ein Interesse daran haben, eine objektive und subjektive Patientenzufriedenheit herbeizuführen (ebd).

Im Gegensatz dazu scheint in manchen Häusern die Pflegevisite als penible Überprüfung der Arbeit einer Pflegekraft begriffen zu werden. Eine Leistungsbeurteilung läuft dann unter dem Etikett „Pflegevisite". Es ist laut Rehder (2007) ein „schikanöses und demütigendes Vorgehen" und ähnelt einem „Nachexamen für Pflegende". Wer das fordere, sollte sich auch für „Nachprüfungen bei Autofahrern" einsetzen (ebenda S. 36). Folgen könnten sein, dass durch das „Herumreiten auf Defiziten und Fehlern die Teamstrukturen gefährdet werden und die Atmosphäre vergiftet wird (Planer, 2012)."

Es ist leider in der Literatur nicht überall erkennbar, ob die Überprüfung der Mitarbeiter immer Teil der normalen Pflegevistie ist oder ob sie separat durchgeführt wird. Der Praxiserfahrung nach ist es eher wahrscheinlich, dass sie im Pflegeheim aus Zeitgründen separat durchgeführt wird (siehe auch Ehmann, 2005; Panka & Stenzel, 2010; Kämper & Pinnow, 2010).

ÜBERPRÜFUNG VON PFLEGERISCHEN TÄTIGKEITEN WÄHREND DER PFLEGEVISITE

Beobachtungsfaktor: Pflegerische Tätigkeiten anderer	Erscheinungsjahr	Autor	Anmerkungen zu Beobachtungen von pflegerischen Tätigkeiten anderer während der Visite
	1994	Bleck	Die PDL nimmt an der Pflegevisite teil und erhält einen Einblick in das Pflegeverständnis der Mitarbeiter auf der Station. Sie kann positive und negative Kritik üben. Sie bietet Zuwendung für die Pflegekräfte, die im Krankenhaus oft zu kurz kommt.
	1995	Heering	Die Übergabe am Bett wird auch zur Demonstration z. B. neuer Hilfsmittel genutzt.
	1996	Paul	Aus den von den Mitarbeitern ausgefüllten Fragebögen ergibt sich die Auswahl der praktischen Tätigkeiten bei der Nachschau durch die Pflegedienstleitung. Mit jedem Mitarbeiter wird je eine grundpflegerische oder behandlungspflegerische Leistung an einem Heimbewohner ausgesucht und nachgeschaut.
	2001	Ratz	Es werden keine direkten Pflegehandlungen während der Visite durchgeführt (ambulant).
	2002	Jürgen	Die Visite wird als mitarbeiterzentriertes Instrument eingesetzt.

Beobach-tungsfaktor: Pflegerische Tätigkeiten anderer	Erschei-nungsjahr	Autor	Anmerkungen zu Beobachtungen von pflegerischen Tätigkeiten anderer während der Visite
	2003	Jungbluth	Der Vorgesetzte beobachtet das pflege-rische Handeln bezüglich der vereinbarten Kriterien: pflegerische Versorgung, Sozial-kompetenz, Kommunikation, Dokumenta-tion
		Hellmann & Kundmüller	12 Fragen zur direkten Pflegeüberprüfung
		Thelen-Aster	Die PDL beobachtet die Pflege des Mitarbei-ters oder wirkt unterstützend mit. Sie achtet dabei auch auf den Umgang des Mitar-beiters mit dem Patienten. Alle Aufzeich-nungen werden im Visitenprotokoll notiert.
		Thelen	Es wird hinterfragt, wie der Umgang mit Pflegekunden ist, wie er angesprochen wird und wie die Stimmung ist.
	2005	Ehmann	Der Pflegebesuch gilt als separater Teil der Pflegevisite.
	2006	Nenne	
		Horn	Begutachtungen pflegerischer Verrich-tungen sind nicht immer Bestandteil der Visite.
		Sträßner	Umsetzung von Richtlinien, Handlungsan-weisungen u. ä.
		Bruver & Gerhard	Während der Übergabe am Bett können pflegerische Maßnahmen wie Blutdruck-messen oder kleinere Verbandswechsel durchgeführt werden. Sie können aber ablenken.
	2007	Oleksiw	Die Beobachtung im Rahmen einer Pflegevi-site bei Dementen kann aus einer Beobach-tung während einer Aktivität erfolgen. Dabei liegt der Fokus auf dem Bewohner und sei-nem Verhalten und seiner Zufriedenheit.
		König	Bei dem Protokoll in der ambulanten Pflege ist dazu ein separates Blatt angelegt, nicht in der stationären Pflege.

Beobach-tungsfaktor: Pflegerische Tätigkeiten anderer	Erschei-nungsjahr	Autor	Anmerkungen zu Beobachtungen von pflegerischen Tätigkeiten anderer während der Visite
	2010	o.N.	Anhand eines Beobachtungsformulars wird die Pflegefachlichkeit des Mitarbeiters separat überprüft. Inhalte sind: Beziehungsgestaltung und Kommunikation, fachgerechte Durchführung der Pflege, Orientierung an der Pflegeplanung, Nutzung der Dokumentation, Hygiene, Vor- und Nachbereitung.
		Panka & Stenzel	Mitarbeiterüberprüfung als separater Teil. 11 Punkte werden beobachtet und mit erfüllt/nicht erfüllt bewertet.
		Kämper & Pinnow	Anhand eines Mitarbeitervisitenprotokolls werden eine Selbsteinschätzung des Mitarbeiters mit 9 Punkten und 4 textlichen Bewertungsmöglichkeiten, Freitext, sowie eine Fremdeinschätzung mit 9 Punkten incl. abschließender Bewertung (Zensur 1-5) durchgeführt.
	2011	Nett	Mitarbeiterbezogene Schwerpunkte sind die Beurteilung der Qualität der Leistungen, Überprüfung und fachliche Anleitung der Grund- und Behandlungspflege, Reflektion der Arbeit, Unterstützung dabei und Feedback, Steigerung der Zufriedenheit.

Tab. 22: Überprüfung von pflegerischen Tätigkeiten während der Pflegevisite

5.1.3

DOKUMENTATIONSKONTROLLE ALS ELEMENT DER PFLEGEVISITE

Der folgende Teil stellt die Ergebnisse der Literaturanalyse bezüglich der Dokumentationsuntersuchungen während der Pflegevisiten dar. Es wird dabei zuerst der Fokus auf die Kontrolle der gesamten Dokumentation und dann auf besondere Schwerpunkte gelegt. Hierzu gehören die Pflegeberichte z. B. zur Spiegelung der Evaluationen und Darstellung der Besonderheiten im Alltag des zu Pflegenden und die Kontrolle der Aktualität der Pflegeplanung. Sie erfolgt teilweise bei der Vorbereitung der Visite, mit dem Klienten zusammen beim Besuch oder im Nachhinein. Da sich in den letzten

Jahren vermehrt ein Schwerpunkt auf die Risikopotentialbetrachtung zur Vermeidung von Krankheiten entwickelt hat, (siehe auch Geschichte der Pflegevisite) wird dieser Aspekt einer gesonderten Analyse unterzogen.

Kontrolle der gesamten Dokumentation

Weigert ist der Meinung, dass eine Pflegevisite mehr ist als die Prüfung lückenhafter und nicht nachvollziehbarer Pflegedokumentation. Schulungen der Mitarbeiter zum Thema der korrekten Pflegedokumentation sind während der Pflegevisite oft gängige Praxis und lenken vom eigentlichen Ziel ab.

Dieser Meinung schließen sich nicht alle Autoren an. Einige lassen auch nur Dokumentationsvisiten als Pflegevisiten gelten. Wenn die Dokumentation überprüft wird, wird mit unterschiedlichen Schwerpunkten vor, während oder nach fast allen Pflegevisiten kontrolliert. Teilweise wird auch nur eine Dokumentationsvisite durchgeführt und der Besuch beim Klienten entfällt. Oder es werden die Dokumentationsvisite und der Besuch ohne inhaltlichen oder zeitlichen Zusammenhang durchgeführt.

Die Teilnehmer der Dokumentationskontrollen sind unterschiedlich. In der Tabelle ist zu erkennen, dass sie teilweise mit PDL und Pflegekraft, nur von der PDL oder nur von der Bezugspflegekraft durchgeführt werden. Eine Einbeziehung von Schülern ist ebenfalls möglich.

Die Anzahl der Fragen schwankt von 10 bis 50 pro Pflegevisitenprotokoll (Ausnahme bei der Mybes-Visite mit 274 Report- und Ereignisfragen). Teilweise werden extra Bögen/Module dazu genutzt.

Inhaltlich werden z. B. folgende Bereiche überprüft: Biografie, Berichteblätter, Anamnese, Pflegeplanung, Medikamtenenblätter, Vitalwerte, Bewohnerdaten, Ernährung, Risikobereiche, Datum und Problembereiche der letzten Pflegevisite, Behandlungspflege, Nachweise der Tätigkeiten und Sterbebegleitung.

Auch äußerlich wird die Papierdokumentation u.a. auf leserliche Schrift, Vollständigkeit der Ausfüllung der Formulare, Vollständigkeit und Korrektheit der Handzeichen und Dokumentenechtheit geprüft.

Die Übergabe am Bett ist als Sonderform zu betrachten. Bei ihr erfolgt keine separate Dokumentation. Die Übergabe wird vorher schriftlich im Pflegebericht fixiert.

In allen Bereichen des Gesundheitswesens wird dokumentiert. Die durchgeführten Leistungen müssen nachvollziehbar sein. Aus diesem Grund ist die Überprüfung der Dokumentation in Pflegevisiten sehr verbreitet. Die Pflegevisite sollte allerdings ihrem Ziel gerecht werden und nicht als Schulungsrahmen z. B. für die Erstellung von Pflegeplanungen missbraucht werden. Je mehr Defizite im Bereich der Dokumentation offensichtlich werden, umso umfangreicher sollte dieses Thema mit einer Pflegevisite abgedeckt werden. Werden die Fragen dort nach Schulungen und Beratungen hauptsächlich positiv beantwortet, macht es Sinn, diesen Bereich zu verkleinern. In der folgenden Tabelle sind die Ausdifferenzierungen und Besonderheiten zu erkennen.

KONTROLLE DER GESAMTEN DOKUMENTATION

Kontroll-element: Gesamte Do-kumentation	Erschei-nungsjahr	Autor	Anmerkungen zur Kontrolle der gesamten Dokumentation
	1994	Christian	Die Informationssammlung wird von der Pflegekraft und der PDL gemeinsam hinter-fragt.
		Bleck	Pflegemaßnahmen werden umgestellt, Ziele werden auch mit Beteiligung von Schülern überdacht.
	1999	Barth	Es wird gefragt, ob die Daten korrekt in die Pflegeplanung eingeflossen sind.
	2000	Piehler	Die Dokumentation wird im Vorfeld analy-siert.
	2001	Müller	Das Dokumentationssystem dient als Hilfs-mittel für die Visite. Im Leitfaden wird die Dokumentation nicht überprüft.
		Kämmer	Der Leitfaden enthält Fragen zur Planung, den Berichten, der Pflegesituation, Ernäh-rung, Behandlungspflege und Mobilisation.
		Ratz	In der Nachbereitung wird die Pflegedoku-mentation überprüft.
	2002	Jürgen	Kontrolle der Pflegedokumentation
	2003	Hellmann & Kundmüller	34 Fragen zur Dokumentation, aufgeteilt in Planung, Medikamentenblatt und Bericht. In der Kurzvisite gibt es dazu 13 Fragen.
		Gültekin & Liebchen	Im Rahmen des Vor- und Nachgespräches
		Jungbluth	Dokumentationsprüfung: zeitnah, vollstän-dig, sorgfältig mit Schwerpunkten auf Be-richt und Pflegeprozess.
		Thelen-Aster	In der Nachbereitung wird die Pflegepla-nung überarbeitet. Erhebungsbögen und Checklisten werden auf Anwendbarkeit überprüft.
		Thelen	Es wird geprüft: Vollständigkeit der For-mulare, Füllungszustand, ob eine Planung vorhanden ist, ob Handzeichen vollständig sind, ob Leistungen, die vereinbart wurden, erbracht werden.

Kontroll-element: Gesamte Do-kumentation	Erschei-nungsjahr	Autor	Anmerkungen zur Kontrolle der gesamten Dokumentation
	2004	Bölicke & Panka	11 Punkte zur Dokumentation werden mit + und - abgefragt. Sie sind mit Erfordernissen zu hinterlegen.
		Hallensleben	Teil der Vor- und Nachbereitung des Besuchs.
		Althammer & Noßbach	
		Morawe-Becker	Im Nachgespräch wird die Dokumentation aktualisiert.
		Schank	Im Rahmen der Vorbereitung.
	2005	Ehmann	Vollständigkeit der Dokumente und Lesbarkeit.
	2006	Horn	Die PDL überprüft die Dokumentation, u.a. Berichteblätter, Anamnese, Pflegeplanung, Medikation, Vitalwerte.
		Panka	Bei der Dokumentationsvisite wird in 10 Punkten mit 10 Erfordernissen die gesamte Dokumentation überprüft.
		Nenne	
		Sträßner	Überprüfung der gesamten Pflegedokumentation auf Vollständigkeit, Schriftbild, Plausibilität, Aktualität.
		Panka & Bölicke	Überprüfung der Dokumentation nach Schwerpunkten: Bewohnerdaten, Dekubitus, Ernährung, letzte Pflegevisite, Medikamente, Berichte, ATL, Planung Sturzprophylaxe.
		Bruver & Gerhard	Dokumentationskontrollen sind nicht Teil der Übergabe am Bett.
		Hoh et al.	Der Schwerpunkt liegt auf der Pflegeplanung bei der Pflegevisite im Krankenhaus.
	2007	Giebel	Extra Protokoll für die Bearbeitung und Ergänzung der Anamnese und Planung.
		Habermann & Biedermann	Schwerpunkt bei den Inhalten in der ambulanten Pflege ist die Überprüfung der gesamten Dokumentation. Die Kommunikation und Beziehung haben kaum Bedeutung (Studie ambulant).
		Oleksiw	Kontrolle des Pflege- und Betreuungsplan bei Dementen unter Berücksichtigung der Biografie und individueller Umgangsempfehlungen.
		König	12 Punkte mit Unterpunkten werden abgefragt.

Kontroll-element: Gesamte Dokumentation	Erscheinungsjahr	Autor	Anmerkungen zur Kontrolle der gesamten Dokumentation
	2008	Kämmer	Vor der Visite
	2010	Stenzel	Evaluation der Pflegedokumentation
		Kämper & Pinnow	20 Punkte werden zur Dokumentation abgefragt.
		Panka & Stenzel	10 Punkte werden mit Erfordernissen als Modul vorgeschlagen.
		Peth	14 Punkte werden zur gesamten Dokumentation abgefragt.
		o.N.	19 Punkte werden zur Dokumentation in der Mustercheckliste abgefragt.
		Hotop et al.	
	2011	Mybes	274 Report- und Ereignisfragen z. B. zur Anamnese, Stammblatt und zu Vitalzeichen.
		Kußmaul	Überprüfung der Stammdaten in 10 Punkten, Anamneseüberprüfung in 5 Punkten, Biografie in 3 Punkten, Behandlungspflege in14 Punkten, Vitalzeichen und Nachweise mit 4 Punkten, Demenz mit 5 Punkten, freiheitsentziehende Maßnahmen mit 5 Punkten, Kommunikation/ Orientierung in 7 Punkten, Aktivierung /Beschäftigung mit 4 Punkten, Sterbebegleitung mit 11 Punkten. Es folgen Heimeinzug und Expertenstandards.
		Nett	

Tab. 23: Kontrolle der gesamten Dokumentation

KONTROLLE DER PFLEGEBERICHTE WÄHREND EINER PFLEGEVISITE

Die Kontrolle der Pflegeberichte ist in einigen Pflegevisiten ein wichtiges Thema, bei anderen nicht. Bei ihnen wird es eher unter dem allgemeinen Begriff der Überprüfung der Dokumentation subsummiert.

Einige Visiten haben bis zu 8 Fragen zum Thema Berichte. Inhaltlich haben die Fragen z. B. die Vollständigkeit, Regelmäßigkeit, Lückenlosigkeit, Wertneutralität und Nachvollziehbarkeit des Beschriebenen zum Thema.

Ein Autor erwähnt auch die Möglichkeit, den Klienten selbst etwas in den Bericht hineinschreiben zu lassen. Er erhält damit die Möglichkeit, seine eigene Akte zu beeinflussen und die Pflegekräfte über seine Anliegen zu informieren. Dies spiegelt einen offenen Umgang mit der Pflegedokumentation wider, der nicht weit verbreitet ist.

Der Pflegebericht ist in allen Bereichen des Gesundheitswesens ein wichtiges Instrument zur Informationsweitergabe und damit zur Qualitätssicherung und zur Evaluation des Pflegeprozesses. In ihm werden Veränderungen beschrieben, die dann in den Pflegeprozess integriert werden müssen. Da diese Erfordernisse nicht in allen Einrichtungen immer so erfüllt werden und gerade in der Langzeitpflege häufig eine Tendenz zu Berichten nach dem Stil: „Dem Bewohner geht es gut, keine Besonderheiten" zu erkennen ist, wäre es sinnvoll, hier den Pflegebericht in die Pflegevisite mit aufzunehmen. Sind Schulungen dazu erfolgt und das Führen der Berichte korrekt, kann das entfallen.

KONTROLLE DER PFLEGEBERICHTE WÄHREND DER PFLEGEVISITE

Kontroll-element: Berichtswesen	Erschei-nungsjahr	Autor	Anmerkungen zur Kontrolle der Berichte
	1995	Heering	Der Bericht wird vor der Übergabe am Bett geschrieben (Krankenhaus).
	1998	Stenzel	In der Vorbesprechung liegt eines der Hauptaugenmerke auf dem Bericht.
	1999	Barth	Fragen zum Bericht: Ist er lückenlos, kontinuierlich und wertneutral?
	2001	Kämmer	6 Fragen zur Gestaltung des Berichtes.
	2003	Hellmann & Kundmüller	8 Fragen zum Bericht in der großen Visite.
		Jungbluth	Besonderheiten im Bericht müssen sich in der Pflege widerspiegeln.
		Thelen	Frage nach fortlaufendem Pflegebericht.
	2004	Bölicke & Panka	Der Pflegebericht wird mit +/- bewertet. Kriterien müssen festgelegt werden.
		Schank	Das Führen der Berichte wird kontrolliert. Der Patient kann auch selber etwas in den Berichten fest halten.
	2005	Ehmann	Vollständig und nachvollziehbar muss der Bericht sein.
	2006	Horn	
		Sträßner	Das Führen von Pflegeberichten: Formulierungen, Aktualisierung, Relevanz und Patientenbezogenheit der Informationen u. ä. wird überprüft.
		Panka & Bölicke	Häufigkeit der Pflegeberichte wird abgeprüft.

Kontroll-element: Berichtswesen	Erscheinungsjahr	Autor	Anmerkungen zur Kontrolle der Berichte
	2007	König	5 Fragen zum Bericht
	2008	Kämmer	4 Fragen zum Bericht
	2010	Panka & Stenzel	1 Punkt im Modul Dokumentationsvisite
		Kämper & Pinnow	8 Fragen zum Pflegebericht (ambulant)
		Peth	In 7 Punkten werden die Berichte hinterfragt.
		o.N.	2 Fragen werden zum Pflegebericht gestellt.
	2011	Kußmaul	Das Modul 7 zum Pflegbericht beinhaltet 4 Unterpunkte

Tab. 24: Kontrolle der Pflegeberichte während einer Pflegevisite

KONTROLLE DER RISIKOASSESSMENTS WÄHREND DER PFLEGEVISITE

Der Blick auf die Risikobereiche der Klienten im Rahmen der Pflegevisite erfolgte erst im späteren Verlauf der Entwicklung der Pflegevisite. Das ist in der folgenden Tabelle an den Erscheinungsjahrangaben gut zu erkennen. Eine mögliche Ursache für den verstärkten Blick auf die Risiken ist die geschichtliche Entwicklung der Pflegevisite (siehe ebd.). Hier sind evtl. im Besonderen die Entwicklung der Expertenstandards durch das Deutsche Netzwerk für Qualitätssicherung in der Pflege und die Prüfrichtlinie des MDK zu nennen. In der Prüfrichtlinie wird eine Übersicht über die mit Risiken behafteten Bewohnern gefordert. Im Detail wird im Prüfkatalog z. B. auf das Sturzrisiko und Dekubitusrisiko eingegangen.

Der Blick auf die Risikobereiche findet, wenn er durchgeführt wird, unterschiedlich intensiv statt. So werden z. B. 9 Seiten mit unbekannter Fragenzahl vorgefunden, 41 Fragen gestellt oder 10 Risikobereiche benannt, die überprüft werden sollen.

Inhaltlich werden einige Expertenstandards konkret erwähnt, dabei besonders häufig das Dekubitusrisiko. Wunden oder allgemein der Hautzustand werden ebenfalls als Risikobereiche identifiziert und abgefragt.

In der Pflege ist das Erkennen von Risikobereichen schon in der Ausbildung ein wichtiger Faktor. Krankenbeobachtung hilft, Krankheiten vorzubeugen und im wirtschaftlichen Sinne Kosten zu vermeiden. So hat ein mobiler Mensch sehr viel weniger Risikopotential als ein immobiler, und die Pflegenden sollten so lange wie möglich und gewünscht eine Mobilisation empfehlen und fördern. Risikobereiche und die dazugehörigen Prophylaxen sollten in die Pflegevisite integriert werden, wenn in diesem Bereich Unsicherheiten herrschen.

Kontrolle der Risikoassessments während der Pflegevisite

Kontrollelement: Risikoassessments	Erscheinungsjahr	Autor	Anmerkungen zur Kontrolle des Risikomanagements
	2001	Kämmer	5 Risikobereiche werden in der Mustercheckliste abgefragt.
		Mogendorf	Bei der Vorstellung der Patienten im Krankenhaus werden von der PDL die Risikobereiche abgefragt und beim Besuch kontrolliert z. B. Hautzustand.
	2003	Hellmann & Kundmüller	7 Risikobereiche werden abgefragt.
		Gültekin & Liebchen	9 Seiten mit Bewertung zu einzelnen Risikobereichen – Empfehlungen zu Maßnahmen – Sollwerteangaben
	2004	Bölicke & Panka	Nur sturzprophylaktische Maßnahmen werden abgefragt.
		Hallensleben	Fallspezifische Fehler und Mängel werden auf einem Formblatt festgehalten (Muster S. 51). Kopien davon erhalten das Team und der Geschäftsführer.
	2006	Sträßner	Risikoskalen werden regelmäßig miteinbezogen.
		Panka & Bölicke	Sturzprophylaxe, Bradenskala, Ein- und Ausfuhrplan
	2007	Habermann & Biedermann	Prophylaxen und Risiken werden in der ambulanten Pflege zu wenig erfasst (Studie ambulant).
		König	Eigener Bereich mit 10 Unterpunkten
	2008	Kuhn	Alle 13 AEDL werden detailliert überprüft.
		Kämmer	Möglich mit 13 kleinen Visiten
	2009	Stemmer	Vollständige Identifizierung und Bearbeitung der pflegerischen Risiken, wie Dekubitus oder Sturz.

Kontroll-element: Risiko-assessments	Erschei-nungsjahr	Autor	Anmerkungen zur Kontrolle des Risikomanagements
	2010	Stenzel	Überprüfung der Risikobereiche, z. B. Dekubitus, Wunden, Sturz
		Panka & Stenzel	Module für die Risikobereiche oder einzelne Expertenstandards werden angeboten
		Kämper & Pinnow	4 Fragen zu Risikobereichen (ambulant).
		Peth	
		o.N.	10 Risikobereiche werden abgefragt.
		Hotop et al.	Schwerpunkt Dekubitus und Wunde
	2011	Mybes	
		Kußmaul	41 Fragen zu Risikobereichen und Prophylaxen in Modul 4
		Nett	

Tab. 25: Kontrolle der Risikoassessments während einer Pflegevisite

5.1.4

BEWERTUNG/AUSWERTUNG DER ERGEBNISSE DER PFLEGEVISITEN

Am Ende jeder durchgeführten Pflegevisite steht deren Auswertung und Bewertung. Wie das in der Literatur beschrieben wird, folgt in diesem Teil. Separat wird im Rahmen der Auswertung der Pflegevisiten teilweise ein Blick auf den Umgang mit kritischen Befunden und der Zielevaluation der Pflegeprozesse geworfen. Da es für den Erfolg der Pflegevisite eine große Rolle spielt, wie das Gespräch abläuft, wird analysiert, ob im Nachgang an die Pflegevisite eine Auswertung des Gesprächsverlaufes erfolgt. Auch die Atmosphäre innerhalb eines Gesprächs spielt eine wichtige Rolle.

Die Vereinbarung eines Nachprüfungstermins und weitere Nachbereitungsformen der Pflegevisiten werden nach Angaben aus der Literatur dargestellt. Abschließend wird betrachtet, ob nach Abschluss der Pflegevisiten Metaauswertungen, das heißt übergreifende Auswertungen über die persönliche klientenbezogene Auswertung hinaus, durchgeführt werden und was mit den Ergebnissen geschieht.

AUSWERTUNG DER ERGEBNISSE DER PFLEGEVISITEN

In der folgenden Tabelle ist zu sehen, dass sich viele Pflegedienstleitungen Gedanken über die Auswertung und Bewertung der Ergebnisse der Pflegevisite machen. Die Visitenprotokolle werden nach Angabe der Autoren nach der Visite nicht nur einsortiert und abgeheftet, sondern in vielen Häusern in verschiedenen Formen weiter genutzt.

Die Auswertung erfolgt meist ohne den Bewohner im Dienstzimmer. Es werden auch Visiten erwähnt, in denen es zwei Phasen der Auswertung gibt, eine mit und eine ohne den Bewohner. In der Auswertung werden Pflegeplanung und Dokumentation nochmals überprüft. Dabei erfolgt eine fachliche Reflexion z. B. über die Hilfsmittel. Zielvereinbarungen werden mit verbindlichen Zuständigkeiten getroffen und Kontrolltermin festgelegt. Die Darstellung der Aus- oder auch anschließende erfolgten Bewertung erfolgt auf separaten Bögen oder über den Pflegebericht.

Nach dem erfolgreich durchgeführten Kontrolltermin legen einige schon den neuen Pflegevisitentermin fest.

Bei dem möglichen zweiten Besuch kann der Bewohner abschließend über die Ergebnisse und Reflektionen der Pflegenden und über die folgenden Maßnahmen informiert werden. Er hat bei diesem zweiten Besuch eine weitere Möglichkeit der Einflussnahme. Diese Auswertungsform ist als ideal anzusehen.

Dass die Auswertung nicht immer erfolgt, zeigen zwei Studien. Nach Augstein et al. (1997) findet nur in jedem 2. Krankenhaus eine Nachbesprechung der Visiten statt. Eine andere Studie (Görres, 2002) spricht von 96 %, bei denen ein Vor- und ein Nachgespräch in Krankenhäusern zur Pflegevisite gehören.

BEWERTUNG DER ERGEBNISSE DER PFLEGEVISITEN

Eine Auswertung kann methodisch auf verschiedene Weisen durchgeführt werden. Sinnvoll ist auf jeden Fall, auch eine Bewertung der in der Auswertung erhobenen Ergebnisse durchzuführen. Die Bewertungen der Visitenergebnisse erfolgen meist mit ja/nein oder a,b,c-Bewertung sowie der Schulnotenbewertung von 1-5. Kämmer (2008) nutzt für die kleinen Visiten eine Drei-Stufen-Bewertung (erfüllt, tw. erfüllt, nicht erfüllt) und für die großen Visiten eine Vier-Stufen-Kategorisierung. Häufig finden die Bewertungen textlich statt. Ein Muster für eine detaillierte Bewertung aller AEDL ist bei Kuhn (2008) zu finden. In der folgenden Übersicht ist sie dargestellt. Sie zeigt ein detailliertes System zur Bewertung mit drei Erfüllungsgraden. Bewertet werden die einzelnen AEDL nach Struktur-, Prozess-, und Ergebnisqualität aus zwei Perspektiven. Betrachtet werden die Kundensicht und die gesetzlichen Vorgaben. Dies komplexe System ermöglicht eine sachliche Bewertung der Pflegeplanung. Es ist zu beachten, dass die Einstufung der Ergebnisse in das System ohne Schulung nicht möglich ist. Übung und weitere Erläuterungen sind notwendig.

ERFÜLLUNGSGRADE ZUR BEWERTUNG EINER PFLEGEVISITE NACH **AEDL**

Erfüllungsgrad 1	Erfüllungsgrad 2	Erfüllungsgrad 3
Strukturqualität	*Strukturqualität*	*Strukturqualität*
Fähigkeiten, Ressourcen und Probleme sind nicht erfasst.	Fähigkeiten, Ressourcen und Probleme sind zum Teil erfasst.	Fähigkeiten, Ressourcen und Probleme sind alle erfasst
Eine Struktur der Erfassung ist nicht erkennbar.	Eine Struktur ist erkennbar.	Eine Struktur ist vorhanden. Maßnahmen sind von den Zielen abgeleitet.
Eine Erfassung der möglichen Gefährdungen ist nicht vorhanden	Mögliche Gefährdungen sind zum Teil erfasst, sind jedoch nicht in den Maßnahmen erkennbar.	Alle möglichen Gefährdungen sind erfasst und werden im Verlauf beschrieben und umgesetzt.
Prozessqualität	*Prozessqualität*	*Prozessqualität*
Der Prozessverlauf ist nicht erkennbar.	Prozessverlauf zum Teil erkennbar.	Eine individuelle Pflegeprozessplanung ist vorhanden, der Verlauf gut nachvollziehbar.
Der Evaluationszeitraum ist nicht eingehalten.	Der Evaluationszeitraum ist um drei Wochen überschritten.	Der Evaluationszeitraum von 12 Wochen ist regelmäßig eingehalten.
Ergebnisqualität aus KundInnensicht	*Ergebnisqualität aus KundInnensicht*	*Ergebnisqualität aus KundInnensicht*
Die Kundin ist nicht zufrieden.	Die Kundin äußert Verbesserungsmaßnahmen. Sie ist zum Teil zufrieden.	Die Kundin ist zufrieden und fühlt sich wohl.
Ergebnisqualität nach gesetzlichen Vorgaben	*Ergebnisqualität nach gesetzlichen Vorgaben*	*Ergebnisqualität nach gesetzlichen Vorgaben*
Die im QMH (Qualitätsmanagementhandbuch – Anmerkung des Verfassers) beschriebenen Regelungen sind nicht erfüllt.	Die im QMH beschriebenen Regelungen sind zum Teil erfüllt.	Die im QMH beschriebenen Regelungen sind alle erfüllt.

Tab. 26: Bewertungsmöglichkeit einer Pflegevisite nach Kuhn (2008)

Ein weiterer Effekt der Bewertung der Ergebnisse von Pflegevisiten ist der, dass die Visiten viele Informationen gerade für die Leitungskräfte preisgeben. Dies sind z. B. Informationen über Fortbildungsbedarf und Organisationsstrukturen. Nach Löser (1998) werden diese Informationen in objektive und subjektive Informationen aufgeteilt und schriftlich fixiert. Sie werden bei der nächsten Visite wieder verwendet.

Zusammenfassend kann gesagt werden, dass in der stationären Altenpflege Auswertung von Pflegevisiten meistens durchgeführt werden. Die Art und Weise ist unterschiedlich. In den meisten Fällen werden Maßnahmen schriftlich festgelegt und abgearbeitet. Teilweise wird der Plan von dem Durchführenden selbst mit der Leitungskraft oder im Team erstellt. In einigen Fällen werden die Ergebnisse in einem Kontrolltermin überprüft.

Einige Einrichtungen führen die Bewertung mit System durch. Diese Systeme ermöglichen dann weitere übergreifende Bewertungen. Sie erfolgen mit Punkten, Zensuren oder Texten. Wird diese Bewertung nicht durchgeführt, werden die Effekte der Pflegevisite minimiert. Das ist dann vergleichbar mit einer Mitarbeiterbefragung, die zur Offenheit aufruft, die aber keinerlei Konsequenzen hat.

Die Vielfalt in der Nachbearbeitung der Pflegevisiten wird in folgender Tabelle dargestellt.

BEWERTUNG/AUSWERTUNG DER ERGEBNISSE DER PFLEGEVISITEN

Thema: Bewertung der Ergebnisse	Erschei- nungsjahr	Autor	Anmerkungen zur Bewertung und Auswertung der Ergebnisse von Pflegevisiten
	1996	Paul	Nach dem Ausfüllen des Fragebogens und der Tätigkeitsbeobachtung durch die Pflegedienstleitung erfolgt ein Vier-Augen-Gespräch über Inhalt und Ergebnis des Fragebogens sowie der praktischen Nachschau.
		Uhde	In der Nachbesprechung wird unter Berücksichtigung des Zeitplans die Visite ausgearbeitet (Krankenhaus). Die Ergebnisse werden gesichert, Umstellung von Pflegemaßnahmen, Arbeitsaufteilung in Bezug auf Beschaffung von Hilfsmitteln, neue Aspekte der Patientenbetreuung und andere Maßnahmen.
	1998	Stenzel	Bewertung aus Patienten- und Mitarbeiterperspektive und aus der Sicht der Qualitätsentwicklung.
		Löser	Die gewonnenen Informationen werden, aufgeteilt nach objektiven und subjektiven Daten, schriftlich fixiert. Die nötigen Aufwände werden mit den jetzigen Leistungen verglichen. Das Protokoll wird abgeheftet oder in der EDV abgespeichert. Es wird bei der nächsten Visite zur Kontrolle und zum Vergleich verwendet.
	1999	Barth	Nachbereitung mit 4 Fragen zur Dokumentation.

Thema: Bewertung der Ergebnisse	Erscheinungsjahr	Autor	Anmerkungen zur Bewertung und Auswertung der Ergebnisse von Pflegevisiten
	2000	Kämmer & Schröder	Im Anschluss werden Informationen und Planung mit Hilfe der Dokumentation vertieft und ggfs. modifiziert.
		Piehler	Die Auswertung der Pflegevisite erfolgt ohne Bewohner. Pflegeplanung und Dokumentation werden nochmals überprüft.
	2001	Kämmer	Fachliche Reflexion über Hilfsmittel, Dokumentation der Visite in der Planung und im Bericht sowie in einem Protokoll. Zielvereinbarungen werden festgelegt.
		Müller	Abschlussgespräch im Dienstzimmer mit Ausarbeitung der Visite incl. notwendiger Änderungen.
		Mogendorf	Die Nachbesprechung außerhalb des Zimmers dient dazu zu klären, wie weiter vorgegangen werden soll. Es werden konkrete Zielvereinbarungen mit der zuständigen Pflegekraft getroffen. Sie dienen auch dazu, Lob und Kritik anzusprechen.
		Ratz	Das Nachgespräch erfolgt zwischen PDL und Mitarbeiter (ambulant). Die Visite wird ausgewertet, auch die Frage, hat der Mitarbeiter etwas besonders gut gemacht, wird gestellt. Maßnahmen werden schriftlich von der PDL festgehalten.
	2002	Görres et al.	Vor- und Nachbereitung gehören zur Pflegevisite Im Krankenhaus bei 96% der Befragten (Studie Krankenhaus).
		Jürgen	Die Qualität wird beurteilt und optimiert. Die Ergebnisse werden dokumentiert
	2003	Hellmann & Kundmüller	Bewertung mit ja/nein oder 1-4 in der großen und in der kleinen Visite.
		Gültekin & Liebchen	2 Phasen der Nachbesprechung mit Klienten und ohne. Bewertung mit a, b, c.
		Jungbluth	Im Nachgespräch werden vom Vorgesetzten Vereinbarungen zu Veränderungen getroffen. Bewohnerbezogene Daten werden in der Mappe abgeheftet.
		Thelen-Aster	Die Besprechung der Visitenergebnisse erfolgt mit den Mitarbeitern. Dabei werden notwendige Maßnahmen festgelegt und die Pflegeplanung überarbeitet. Fachliche Fehler werden korrigiert und Pflegeabläufe verbessert. Die Ablage der Unterlagen erfolgt am Ende.

Thema: Bewertung der Ergebnisse	Erscheinungsjahr	Autor	Anmerkungen zur Bewertung und Auswertung der Ergebnisse von Pflegevisiten
	2003	Thelen	Zeitnahe Bearbeitung der Informationen z. B. Anpassung der Pflegeplanung, Veranlassung weiterer Maßnahmen. Information der anderen an der Pflege beteiligten über die Änderungen.
	2004	Althammer & Noßbach	In einer Teambesprechung, bei der Durchsicht der Dokumentation und bei dem Klientenbesuch.
		Bölicke & Panka	Besprechung der Visite und Reflektion, Bericht mit Zeitrahmen und Verantwortlichkeiten, der von den Visitierenden erstellt wird.
		Hallensleben	Nachgespräch nach max. 3 Tagen. Planungsänderungen sofort, andere Dinge mit Termin und Verantwortung festlegen.
		Hollick	Den Abschluss bildet eine Vorstellung der Aufgaben bis zur nächsten Pflegevisite im ganzen Team (Geronto).
		Morawe-Becker	Das Nachgespräch findet außerhalb des Patientenzimmers als Pflegefachgespräch statt. Es dient der Ergebnissicherung, der Reflexion der Visite und der Dokumentation der Änderungen, die sich aus der Visite ergeben. Eine Vereinbarung über die nächste Überprüfung wird festgelegt.
		Schank	Die Nachbesprechung erfolgt außerhalb des Patientenzimmers. Ziele werden neu formuliert und nach Bedarf ein neuer Termin vereinbart. Ergebnisse werden im Pflegebericht fest gehalten.
	2005	Ehmann	Soll- und Ist-Vergleich mit Rückmeldung an die Mitarbeiter.
	2006	Horn	Erstellung eines Maßnahmenplans, 14 Tage Zeit bis zur Kontrolle.
		Koch	In der Praxis bleiben die zeitraubenden Pflegevisiten meist folgenlos.
		Panka	Alle 4 Module werden mit Punkten bewertet. Maximale Punktzahl = 40. Die Auswertung findet in Teamgesprächen statt.
		Nenne	Besprechung der Ergebnisse mit den Pflegenden und der Leitungskraft zeitnah zur Visite, Einleitung der notwendigen Veränderungen, neuer Termin je nach Pflegestufe.

Thema: Bewertung der Ergebnisse	Erscheinungsjahr	Autor	Anmerkungen zur Bewertung und Auswertung der Ergebnisse von Pflegevisiten
	2006	Sträßner	Die Nachbereitung erfolgt mit den betroffenen Mitarbeitern. Widersprüche im Ist und Soll werden erfasst, das weitere Vorgehen geplant und der Zeitrahmen festgelegt, ggfs. neue Ziele verplant.
		Panka & Bölicke	Im Anschluss erfolgen ein Nachgespräch und bei Bedarf sofortige Änderungen der Pflegeplanung direkt am PC oder erst einmal auf Papier. Eingabe der durchgeführten Leistung durch die QB am PC. Nach einer Woche werden die festgelegten Maßnahmen von der QB überprüft.
		Bruver & Gerhard	Nach der Übergabe am Bett wird der Patient gefragt, ob er auch alles verstanden hat. Wichtige im nächsten Dienst durchzuführende Tätigkeiten werden erwähnt.
		Hoh et al.	Die Nachbesprechung findet außerhalb des Patientenzimmers statt. Änderungen in der Planung werden festgehalten. Die Nachbesprechung gilt der Ergebnissicherung und der Reflexion.
		Müller	Im Anschluss an die Visite werden Informationen und Planungen dokumentiert, ausgewertet, ggf. die Pflegeprozessplanung modifiziert und Ziele vereinbart.
	2007	Giebel	Die Potentiale aus der Vorbereitung und Nachbereitung von Pflegevisiten werden nicht ausreichend ausgeschöpft (ambulant).
		Habermann & Biedermann	Auswertung im Team unter Berücksichtigung der Aktualität. Neuer Termin wird festgelegt.
		Oleksiw	Bemerkungsfeld und Zieldatum werden ausgefüllt, Auswertung erfolgt im Team, Lob und Defizite werden benannt.
		König	
	2008	Kuhn	Eine Bewertung erfolgt mit Erfüllungsgraden 1-3, die da heißen: Nicht erfüllt, teilweise erfüllt, voll erfüllt. Jedes AEDL wird so im Rahmen der Struktur-, Prozess- und Ergebnisqualität bewertet.
		Kämmer	Kategorisierung bei der großen Visite, 3-Stufen Bewertung bei den kleinen Visite.

Thema: Bewertung der Ergebnisse	Erscheinungsjahr	Autor	Anmerkungen zur Bewertung und Auswertung der Ergebnisse von Pflegevisiten
	2010	Kämper & Pinnow	6 Themen werden mit Noten von 1-5 bewertet
		Panka & Stenzel	Das Gesamtergebnis wird in Worten, Punkten oder Zensuren dargestellt.
		o.N.	Das ausgefüllte Visitenformular wird der zuständigen Pflegekraft mit einem Termin zur Mängelbeseitigung ausgehändigt. Sie legt es dann mit dem Ergebnis wieder vor.
		Hotop et al.	Die wesentlichen Inhalte werden im Berichtsblatt dokumentiert, die Konsequenzen für die Pflegeplanung auf dem entsprechenden Formular. Die Ergebnisse werden bei der Übergabe vorgestellt. Eine gesonderte Dokumentation der Pflegevisite ist nicht notwendig.
		Weigert	Anwendung des PDCA-Zyklusses zur Nachbearbeitung.
	2011	Kußmaul	Die WBL begleitet und kontrolliert die Umsetzung. Es werden feste Handlungsaufträge mit Verantwortlichkeiten und Zielterminen festgehalten.
		Nett	Bewertung des Zeitaufwandes, Kontrolle der Dokumentation

Tab. 27: Bewertung/Auswertung der Ergebnisse der Pflegevisiten

AUSWERTUNG KRITISCHER BEFUNDE IM RAHMEN DER PFLEGEVISITEN

Die Auswertung kritischer Befunde ist mit einer Ausnahme erst in den späteren Jahren zu finden. Die Gründe dafür liegen in ähnlichen Bereichen wie für die spätere Aufnahme der Risikobereiche in die Pflegevisiten. Kritische Befunde können hohe Risiken, aber auch schon daraus erfolgte Krankheiten oder Symptome sein. Diese kritischen Befunde werden in vielen Einrichtungen regelmäßig erhoben. Dies kann mit Hilfe von Listen, die von den Bereichen des Unternehmens händisch erstellt, oder mit statistischen Erhebungsverfahren aus Datenbanken der Pflegesoftware extrahiert werden, geschehen. Sie werden je nach Engagement und Interesse der Einrichtung über EDV in Kennzahlen umgewandelt und für das Pflegecontrolling genutzt. Koch (2006) schreibt dazu: „Es eignen sich für eine Visite alle Probleme, die häufig auftreten, mit hohen Risiken verbunden sind oder viel Geld kosten."

Die Pflegevisite wird damit Bestandteil des einrichtungsinternen Risikomanagements. Ihr Ziel ist es, für die Zukunft eine Prävention zur Vermeidung von Gefährdungen anzulegen. Es erfolgt daher durch die Pflegevisite eine Erfassung, Analyse und Bewertung festgestellter evtl. sogar haftungsrelevanter Situationen. Sie können mit entsprechenden Interventionen z. B. Schulungen oder Anleitungen dazu führen, dass es in Zukunft zu einer angemessenen Prävention zugunsten des Patienten führt (Sträßner, 2006b, S. 91). Zur Bearbeitung der kritischen Befunde wird die Nutzung des Instruments der Fallbesprechung empfohlen. So soll das ganze betreuende Team an der Lösungssuche beteiligt sein und negative Folgen vermeiden helfen.

Bei der Überprüfung der Tätigkeiten der Mitarbeiter stellt sich durch die Risikoüberprüfung heraus, ob sich dieser mit seiner Pflege im Bereich der sicheren Pflege oder im Grenzbereich zur gefährlichen Pflege bewegt (ebd.).

Für den stationären Bereich der Altenpflege kann zusammengefasst werden, dass sich das Pflegecontrolling mit Hilfe von Auswertungen kritischer Befunde noch in den Anfängen befindet. Seit 2003 werden sie als Möglichekit in der Literatur erwähnt, in den letzten vier Jahren vermehrt. Diese Art des Controlling ist im Krankenhaus verbreiteter und wird sich voraussichtlich auch aus wirtschaftlichen Gründen in der stationären Pflege weiter verbreiten. Eine Übersicht ist in der folgenden Tabelle zu erkennen.

AUSWERTUNG KRITISCHER BEFUNDE IM RAHMEN DER PFLEGEVISITEN

Auswertung kritischer Befunde	Erschei-nungsjahr	Autor	Anmerkungen
	1995	Bieg	
	2003	Gültekin & Liebchen	
	2004	Hallensleben	
		Althammer & Noßbach	Mit Hilfe der EDV, Info an PDL von statistischen Auswertungen und Kennzahlen.
		Bölicke & Panka	Die kritischen Befunde werden beim Modul Risikobereiche speziell abgefragt und ausgewertet.
	2005	Ehmann	In Fragen bei der Auswertung integriert, nicht extra.
	2006	Koch	Ein „zweiter Blick", eine redundante Kontrollschleife auf z. B. Dekubitus-, Exsikkose- oder Sturzgefahren durch die Pflegevisite ist sinnvoll.
		Panka	Das Punktesystem und die konkreten Inhalte und Erfordernisse lässt eine Auswertung kritischer Befunde zu.

Auswertung kritischer Befunde	Erschei-nungsjahr	Autor	Anmerkungen
		Sträßner	Die Ergebnisqualität einer Pflegevisite bedeutet die Feststellung, dass und ob sich ein Mitarbeiter mindestens im Bereich ausreichender und sicherer Pflege in Abgrenzung zur gefährlichen Pflege bewegt.
	2007	König	Extrateil in der Visite
	2008	Kuhn	Im Maßnahmenplan
		Kämmer	Über die kleinen Visiten
	2009	Stemmer	Chancen und Risiken werden bewertet und positiv oder negativ zurückgemeldet. Auswertung der 9 Seiten Risikobögen aus dem QIMB.
	2010	Panka & Stenzel	Fallspezifische Fehler werden in einer Checkliste festgehalten und mit Termin und Verantwortlichkeiten versehen.
		Kämper & Pinnow	Kritische Befunde werden über den Bericht erhoben und bewertet. Monatliche Erfassung der pflegerischen Risiken und Auswertung z. B. nach Wohnbereichen.
		Hotop et al.	Die wichtigsten Ergebnisse werden in der Dienstübergabe vorgestellt.
	2011	Mybes	Bei negativen Antworten entsteht ein kritischer Befund. Dieser wird bewertet. Dann wird evtl. Handlungsbedarf abgeleitet. Die Bezugspflegekraft bearbeitet diese.
		Kußmaul	Nachbereitung zeitnah zum Besuch (ambulante Pflege). Ergebnisweitergabe in Teamsitzung, bei kritischen Befunden Fallbesprechung möglich.
		Nett	Kontrolle der Durchführung von Risikoscreenings (Rhythmuseinhaltung)

Tab. 28: Auswertung kritischer Befunde im Rahmen der Pflegevisiten

BEWERTUNG DES GESPRÄCHSVERLAUFS

In der folgenden Tabelle ist erkennbar, dass nicht viele Autoren etwas über die Bewertung des Gesprächsverlaufs nach der Pflegevisite geschrieben haben. Wenn etwas in der Literatur zu finden ist, dann hauptsächlich in Verbindung mit der Einführung der Pflegevisite als neues Instrument der Qualitätssicherung. Vieles wird zusätzlich zur Atmosphäre während des Gespräches und seine Auswirkungen geschrieben. Aus diesem Grund wird sie hier zusätzlich erwähnt.

Eine der größten Gefahren ist es laut Erdmann (2001) gerade im Krankenhaus, dass man über den Patienten spricht und nicht mit ihm. Die Gesprächsebenen sollten angeglichen werden, indem sich der Moderator an das Kopfende des Bettes setzt. Dies Kopfteil sollte nach Möglichkeit aufgestellt werden. So bestätigen es auch Wygalla (2006) und Heering (2006, S. 28ff.). Heering betont: „Wenn der Patient immobil ist und nicht am Tisch sitzen kann, ist es zu empfehlen, sich an das Kopfende des Patienten zu setzen. Stehen die Pflegenden am Fußende und halten die Pflegedokumentation vor sich, distanzieren sie sich und sprechen leicht über den Patienten anstatt mit ihm, was einem Übergabegespräch gleich käme." Eine aktive Teilnahme und Mitwirkung des Patienten ist gewünscht. Dies fordert vom Pflegepersonal ein hohes Maß an fachlicher, sozialer und personaler Kompetenz, auch um dem zeitlichen Rahmen der Visite gerecht zu werden (Hoh et al. 2006, S. 260). Diese Aussage bezieht sich auf die Pflegevisite im Krankenhaus und zeigt das Dilemma auf, wie der Zeitdruck und die gewünschten Inhalte und Effekte aufeinander Einfluss haben. Patienten, wie auch Bewohner oder Klienten im ambulanten Bereich freuen sich über ehrlich interessierte Ansprache und nutzen die Chance, um etwas zu erzählen, was evtl. nicht immer mit den Zielen der Visite übereinstimmt. Hier ist dann die professionelle Kompetenz des Gesprächsführenden gefragt, das Gespräch wieder zum Ziel zu lenken und die Zeitrahmen nicht überzustrapazieren.

Hollik (2004) erläutert, dass das Gespräch gleichberechtigt mit dem Patienten stattzufinden hat. Die traditionelle Unmündigkeit des Patienten weicht einer Unterhaltung zwischen Erwachsenen im Sinne der Transaktionsanalyse (ebenda, S. 23). Der Patient erlebt ein neues Sicherheitsgefühl durch die gesteigerte Informiertheit und das gestiegene Vertrauen in das Pflegepersonal (Krebbers, 2005).

Ziel ist ein konstruktiver Austausch in gegenseitiger Wertschätzung (Nenne, 2006, S. 15). Die Probleme werden gemeinsam erörtert und Ziele formuliert, die den Wünschen der Bewohner entsprechen (ebenda). Laut Christian (1994) kann sich zwischen den Pflegepersonen und der Pflegedienstleitung, wenn sie bei der Visite dabei ist oder sie allein durchführt, eine engere Beziehung aufbauen. Heering (2006) spricht von Partizipation des Klienten durch die Pflegevisite.

Eine Reflektion, ob der konstruktive Austausch in gegenseitiger Wertschätzung gelungen ist, kann bei den folgenden Pflegevisiten förderlich wirken.

Für die stationäre Altenpflege wie auch für die anderen Bereiche des Gesundheitswesens lässt sich sagen, dass eine hohe Kompetenz in der Gesprächsführung die Effektivität einer Pflegevisite erheblich steigern kann. Beziehungen können sich entwickeln, Vertrauen wird aufgebaut, Kritik und Wünsche lassen sich leichter formulieren und letztendlich ist es möglich, den Pflegeprozess des Betroffenen individuell und aktuell zu gestalten.

BEWERTUNG DES GESPRÄCHSVERLAUFES IM RAHMEN DER AUSWERTUNG

Bewertung des Gesprächs-verlaufs	Erschei-nungsjahr	Autor	Anmerkungen
	1995	Bieg	Phase im Flussdiagramm: Deutung und Interpretation der Wahrnehmung, Bewälti-gung des Visitengeschehens.
	1996	Uhde	Reflektion der Pflegevisite: z. B. aktive oder passive Beteiligung des Patienten im Kran-kenhaus zur Abgrenzung von der ärztlichen Visite.
	1998	Stenzel	Gesprächsführung wird hinterfragt (Fort-bildung)
	2001	Ratz	Im Nachgespräch wird der Verlauf des Ge-spräches reflektiert. Der Umgang mit dem Patienten während des Gespräches wird hinterfragt (ambulant).
	2003	Jungbluth	Reflexion der Pflegevisite
	2004	Morawe-Becker	Die Pflegevisite wird im Nachgespräch reflektiert.
		Schank	Die Nachbesprechung dient der Reflexion und Ergebnissicherung der Pflegevisite.
	2005	Ehmann	
	2006	Nenne	Es wird gefragt, wie die Moderation war und ob der Bewohner genügend Zeit zum Reden bekommen hat.
		Sträßner	Es erfolgt eine Besprechung der Pflegevisite und ihre Reflexion.
		Hoh et al.	Die Nachbesprechung gilt der Reflexion. Die Pflegenden haben die Gelegenheit, ein Feed back im abschließenden Gespräch zu geben, wie sie die Visite persönlich empfun-den haben, sei es als Präsentierender oder als Zuhörer und was ihrer Meinung nach positiv oder negativ verlaufen ist.
	2007	König	Im Team
	2008	Kämmer	Auswertungsgespräch
	2010	Peth	

Tab. 29: Bewertung des Gesprächsverlaufes im Rahmen der Auswertung

ATMOSPHÄRE

Der Ort der Pflegevisite sollte die für ein persönliches Gespräch notwendigen Voraussetzungen erfüllen. Dazu gehören u.a. Ungestörtheit, möglichst das alltägliche Umfeld des zu Pflegenden, um eine Vertrautheit und ein Sicherheitsgefühl des zu Visitierenden zu ermöglichen (Bölicke & Panka, 2004; Peth, 2010), sowie die Abwesenheit unbeteiligter Personen (siehe auch Schweigepflicht im Kapitel 2.2). Wenn der Klient nicht allein wohnt oder betreut wird, ist es evtl. möglich, seinen Mitbewohner in einen anderen Raum zu bitten (Panka & Stenzel, 2010).

Mit Hilfe von mobilen Geräten kann die Dokumentation von einem PC auf ein externes Gerät verlagert werden, um dann vor Ort die Besprechung der Pflegesituation mit allen Daten durchführen zu können (Althammer & Noßbach, 2004). In der Papierakte sind oft ältere Vorgänge aus Platzgründen aussortiert. Je nach Situation können technische Geräte aber auch fehl am Platz sein und z. B. bei dementen Menschen eher ablenken.

Ziel vieler Pflegevisiten ist es, sie in einer entspannten Atmosphäre durchzuführen, „damit der Bewohner (...) die Möglichkeit (hat – Ergänzung der Verfasserin), selber zu berichten und sich mitzuteilen (...) (Müller, 2006, S. 109)." Auch Ehmann (2005), und Peth (2010) sind der Meinung, dass auf eine ruhige, ungestörte Atmosphäre während der Visite zu achten ist.

Die Beobachtungen erfolgen mit Sensibilität und die Checklisten sollten eher im Hintergrund bleiben (Müller, 2006). Liest z. B. eine Pflegedienstleitung (...) „stumpf vom Bogen ab (...)" (Althammer & Noßbach, 2004, S. 39), wird wenig Lebendiges und Nützliches dabei herauskommen. Dies kann nur geschehen, wenn der zu Visitierende auch einverstanden ist, eine Pflegevisite mitzugestalten. Das Verwenden von Fachbegriffen sollte auf ein Minimum reduziert oder erklärt werden (ebd.; sowie bei Erdmann, 2001 und Kämper & Pinnow, 2010).

Die Atmosphäre hat damit erwiesenermaßen einen großen Einfluss auf die Effektivität der Steuerung durch die Pflegevisite in allen Bereichen des Gesundheitswesens. Zu diesem Thema erfolgt keine tabellarische Auflistung. Die wichtigsten Zitate sind im Text mitaufgenommen worden.

VEREINBARUNG EINES NACHPRÜFUNGSTERMINS IM RAHMEN DER AUSWERTUNG

Ein Nachprüfungstermin zeigt eine konsequente Verfolgung der geplanten Maßnahmen. Er wird mit einer Evaluation gleichgesetzt und gilt in vielen Fällen auch als Grundlage für die nächste Visite. Als Dauer eines Nachprüfungstermin wird z. B. im ambulanten Bereich eine Zeit von 30 Minuten angegeben. Die Planung des Abstandes des Nachprüfungstermins von der eigentlichen Pflegevisite wird unterschiedlich gehandhabt.

Es gibt in der Literatur Angaben von drei Tagen, einer Woche, 14 Tagen und maximal vier Wochen. Einige Einrichtungen haben das Intervall zum Kontrolltermin an Pflegestufen oder an die Art und Menge der umzusetzenden Maßnahmen geknüpft. So ist es als sinnvoll zu betrachten, wenn bei der Pflegevisite ein Mangel an Hilfsmitteln festgestellt wurde und die Beschaffungszeit ca. vier Wochen dauert, den Kontrolltermin nach diesem Zeitraum anzusetzen.

Eine Ausnahme ist die tägliche Übergabe am Bett, bei der täglich „Nachprüfungen" erfolgen.

Zusammenfassend kann gesagt werden, das die Vereinbarung eines Nachprüfungstermins nur in wenigen Werken erwähnt wird. Die Nachprüfung sollte ein fester Bestandteil im Rahmen des PDCA-Zyklusses und des Pflegevisitenprozesses sein. Sie ist ein Garant für die Effektivität der Steuerung durch die Pflegevisite. In der folgenden Tabelle werden die verschiedenen Herangehensweisen zu den Nachkontrollen dargestellt.

VEREINBARUNG EINES NACHPRÜFUNGSTERMINS IM RAHMEN DER AUSWERTUNG

Nachprüfungs-termin	Erscheinungsjahr	Autor	Anmerkungen
	1994	Bleck	Eine Visite ist Grundlage für die nächste (Geronto-Psychiatrie).
	1999	Barth	
	2000	Piehler	Ein neuer Termin wird festgelegt.
	2003	Hellmann & Kundmüller	
		Gültekin & Liebchen	Der Nachprüfungstermin dauert ca. 30 Minuten (ambulant).
		Jungbluth	
	2004	Hallensleben	
		Althammer & Noßbach	
		Bölicke & Panka	Max. 1 Woche nach Erhebung müssen die Informationen bearbeitet werden.
		Hollick	Die zuständige Pflegekraft erhält ein Protokoll und einen festgelegten Zeitraum für die Erledigung der Maßnahmen.
		Morawe-Becker	Ein neuer Termin wird im Nachgespräch vereinbart. Die Bezugspflegekraft informiert den Patienten über die Änderungen.
	2005	Ehmann	Nach 14 Tagen.

Nachprüfungs-termin	Erschei-nungsjahr	Autor	Anmerkungen
	2006	Nenne	Er wird je nach Pflegestufe festgelegt. Spielen Zielevaluationen, Elemente der internen Qualitätssicherung oder die geprüfte Kompetenz der Mitarbeiter bei der Visite eine Rolle, ist auf dieser Grundlage ein neuer Termin festzulegen.
		Panka & Bölicke	Eine Woche nach der Visite.
		Bruver & Gerhard	Täglich bei jeder Übergabe am Bett wieder.
		Wylegalla	Täglich bei der nächsten Übergabe am Bett.
	2007	Giebel	Ein Nachbesprechungstermin mit festen Absprachen und Verantwortlichkeiten sollte mit der PDL innerhalb von 3 Tagen erfolgen.
		König	Überprüfung immer nach einem Monat.
	2008	Kuhn	Erstellung eines Maßnahmenplans in einer Woche, max. 4 Wochen Bearbeitungszeit, Kontrolle der Maßnahmen nach dieser Zeit.
		Kämmer	Bei Bedarf Planung eines Folgetermins.
	2010	Panka & Stenzel	Im Stammblatt wird Datum und endgültige Bearbeitung festgelegt. Der Verlauf, bzw. die Ergebnisse der Pflegevisiten müssen ein fester Bestandteil des Dokumentationswesens sein.
		Kämper & Pinnow	Der nächste Termin wird bei der Visite vereinbart – ambulant
		Peth	Ein Zeitrahmen zur Bearbeitung wird gesteckt, Ergebnisse regelmäßig evaluiert
		o.N.	

Tab. 30: Vereinbarung eines Nachprüfungstermins im Rahmen der Auswertung

WEITERE NACHBEREITUNGEN DER PFLEGEVISITE

In der folgenden Tabelle werden Besonderheiten der Nachbereitung erwähnt. So wird z. B. eine Kombination von Nachbesprechungen der Pflegevisite mit einem Mitarbeiterfördergespräch erwähnt. Dies ist nicht als Raum für Kritik gedacht, sonden als Ansatz, den Mitarbeiter weiter zu entwickeln und zu fördern.

Das Ausfüllen von speziellen Evaluationsbögen zur Weiterentwicklung der Pflegevisiten selbst wird erwähnt. Diese Art der Nutzung der Pflegevisite macht vor allem im Rahmen der Einführung Sinn, um sie nach dem PDCA-Zyklus zu verbessern. Im weiteren Verlauf der Nutzung kann ein jährlicher Impuls von den nutzenden Mitarbeitern helfen, die Pflegevisite den Bedürfnissenden sowie den wissenschaftlichen, den gesellschaftlichen und politischen Neuerungen anzupassen.

Eine andere Art von Nachbereitung ist die Kontrolle und Optimierung der Vertragsgestaltung im ambulanten Bereich. Hier spielt die Wirtschaftlichkeit die Hauptrolle.

Auch die Fallbesprechung oder die Nutzung einer Dienstbesprechung kann eine Art der Nachbereitung sein. Hier werden gemeinschaftlich im Team Lösungen gefunden und Maßnahmen festgelegt.

Nett (2011) betont die Wichtigkeit der Analyse notwendiger Beratungen der Klienten. Im Rahmen der Expertenstandards ist die Pflicht zur Beratung auch im stationären Bereich mehr in den Vordergrund gerückt. Die Pflegevisite kann hier bei Aufnahme der Frage in das Protokoll Beratungsbedarf eliminieren.

Eine sonst in dieser Sammlung noch nicht erwähnte Idee ist es, die Pflegevisitenformulare nach durchgeführter Visite und Aufstellung eines Maßnahmenplans von allen Beteiligten unterschreiben zu lassen. Das zeugt von einer Verbindlichkeit und führt evtl. zu einer erhöhten Compliance des Visitierten bei der Umsetzung der festgelgten Maßnahmen. Diese Idee kann nicht bei Bewohnern angewendet werden, die nicht auskunftsfähig sind. Aus diesem Grund ist die Unterschriftenstrategie in der stationären Altenpflege wenig einzusetzen.

Zusammenfassend lässt sich sagen, dass es bei der Nachbearbeitung viele unterschiedliche Möglichkeiten gibt. Sie werden in der folgenden Tabelle dargestellt.

WEITERE NACHBEREITUNGEN DER PFLEGEVISITE

Weitere Nach-bereitungen	Erschei-nungsjahr	Autor	Anmerkungen
	1999	Barth	
	2002	Jürgen	Dienstbesprechung für wichtige Veränderungen
	2003	Hellmann & Kundmüller	Die Kombination von Nachbesprechung der Pflegevisite und Mitarbeiterförderungsgespräch bieten sich an.
		Jungbluth	Im Rahmen eines Mitarbeiterentwicklungsgespräches werden die fachspezifischen persönlichen Aspekte besprochen. Es werden Zielvereinbarungen getroffen und dokumentiert.
		Thelen	Bei Bedarf wird eine Fallbesprechung durchgeführt

Weitere Nach-bereitungen	Erschei-nungsjahr	Autor	Anmerkungen
	2004	Bölicke & Panka	Der Pflegevisitenbericht wird von allen Teil-nehmern unterschrieben und zur Kenntnis gegeben.
		Hallensleben	2 Nachgespräche mit der Pflege und den Bewohnern. Dann werden mitarbeiterbezo-gene Ergebnisse in der Personalakte doku-mentiert.
	2005	Ehmann	Original der Visitenprotokolle und der Einschätzung der Tätigkeiten einzelner Mitarbeiter werden im Büro der PDL sicher aufbewahrt, es folgt die Maßnahmenverfol-gung mit vorher festgelegten Sanktionen bei Nichtdurchführung (mündliche Verwar-nung bis Abmahnung).
	2006	Panka	Im Wachkomabereich werden besondere Pflegevisiten durchgeführt, die Zufrieden-heitsbefragung findet als Auswertung in dem Bereich mit den Angehörigen statt.
		Panka & Bölicke	Aus dem Nachgespräch kann sich eine Fall-besprechung im Dienstzimmer entwickeln.
		Hoh et al.	Zur Weiterentwicklung der Pflegevisite werden nach jeder Visite Evaluationsbögen ausgefüllt. Es werden u.a. der Ablauf und der Zeitaufwand evaluiert.
	2007	Habermann & Bieder-mann	Kontrolle und Optimierung der Vertragsge-staltung (ambulant).
	2008	Kuhn	Stichprobenkontrolle, Ablage der bearbei-teten Maßnahmenpläne
		Kämmer	Auswertung der kleinen Visiten mit Excel. Risikopotentialanalyse möglich.
	2009	Stemmer	Etwaige notwendige Fortbildungen werden aus den Häufigkeiten der Risiken abgeleitet.
	2010	Kämper & Pinnow	Das Pflegevisitenprotokoll wird archiviert.
	2011	Mybes	Die Sammlung der kritischen Befunde wird an die PDL weitergeleitet.
		Kußmaul	
		Nett	Analyse notwendiger Beratungen

Tab. 31: Weitere Nachbereitungen der Pflegevisite

METAAUSWERTUNGEN

Fehler und Mängel, die über den Einzelfall hinausgehen, können als Metaauswertung auf einem Formblatt gesammelt und an die Entscheidungsträger, wie z. B. die Geschäftsführung, weiter geleitet werden. Als Teil des Beschwerdemanagements hilft die Pflegevisite auf diese Weise der Weiterentwicklung des Unternehmens.

Metaauswertungen waren schon seit 1995 Thema in der Literatur. Die Kürze der folgenden Tabelle zeigt aber auf, dass nicht alle Pflegevisiten Metaauswertungen nach sich ziehen. In der Studie von Habermann & Biedermann (2007) im ambulanten Bereich wird als Ergebnis erwähnt, dass eine Evaluation im Rahmen des PDCA-Zyklusses in keinem Fall durchgeführt wird.

Weigert (2010) empfiehlt jedoch genau dieses Vorgehen. Bei der Ergebnisnachbesprechung sollte im Sinne des PDCA-Zyklusses geprüft werden, inwieweit zu bestimmten Themen noch Schulungs- und Fortbildungsbedarf besteht, oder ob im Rahmen der Dienstleistungserbringung zusätzliche Hilfsmittel für den Klienten beschafft werden müssen. Im Anschluss an die Nachbesprechung der Pflegevisite müssen die Ergebnisse immer in einem Optimierungsplan münden, der wiederum Auslöser für einen PDCA-Zyklus im Rahmen der Optimierung des Pflegeprozesses sein kann (ebenda S. 75).

Zeitlich finden Metaauswertungen in unterschiedlichen Abständen statt. Metaauswertungen von Pflegevisiten werden z. B. einmal im Jahr durch die Pflegedienstleitung mit einer Analyse aller Pflegevisiten im Verhältnis zur Bewohneranzahl durchgeführt. Weiterhin werden Angaben von drei- und sechsmonatigen Abständen erwähnt.

Die Metaauswertung erfolgt meistens mit Hilfe des Computers, wie mit dem Tabellenkalkulationsprogramm Excel. Inhaltlich werden u.a. folgende Bereiche analysiert, betrachtet und bei Bedarf korrigiert: Fortbildungsbedarf, Aufgabenbereiche (evtl. Anpassung von Stellenbeschreibungen), Ablauforganisation, Praktikabilität des Dokumentationssystems, Dienstplan und Einarbeitungsbögen für neu einzustellende Mitarbeiter.

Die Pflegevisite kann auf Grund dieser Analysen Konsequenzen für die Personalplanung, für die Personalentwicklung wie auch für die Fort- und Weiterbildung in den Einrichtungen haben. Die in der Pflegevisite gewonnenen Erkenntnisse haben evtl. auch Auswirkungen auf das vom Träger vorgehaltene Personal und deren Arbeitseinsatz (Sträßner, 2006b, S. 92). Die Mitarbeiter können nach ihren Fähigkeiten und Fertigkeiten so eingesetzt werden, dass eine Über- oder Unterforderung vermieden wird. Sie wird so zu einem mitarbeiterbezogenen Kontrollinstrument anderer Art (ebd.).

Einige Einrichtungen überprüfen auch die Pflegevisite selbst auf Praktikabilität und ihre Inhalte. Es werden Zeiträume von 1-2 Jahren genannt. Damit bleibt sie aktuell und wirksam.

Andere nutzen die Ergebnisse für einrichtungsübergreifendes Benchmarking oder im Sinne des Marketing. Sie signalisieren dem Bewohner, dass sie Interesse an seiner Zufriedenheit haben (Jürgen, 2002).

Für die stationäre Altenpflege sind alle oben genannten Methoden und Nutzungsmöglichkeiten der Pflegevisite sinnvoll. Die Metaanalyse sollte sich weiter ausbreiten. In der folgenden Tabelle sind die verschiedenen möglichen Arten der Metaanalyse aus der Literatur dargestellt.

METAAUSWERTUNGEN

Meta-auswertungen	Erscheinungsjahr	Autor	Anmerkungen
	1994	Bleck	Eine Pflegevisite muss ein Ergebnis haben. Für die PDL entstehen Informationen über Fortbildungsbedarf, Mitarbeiterentwicklung, Organisationsstrukturen, die relevant sind und weiter verfolgt werden müssen.
	1995	Bieg	Positive oder negative Rückmeldung zum Pflegevisitenkonzept.
	1996	Paul	Fortbildungsbedarf wird erhoben. Erarbeitung genauer Stellenbeschreibungen zur Definition von Zielen. Optimalere Einteilung der pflegerischen Tätigkeiten. Die Übergaben wurden von formalistischem Stil zum bewohnerorientiertem Stil verändert.
	1998	Stenzel	Statistische Auswertung von der Stationsleitung, wer, wann bei welchem Patienten eine Visite durchgeführt hat.
	2002	Jürgen	Analyse des Fortbildungsbedarfes und positiver Effekt für das Marketing
	2003	Hellmann & Kundmüller	Nach einem festgelegten Zeitraum werden die Pflegevisitenprotokolle ausgewertet und nach folgenden Kriterien überprüft: Praktikabilität des Dokumentationssystems, Fortbildungsbedarf, Ablauforganisation, Dienstplan, Voraussetzungen für neu einzustellende Mitarbeiter
		Gültekin & Liebchen	Fortbildungs- und Unterstützungsbedarf wird festgehalten.
	2004	Hallensleben	Fehler und Mängel, die über den Einzelfall hinausgehen, werden zur Verbesserung der Gesamtorganisation auf einem Formblatt erhoben und an den Geschäftsführer weitergeleitet.

Meta-auswertungen	Erscheinungsjahr	Autor	Anmerkungen
	2006	Panka	Alle 3 Monate wird von der Qualitätsbeauftragten eine Statistik über die Einzelbereiche und die Gesamtheit erstellt. Schulungsbedarf wird deutlich.
		Panka & Bölicke	Evaluation mit Hilfe des PC nach einem Jahr. Erste Ergebnisse, Verbesserung der Pflegeplanung (Vollständigkeit) sowie häufigere Berichte. Es erfolgten Schulungen bei den Mitarbeitern, bei denen in der Nachbereitung Defizite im Umgang mit der EDV deutlich wurden.
		Hoh et al.	Alle sechs Monate werden die Evaluationsbögen von der Praxisbegleitung ausgewertet. Schwerpunkte: Pflegeplanung, Zeitdauer der Visite und Ablauf derselben.
	2007	Habermann & Biedermann	Eine Evaluation im Sinne des PDCA Zyklus wird in keinem Fall der Befragung durchgeführt (Studie ambulant).
		Giebel	Kritik oder Beschwerden, die die Abläufe auf dem Wohnbereich betreffen, werden zeitnah bearbeitet, sonst greift das Beschwerde-management.
	2009	Stemmer	Nutzung der Erkenntnisse aus Pflegevisiten für Mitarbeitergespräche und Fortbildungen. Kontinuierliche Überprüfung und Verbesserung bzw. Bedarfsanpassung der Pflegevisite einschließlich des Prozesses.
	2010	Panka & Stenzel	Auswertung mittels Exceltabelle. Bewertungssystem mit Punkten, Worten oder Zensuren. Erhebung von Fortbildungsbedarf, quantitativer Analyse, Mitarbeitermotivation mit Zielvereinbarungen, Schnittstellenanalyse.
		Kämper & Pinnow	Das ganze Konzept wird 1-2 Jahre nach Einführung evaluiert. Eine Jahresauswertung kann unter der wirtschaftlichen Prämisse, dass die erbrachten Leistungen im Vertrag geregelt sind, oder unter pflegerelevanten Aspekten durchgeführt werden. Übergreifendes Benchmarking mit anderen Anbietern bezüglich der pflegerischen Risiken.
		Weigert	

Meta-auswertungen	Erschei-nungsjahr	Autor	Anmerkungen
	2011	Mybes	
		Kußmaul	Einmal im Jahr statistische Auswertung
		Nett	Fortbildungsplanung mit den festgestellten Problemfeldern, Überwachung ärztlicher Tätigkeiten (Delegation) und der Grund-pflege bei Hilfskräften nach MDK-Prüfung.
	2012	Klingbeil	Die Pflegevisite ist als Benchmarkingstru-ment gut zu verwenden.

Tab. 32: Metaauswertungen

5.2

ERGEBNISSE DER BEFRAGUNG UND DER BEOBACHTUNGEN

Nach der Durchführung der Literaturanalyse und der Darstellung der Ergebnisse wer-den im Folgenden die Ergebnisse der Befragung und der Beobachtungen dargestellt. Soweit es möglich war, wurden die Ergebnisse beider Erhebungen zusammengefasst und auch in den Diagrammen zusammengeführt. Die Ergebnisse der Beobachtungen sind dann besonders gekennzeichnet. Die Sortierung der Auswertung folgt der Struk-tur des Fragebogens, ergänzt durch die nicht enthaltenen Elemente der Beobach-tungen.

5.2.1

ALLGEMEINE DATEN

• Trägerschaften

Um zu analysieren, ob die Ergebnisse der Befragung repräsentativ für Berlin und evtl. für ganz Deutschland sind, wurden die Trägerschaften und die Platzzahlen der teilnehmenden Einrichtungen mit den Zahlen von Berlin und Deutschland verglichen. Die Zahlen für Berlin sind in der Pflegestatistik im 2. Bericht des Statistischen Bundesamtes in der Pflegestatistik (2005) bei den Ländervergleichen verzeichnet. Betrachtet man nur die Zahlen von Berlin und der Befragung, wird deutlich, dass etwas weniger private und öffentliche Träger und mehr frei-gemeinnützige Träger an der Befragung teilgenommen haben als es im Verhältnis in Berlin gibt.

In der Pflegestatistik des Statistischen Bundesamtes von 2009 (Statistisches Bundesamt, 2011) sind für ganz Deutschland die Trägerschaften der Einrichtungen in Prozenten der Gesamteinrichtungen notiert. In der folgenden Tabelle ist zu erkennen, dass die deutschlandweiten Verteilungen der Trägerschaften denen der Befragung sehr ähnlich sind. Insgesamt kann man somit von einer Repräsentativität der Ergebnisse in Bezug auf die Verteilung der Trägerschaften sprechen. Bei der Festlegung der Entscheidung, wo die Beobachtungen durchgeführt werden sollten, wurden bewusst von allen Trägerschaften gleichviele ausgewählt, um evtl. Unterschiede zu verdeutlichen. Bei prozentualer Auswahl wären die öffentlichen Träger im Nachteil gewesen.

Altenpflegeeinrichtungen	Träger privat	Träger frei-gemeinnützig	Träger öffentlich
in Deutschland	40	55	5
in Berlin	41,8	51,5	6,7
in Berlin (aus der durchgeführten Befragung)	40,8	54,2	5

Tab. 33: Verteilung der Träger der stationären Altenpflegeeinrichtungen in Prozent

- **Platzzahlen**

Die Platzzahlen der stationären Altenpflegeeinrichtungen in Berlin liegen in einem Bereich von 1 bis über 301 Plätzen mit dem häufigsten Wert von 60-80 Plätzen (Statistisches Bundesamt, 2005). Im Durchschnitt wohnen in Berlin 77,8 betreute Pflegebedürftige in einer Einrichtung. In ganz Deutschland liegt die durchschnittliche Platzzahl bei 64. Im Mittel wurden in den privaten Heimen 55, in frei-gemeinnützigen 70 und in öffentlichen Heimen 79 Pflegebedürftige betreut (Statistisches Bundesamt, 2011). In Berlin gibt es eine Verordnung, die Einfluss auf die Platzzahl innerhalb einer Einrichtung haben kann. Es ist die Pflegeeinrichtungsförderungs-Verordnung von 1998. Sie besagt, dass eine Einrichtung mit 120 Plätzen Förderungsmittel bekommen kann (siehe auch Kapitel 2).

An der Befragung haben sich eher größere Einrichtungen beteiligt. Sie haben im Durchschnitt 90 Plätze mit einer Standardabweichung von 66, wobei das Minimum bei 10 und das Maximum bei 390 liegt (siehe Abbildung 6).

Bei den Beobachtungen wurden dazu passend Einrichtungen ausgewählt, die zu den größeren gehören. Einrichtung A hat 220, Einrichtung B 110 und Einrichtung C 168 Plätze.

In diesem und in einigen folgenden Diagrammen sind nach Möglichkeit und Sinnhaftigkeit die Ergebnisse der Beobachtung eingefügt. In der nächsten Darstellung wird

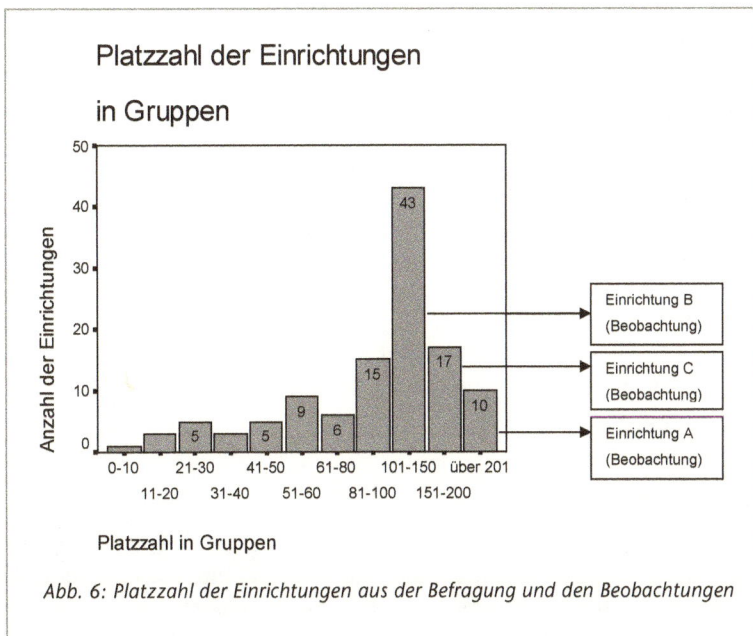

Abb. 6: Platzzahl der Einrichtungen aus der Befragung und den Beobachtungen

durch Markierungen (Einrichtung A-C) verdeutlicht, zu welcher Platzzahlgruppe die Einrichtungen gehören, bei denen die Beobachtungen durchgeführt wurden.

Statistisch betrachtet hat die Verteilung der Platzzahlen im Verhältnis mit den Trägerschaften nach dem Chi-Quadrattest keine signifikanten Zusammenhänge erkennen lassen. Das bedeutet, dass kein Träger immer eine bestimmte Platzanzahl aufweist. Die Platzzahl ist in dieser Befragung nicht in einem Zusammenhang mit der Trägerschaft zu sehen.

5.2.2

RAHMENBEDINGUNGEN VON PFLEGEVISITEN

- **Einführungszeitraum, systematische Planung, Anlässe von Pflegevisiten**

In allen Einrichtungen, die sich an der Befragung beteiligt haben, werden Pflegevisiten durchgeführt. Die erste Einrichtung führte die Pflegevisite 1995 ein. Der Modalwert liegt im Jahr 2002, also deutlich nach der Einführung der Pflegeversicherung. 69,7 Prozent der Teilnehmer haben die Pflegevisite zwischen dem Jahr 2000 und 2005 eingeführt. Einige Einrichtungen haben die Pflegevisiten auch noch viel später, teilweise erst im Jahr 2010 eingeführt, was aber darauf zurückzuführen ist, dass sie dann erst ihre Einrichtungen eröffnet haben.

Wann die Pflegevisiten in den Häusern, in denen die Beobachtungen stattfanden, erstmalig erstellt wurden, war nur in einem Fall nachzuvollziehen. Ein Visitenprotokoll wurde in Einrichtung A 2005 erstellt. Es wurde im Juni 2011 das letzte Mal überarbeitet. Ein zweijähriger Kontrollrhythmus ist vorgesehen. Bei den anderen Häusern ist es teilweise durch Leitungswechsel nicht nachvollziehbar gewesen, wann konkret die Visiten eingeführt wurden. Es war jedoch möglich, den Aktualitätsstand der Visiten durch eine Nummerierung in der Fußzeile zu evaluieren. Die Visitenprotokolle wurden in Haus C am 8.12.2010 im Überarbeitungsstand 0.1 genutzt. In Haus B wurde der Stand vom 13.1.11 als dritte Überarbeitungsversion genutzt. Es ist zu erkennen, dass die Protokolle alle in letzter Zeit überarbeitet wurden und damit flexibel umgegangen wird.

SYSTEMATISCHE PLANUNG

Alle, bis auf eine Einrichtung, die bei der Befragung mitgemacht haben, planen die Durchführung der Pflegevisite mit System. Die eine erwähnte Einrichtung führt nach den Angaben im Freitext die systematische Planung gerade ein. Über 70 Prozent nutzen für die systematische Planung eine Jahresplanung, andere nutzen die Termine zur Pflegeprozessevaluation oder einen Kalender, in dem sie für kürzere Abschnitte als ein Jahr planen. Diese Frage wurde im Beobachtungsschema nicht gestellt. In vielen Einrichtungen (70) gibt es im Voraus geplante Tage zur Durchführung von Pflegevisiten. Diese Planung ist dann meist bewohnerunabhängig. Auch bei den Einrichtungen, in denen die Beobachtungen durchgeführt wurden, gab es Planungen. Sie mussten aber immer wieder an die Situation angepasst werden. Der Änderungsbedarf ergibt sich aus Sterbefällen, Krankheiten oder Umzügen innerhalb des Hauses und damit dem Wechsel der Bezugspflegezuständigkeit.

Anlässe von Pflegevisiten

Pflegevisiten werden aus verschiedenen Anlässen durchgeführt. Fast 100 Prozent der Befragten nutzen sie neben den geplanten auch bei nicht geplanten Anlässen. Die nicht geplanten Anlässe können z. B. Verschlechterung des Allgemeinzustandes oder Krankenhausaufenthalte sein. Fast ebenso viele nutzen die Pflegevisite geplant und regelmäßig in bestimmten Zeitabständen als Routinevisite. In 93 Einrichtungen werden Pflegevisiten zum Abschluss der Eingewöhnungsphase, als Erstvisite (siehe auch Pflegetransparenzkriterium 10.8 b in der Prüfrichtlinie, MDS, 2009) genutzt. Es folgen in der

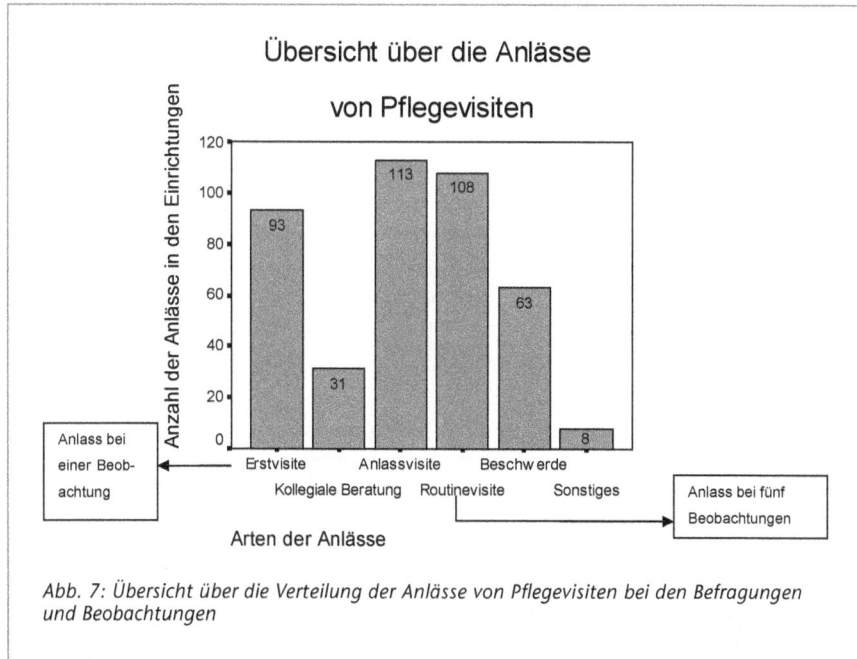

Abb. 7: Übersicht über die Verteilung der Anlässe von Pflegevisiten bei den Befragungen und Beobachtungen

Häufigkeit der Anlässe Beschwerden und seltener kollegiale Beratung. Unter „sonstige Anlässe" werden Stürze, Veränderung des Allgemeinzustandes, Wundvisiten, MDK-Prüfungen, Pflegestufenänderungen und Teilaudits subsummiert (siehe Abbildung 7).

Bei den Beobachtungen war bei fünf Visiten der Anlass die Routinekontrolle, bei einer Visite war der Anlass ein Umzug von einer anderen dem Träger gehörenden Einrichtung in das betroffene Haus. Der Anlass war damit eine Erstvisite nach Einzug. Diese Ergebnisse ergänzen das Ergebnis der Befragung, bei der der häufigste Anlass die Routinevisite und der dritthäufigste die Erstvisite war.

- Initiative und Erstellung, Teilnehmer und Häufigkeit der Durchführung von Pflegevisiten sowie die Möglichkeit, die Visite ohne Störungen durchführen zu können

Die Initiative für die Einführung der Pflegevisiten wurde in über der Hälfte der Fälle bei der Befragung von der Pflegedienstleitung ergriffen. Die Qualitätsbeauftragten waren mit 26 Prozent, ein zentrales häuserübergreifendes Qualitätsmanagement (ZQM) mit 26 Prozent und auch Einrichtungsleitungen oder Geschäftsführer waren mit 10 Prozent Initiatoren.

Bei der Frage, ob es in größeren Einrichtungen eher ein zentrales Qualitätsmanagement geben würde, das Pflegevisiten initiiert und erstellt, konnte keine statistische Signifikanz festgestellt werden. Es werden sowohl kleine als auch größere Einrichtungen durch ein ZQM beraten und betreut.

Die Pflegedienstleitungen spielen also bei der Initiierung, der Erstellung, der Durchführung und der Auswertung der Pflegevisiten die Hauptrolle. Es zeigte sich, dass es sinnvoll war, sie als Ansprechpartner für die Befragung zu nutzen. Sie sind dadurch nachweislich in der Lage, zu allen Bereichen der Pflegevisite und ihren möglichen Steuerungseffekten des Pflegeprozesses Auskünfte geben zu können.

Die Erstellung der Visitenverfahrensanweisungen und -protokolle lief unter anderen Beteiligungsverhältnissen. Die Pflegedienstleitungen waren etwas weniger, die Qualitätsbeauftragten mit 37 Prozent deutlich häufiger, das ZQM mit 13 Prozent weniger, Geschäftsführer überhaupt nicht und Einrichtungsleitungen mit 3 Prozent an der Erstellung beteiligt. In 20 Prozent der Einrichtungen wurden Arbeitsgruppen zur Erstellung der Pflegevisiten eingerichtet.

Die Unterschiede in der Initiierung und der Erstellung ergeben sich möglicherweise aus der in Berlin im Stellenschlüssel festgelegten existierenden Regelung zur Beschäftigung von Qualitätsbeauftragten. Jede Einrichtung hat mindestens eine Qualitätsbeauftragte vorzuhalten. Eine der möglichen Aufgaben ist das Durchführen und Aktualisieren von Pflegevisiten sowie das Durchführen von Qualitätszirkeln. Die Initiative geht somit meistens von der Pflegedienstleitung aus und die Pflegevisite wird von der Qualitätsbeauftragten erstellt. Dies geschieht entweder allein oder gemeinsam in einem Qualitätszirkel unter der Verantwortung der Pflegedienstleitung.

Die Einrichtungen, die zu einem größeren Träger gehören, haben teilweise ihre Stellenanteile in einem ZQM zusammengefasst oder als Teil der Verwaltung extra finanziert. In vielen Fällen ist dann das zentrale Erstellen eines Pflegevisitenkonzeptes oder auch direkt eines Pflegevisitenprotokolls Aufgabe des ZQM.

Bei den Beobachtungen wurden die Pflegevisiten in 2 Einrichtungen zentral vom ZQM erstellt und in einer Einrichtung von der PDL selbst.

Teilnehmer an der Visite

Bei den Beobachtungen war es möglich, genauere Daten über die Teilnehmer, vor allem über die teilnehmenden Bewohner, zu erhalten. Bei der Befragung wurden die Bewohner als Teilnehmer an jeder Visite nicht weiter hinterfragt.

Die Auswahl der Bewohner bei den Beobachtungen erfolgte durch die Mitarbeiter der Einrichtungen. Bei den durchgeführten Visiten sind gleichviele (3) Frauen und (3) Männer visitiert worden. Alle Pflegestufen von 1 bis 3 waren vertreten. Das durchschnittliche Alter lag bei 83,2 Jahren, wobei in Haus B das Durchschnittsalter mit 90,9 am höchsten war. Das Durchschnittsalter für Heimbewohner lag 2003 in ganz Deutschland bei 81 Jahren (Bundesministerium für Familie, 2006). Es wurden also im Verhältnis dazu mehr ältere Bewohner visitiert.

Eine Multimorbidität wurde bei allen besuchten Bewohnern festgestellt. D.h. für diese Untersuchung, dass jeder visitierte Bewohner mehr als drei ärztlich bestätigte Diagnosen hat. Dieser Punkt wurde in die Beobachtung mit hineingenommen, um zu sehen, ob es sich bei den beobachteten Bewohnern um den typischen multimorbiden Altenheimbewohner handelt.

Der Faktor Demenzerkrankungen wurde mit Blick auf die Ansprüche auf Leistungen nach § 87b SGB XI abgefragt. Bis auf einen visitierten Bewohner hatten alle Anspruch auf Leistungen nach § 87b SGB XI. In den Heimen sind um die 50% der Bewohner anspruchsberechtigt. Die Demenz kann Einfluss auf die Beantwortungsfähigkeit der Fragen während der Visite mit Beobachtung haben.

Vier Bewohner wohnten in Einzelzimmern, zwei in einem Doppelzimmer. Zwei zu Visitierende lagen in einem Doppelzimmer zusammen. Es konnte keiner der beiden Bewohner für die Visite zum Schutz der Privatsphäre aus Krankheitsgründen aus dem Zimmer gebeten werden.

Außer der Promoventin (Ausnahme: Ein Fall, bei dem der Bewohnerbesuch auf Wunsch desselben ohne sie stattfandt) waren einmal die Pflegedienstleitung und zweimal ein Qualitätsbeauftrager bei den Visiten anwesend. Die Pflegedienstleitung und die Qualitätsbeauftragten wirkten moderierend.

In den Richtlinien der Häuser waren außer den bei den Beobachtungen erlebten verschiedene Kombinationen die Teilnehmer bei Pflegevisiten definiert. Teilweise handelten die Fachkräfte untereinander aus, wer die Visiten durchführen sollte, teilweise

führten die Wohnbereichsleitungen, die Qualitätsbeauftragten oder/und die Pflegedienstleitungen die Vistien durch. Einige hatten die durchzuführenden Visiten auf alle
Leitungskräfte und Pflegefachkräfte gleichmäßig verteilt. In den meisten Fällen führten
die Visite nur die visitieriende Person und der Bewohner durch. Mehr als diese zwei
Personen wurden bei den Beobachtungen nicht erlebt.

Die Befragungen zeigen im Ergebnis ein deutlich anderes Bild. Teilnehmer bei Pflegevisiten sind dort hauptsächlich die Pflegedienstleitungen (111), an zweiter Stelle die
Bewohner (110). In 13 Fällen werden die Visiten ohne Bewohnerbeteiligung durchgeführt. Es ist anzunehmen, dass in diesen Fällen nur die Dokumentation begutachtet
wird.

An dritter Stelle liegen die Bezugspflegekräfte (107 der Befragten), dann die Auszubildenden (34) und andere Professionen (31). Unter anderen Professionen wurden z. B.
die Qualitätsbeauftragten genannt. In über 60 Prozent nehmen laut Befragungsergebnis Angehörige an den Pflegevisiten teil (siehe Abbildung 8).

Bei den Beobachtungen wurden keine Auszubildenden, Angehörige oder andere Professionen außer den Qualitätsbeauftragten erlebt.

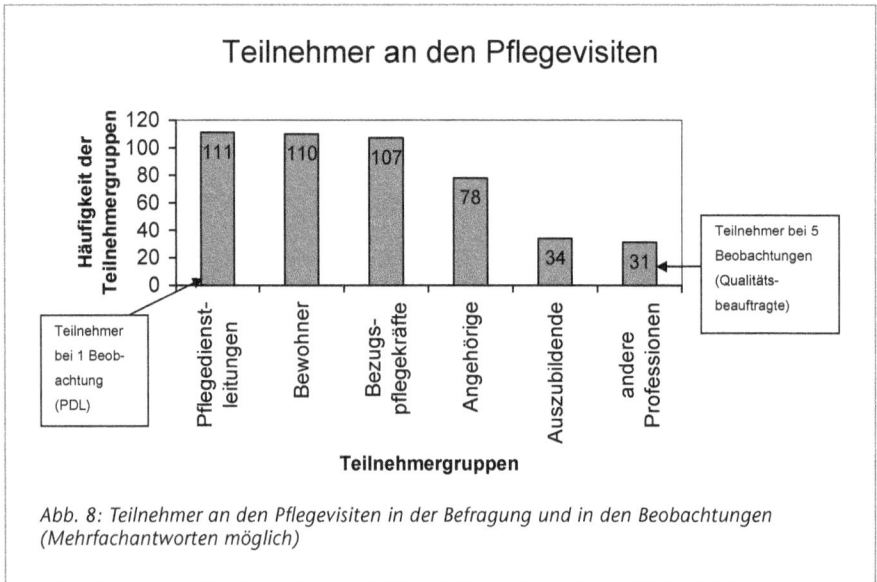

*Abb. 8: Teilnehmer an den Pflegevisiten in der Befragung und in den Beobachtungen
(Mehrfachantworten möglich)*

HÄUFIGKEIT DER DURCHFÜHRUNG VON PFLEGEVISITEN

Bei den Beobachtungen wurde der Rhythmus der Durchführung der Pflegevisiten erfragt. Die Ergebnisse waren einander ähnlich. Einrichtung A und C führten Pflegevisiten bei jedem Bewohner einmal im Jahr durch, Einrichtung B einmal im Jahr und 6 Wochen nach Neueinzug eines Bewohners.

Die Ergebnisse der Befragung zeigen größere Varianten. Sie variiert von einmal im Jahr bis zu einmal monatlich. 27 Prozent planen die Häufigkeit nach Pflegestufen. Bei Pflegestufe I überwiegt die jährliche Wiederholung, bei Pflegestufe II 2-3-mal im Jahr, bei Pflegestufe III und Härtefall alle 6 Wochen bis zu alle 3 Monate. Der geplante Rhythmus kann nur bei 22 Einrichtungen immer eingehalten werden. 86 schaffen es fast immer und 15 selten. Bei den Beobachtungen wurde berichtet, dass der Rhythmus von einmal jährlich gut eingehalten werden kann.

Die Einhaltung des geplanten Rhythmus ist statistisch unabhängig von der Art der Teilnehmerschaft (z. B. Angehörige). Es wäre möglich, dass der Rhythmus schwerer einzuhalten ist, wenn Terminabsprachen mit Angehörigen notwendig sind. Statistisch ist jedoch keine Abhängigkeit zu erkennen.

STÖRUNGEN BEI DEN DURCHFÜHRUNGEN VON PFLEGEVISITEN

Es ist den Befragten nicht immer möglich, die Visiten in Ruhe durchzuführen. Nur 33 Prozent sagen, sie könnten es immer. 60 Prozent könnten sie meistens und 7 Prozent selten in Ruhe durchführen. Bei den Beobachtungen hat sich dies Ergebnis bestätigt. Es gab bei den sechs durchgeführten Beobachtungen zwei Störungen, die vermeidbar gewesen wären. In einem Fall wurde z. B. nur ein Schlüssel ins Zimmer gebracht.

Es ist nach dem Chi-Quadrattest statistisch signifikant, dass die Pflegevisite mit mehr Ruhe durchgeführt werden kann, wenn ein extra Tag dafür eingeplant wird. Dieser Tag kann sicherlich auch mit bewusst gesetzten Stunden gleichgesetzt werden.

Bei den durchgeführten Beobachtungen wurde deutlich, dass sowohl die PDL als auch die QB die Durchführung von Pflegevisiten als alltägliche Arbeit betrachteten und fest mit einplanten. Es ist Teil der Stellenbeschreibung.

Nur in der Einrichtung C führten die Visite auch andere Fachkräfte durch, die von der Wohnbereichsleitung extra Zeit dafür bekommen hatten. In vier Fällen wurde bewusst das Telefon bei den Visiten ausgeschaltet, um Störungen durch das Telefon zu minimieren.

• Durchführungsdauer, Umfang der Pflegevisitenprotokolle

Die Durchführungsdauer einer Pflegevisite beträgt bei den Befragten zwischen 20-300 Minuten (siehe auch Abb. 9). Das arith. Mittel liegt bei 88,8 Minuten. Bei 90 und 120 Minuten sind weitere Spitzen. 77,8 Prozent aller Antworten liegen im Bereich zwischen 45 und 120 Minuten.

Es wurde hier nicht differenziert gefragt, was in diesen Zeitrahmen mit einzurechnen ist. Ob die Vorbereitungszeit, die Durchführung vor Ort, die Nachbereitungszeit, die Umsetzungszeit in der Pflegeplanung und die Nachkontrolle der Umsetzung mit einberechnet wurden, ist nicht bekannt. Mit dieser unterschiedlichen Vorgehensweise lässt sich die große Bandbreite der Ergebnisse begründen.

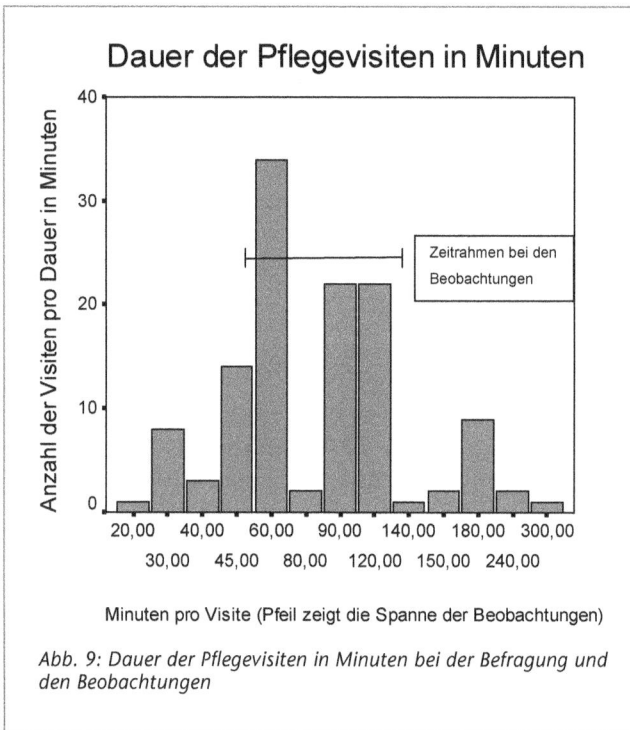

Abb. 9: Dauer der Pflegevisiten in Minuten bei der Befragung und den Beobachtungen

Bei den Beobachtungen wurde durch die persönliche Begleitung genauer darstellbar, was in die Zeit mit einzurechnen ist. In der folgenden Tabelle wird dargestellt, wie sich die Zeit zusammensetzte. Es sind die Werte für die einzelnen Visiten dargestellt und summiert. Die durchschnittliche Dauer betrug 99,2 Minuten ohne Abarbeitung der Maßnahmen und Nachkontrollen. Die Spannbreite beginnt bei 50 und geht bis zu 140 Minuten (Tabelle 34). Damit liegt sie ähnlich wie 77,8 Prozent der Befragten, liegt aber in der Spitze etwas höher.

Die Kontrolle der Dokumentation nahm den größten Zeitraum ein. Dicht danach folgt der Besuch bei einem der Bewohner. Vor- und Nachbereitungen hielten sich im

Rahmen von 5 bis 10 Minuten. Eine Ausnahme war die Nachbereitung in Form einer Fallbesprechung mit 30 Minuten Dauer.

ÜBERSICHT ÜBER DIE DAUER DER PFLEGEVISITEN WÄHREND DER BEOBACHTUNGEN

Inhalte	Einrichtung A Visite 1/2	Einrichtung C Visite 3/4	Einrichtung B Visite 5/6
Vorbereitung	10/10	10/5	Fand nicht statt
Durchführung: Bewohnergespräch und Begutachtung	65/30	30/45	60/20
Durchführung: Dokumentationskontrolle	entfällt	70/45	70/50
Nachbereitung	5/10 (plus Antwort E-Mail)	10/10	10/30 (incl. Fall-besprechung plus Antwort E-Mail)
Gesamt	80/50	120/105	140/100

Tab. 34: Übersicht über die Dauer der Pflegevisiten während der Beobachtungen in Minuten

UMFANG DER PFLEGEVISITENPROTOKOLLE

Die Dauer der Durchführung der Pflegevisiten hängt unter anderem von der Fragenmenge und damit meist verbunden der Seitenanzahl ab (siehe Abbildung 10). Bei der Fragenanzahl wurde in der Befragung eine Menge zwischen 10 und 156 Fragen angegeben. Das arith. Mittel liegt bei 70 Fragen. Da die Fragen noch in Unterfragen gegliedert sein können und keine genaue Angabe für den Umfang sind, wurden auch die Seitenzahlen des Protokolls ergänzend abgefragt. Es ist zu bedenken, dass auch die Seitenzahl keine verbindliche Größe für den Umfang der Visite ist, da hier mit unterschiedlichen Schriftgrößen und mit Ankreuzmöglichkeiten oder freien Textfeldern gearbeitet werden kann. Bei den Seitenzahlen wurden Werte zwischen 2 und 21 Seiten angegeben. Das arith. Mittel lag bei 6 Seiten. Beides zusammengesehen ermöglicht ein ungefähres Bild über den Umfang von den Visitenprotokollen. Nimmt man die Mittelwerte als Basis, werden auf 6 Seiten 70 Fragen platziert. Damit sind ca. 11 Fragen auf jeder Seite.

Je weniger Seiten vorhanden sind, umso weniger Zeit ist statistisch gesehen für eine Pflegevisite von Nöten. Diese Aussage wird von der Praxis bestätigt. Dazu muss ergänzt werden, dass es zu einer Verringerung der Motivation, eine Visite durchzuführen, kommen kann, wenn sie zu viele Seiten hat.

Bei den Beobachtungen wurden ebenfalls die Fragen und Seitenzahlmengen abgefragt. Die Seitenzahlen der Visitenptotokolle schwankten bei den Beobachtungen zwischen 5 und 11 Seiten und liegt damit höher als bei der Befragung. Auch der Durchschnitt von 8,7 Seiten liegen deutlich höher. Die Fragenmenge lag zwischen 48 und 127 Fragen für eine Visite. Die Visiten, die eine sperate Dokumentationsvisite aufwiesen, hatten bei diesen Dokumentationsvisiten allein 111 Fragen. Das ergibt für die sechs Visiten incl. der Prüfung der Dokumentation einen Durchschnitt von 112 Fragen pro Visitenprotokoll (siehe Markierung in der folgenden Abbildung). Der Umfang der Visiten der Beobachtung war deutlich größer als der in der Befragung angegebene.

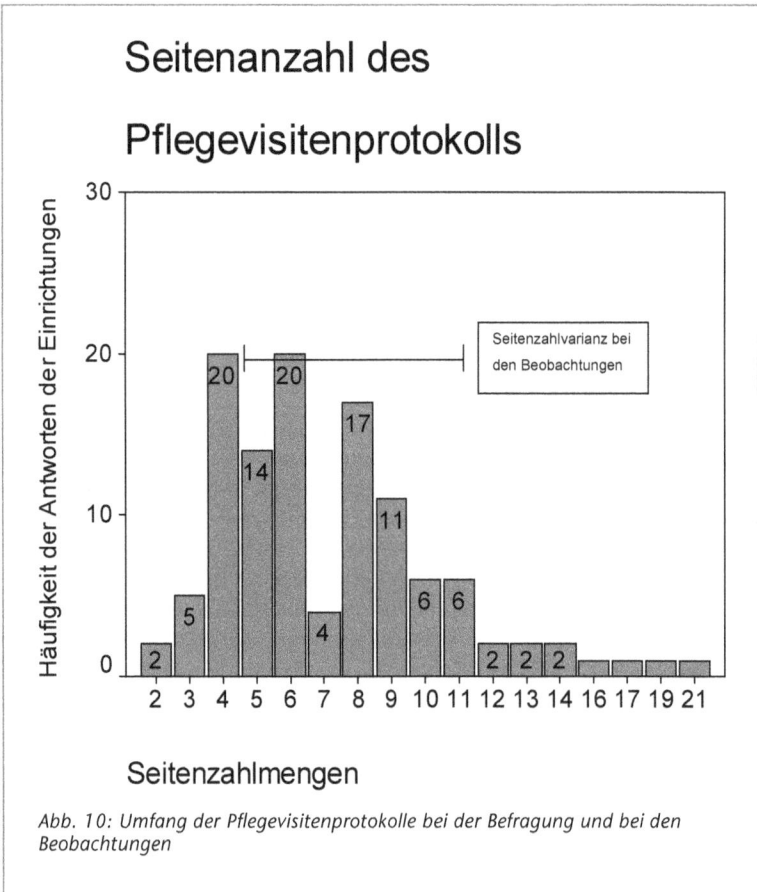

Seitenanzahl des Pflegevisitenprotokolls

Abb. 10: Umfang der Pflegevisitenprotokolle bei der Befragung und bei den Beobachtungen

5.2.3

VERSTÄNDNIS UND ZIELSETZUNGEN VON PFLEGEVISITEN DER BEFRAGTEN EINRICHTUNGEN

In dem Themenkomplex „Verständnis und Zielsetzungen von Pflegevisiten" wurden vier Bereiche abgefragt. Im ersten wurde allgemein das Verständnis erkundet, was die Pflegevisite konkret in der Einrichtung für eine Art Instrument ist. Im zweiten Bereich wurden die bewohnerbezogenen Ziele, dann die pflegequalitätsbezogenen und die mitarbeiterbezogenen Ziele erfragt. In den Bereichen zwei bis vier waren jeweils 2 maximale Antworten von vier Möglichkeiten gewünscht, im ersten Bereich maximal drei von dreizehn. Dies wurde so strukturiert, um die Antwortenden dazu zu leiten, sich die für sie am wichtigsten Ziele auszusuchen.

In einigen Fällen wurden mehr als die gewünschten Antworten getätigt. Da davon auszugehen ist, dass die Entscheidung für die wichtigsten Ziele nicht einfach zu treffen war, wurden trotzdem alle Antworten berücksichtigt (siehe Fragebogen im Anhang).

Im folgenden Teil werden die Beobachtungen nicht erwähnt. Bei den Beobachtungen entsprachen die Ziele den Anlässen, d.h. die Routinekontrolle zur Verbesserung der Pflegequalität waren Anlass und Ziel. In einem Fall, bei einer Pflegevisite nach Einzug, wurde eine Routinekontrolle zur Überprüfung der Pflegequalität durchgeführt. Sie hatte den Anlass der Erstvisite nach Einzug, aber die gleichen Inhalte wie es eine Routinevisite hat.

• **Allgemeines Verständnis und Ziele der Pflegevisite aus der Befragung**

Die Antworten im ersten allgemeinen Teil zeigen, dass Pflegevisiten hauptsächlich als Instrumente zur Qualitätskontrolle (94) und deren Verbesserung (89) angesehen werden. Es ist ein Instrument zur Verbesserung der Dokumentation (47) und ein Instrument, um die Bewohner in den Pflegeprozess mit einzubeziehen (46) (siehe auch ähnliche Antworten bei den bewohnerbezogenen Zielen).

Die Visite ist kein Instrument, das im stationären Bereich der Altenpflege in Berlin zur Übergabe am Bett genutzt wird.

Die Pflegevisite wird zur Pflegestufenänderungserkennung (32) genutzt und als Kontrollinstrument der Vorgesetzten (29). Seltener ist sie ein Instrument zur Überprüfung der direkten Pflege (28), zur Professionalisierung (22), zum multiprofessionellen Austausch (15), zum Informationsaustausch (13) oder zum Gespräch über den Pflegeprozess (13). Für „Problembewohner" wird die Visite nur sehr selten verwandt (12). Bei den Häufigkeiten der Antworten ist die Beschränkung auf maximal drei Antworten zu berücksichtigen.

Allgemeine Ziele der Pflegevisite

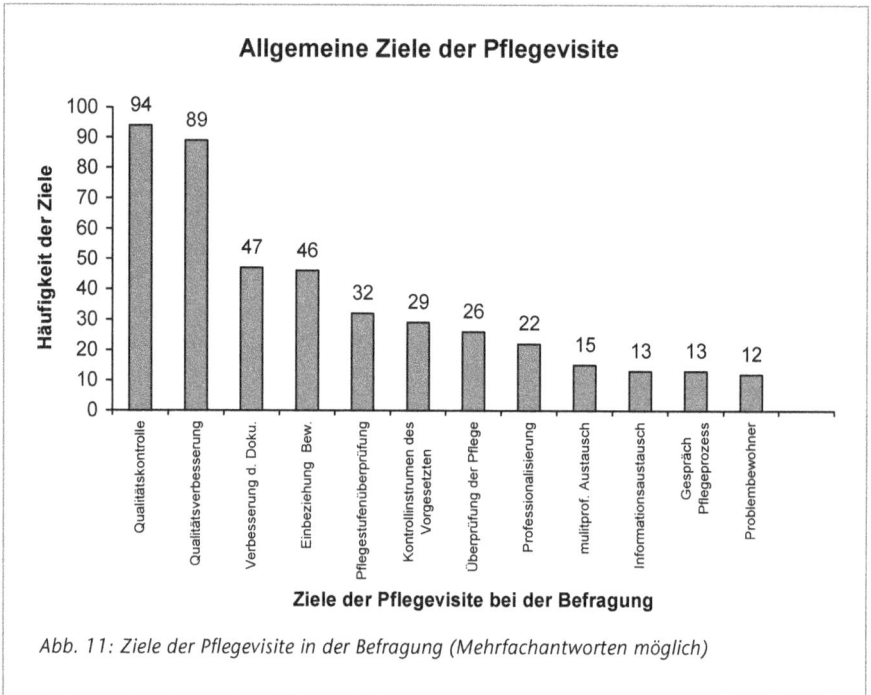

Abb. 11: Ziele der Pflegevisite in der Befragung (Mehrfachantworten möglich)

Im Folgenden werden die allgemeinen Ziele weiter hinterfragt, um ein genaueres Bild von den erwarteten Zielen zu erhalten. In den Fokus genommen werden bewohnerbezogene, pflegequalitätsbezogene und mitarbeiterbezogene Ziele. Alle drei Bereiche können von der Pflegevisite beeinflusst werden. Für die Beantwortung der Fragen dieser Arbeit sind besonders die Ziele für den Bewohner und damit für seinen Pflegeprozess und für die Pflegequalität allgemein wichtig. Der Mitarbeiter wird integriert, da er, falls eine Überprüfung seiner Tätigkeiten vorgenommen wird, von der Pflegevisite direkt betroffen ist. Alle drei Zielbereiche werden in den folgenden Abbildungen präsentiert.

- **Bewohnerbezogene Ziele**

Fast alle Teilnehmer der Befragung sahen es als Hauptziel an, die Bewohnerzufriedenheit durch den individuell angepassten Pflegeprozess zu erhöhen (Abb. 12). Hier zeigt sich, dass die Befragten eine Steuerung der Zufriedenheit durch die Pflegevisite für möglich halten. Die Verbesserung des pflegerischen Zustandes durch die Pflegevisite sehen noch ca. 50 % der Befragten als wichtiges Ziel an. Dabei ist zu beachten, dass das bei multimorbiden Menschen im Pflegeheim auch nicht immer möglich ist.

Die aktive Beteiligung des Bewohners am Pflegeprozess und die Verbesserung der Information und Transparenz im pflegerischen Handeln sehen nur 45 der antwortenden Pflegedienstleitungen als wichtig an. Hier ist zu berücksichtigen, dass in stationären Pflegeeinrichtungen die Diagnose Demenz die Hauptursache für den Heimeinzug ist (Becker, 2011) und 60 % aller Bewohner an Demenz erkrankt sind (MDS, 2009b.) Eine Beteiligung sowie eine adäquate Transparenz und Informationsaufnahme ist aus Krankheitsgründen häufig nicht möglich.

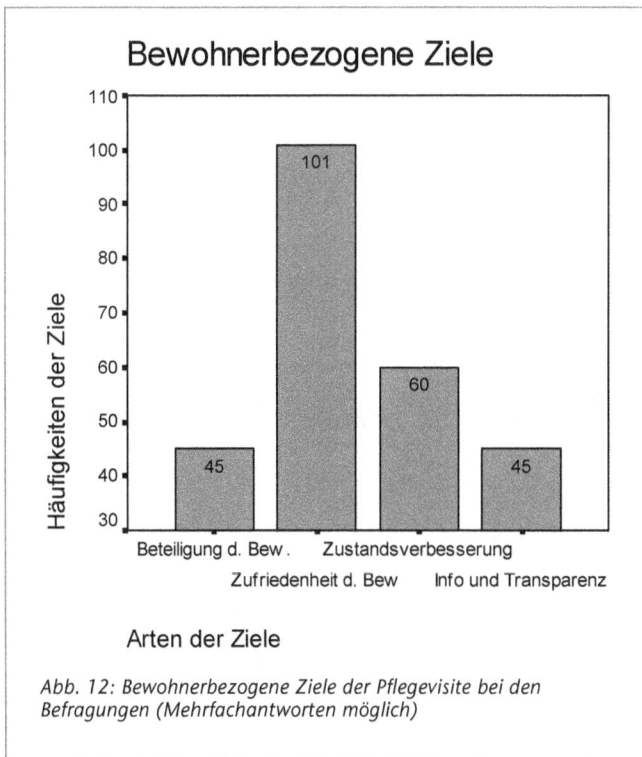

Abb. 12: Bewohnerbezogene Ziele der Pflegevisite bei den Befragungen (Mehrfachantworten möglich)

* **Pflegequalitätsbezogene Ziele**

Diese Frage konkretisierte die Eingangsfrage nach dem Verständnis der Pflegevisiten in den Einrichtungen in Bezug auf den Einfluss auf die Pflegequalität. Pflegevisiten gelten nach den Antworten der Befragten hauptsächlich für die Kontrolle des Pflegeprozesses (99). Sie sollen im Prozess die Defizite aufdecken (77) und die Dokumentation (46) verbessern. Auch hier zeigt sich, dass die Antwortenden durch die Pflegevisite hier die Steuerung des Pflegeprozesses durch Kontrolle und Aufdeckung von Defiziten durch die Pflegevisite für möglich halten. Die korrekte Umsetzung der in den Einrichtungen festgelegten Richtlinien ist nur für 40 Antwortende ein wichtiges Ziel (Abb. 13). Die Schwerpunktsetzung zeigt hier die Wichtigkeit der korrekten Führung des Pflegeprozesses.

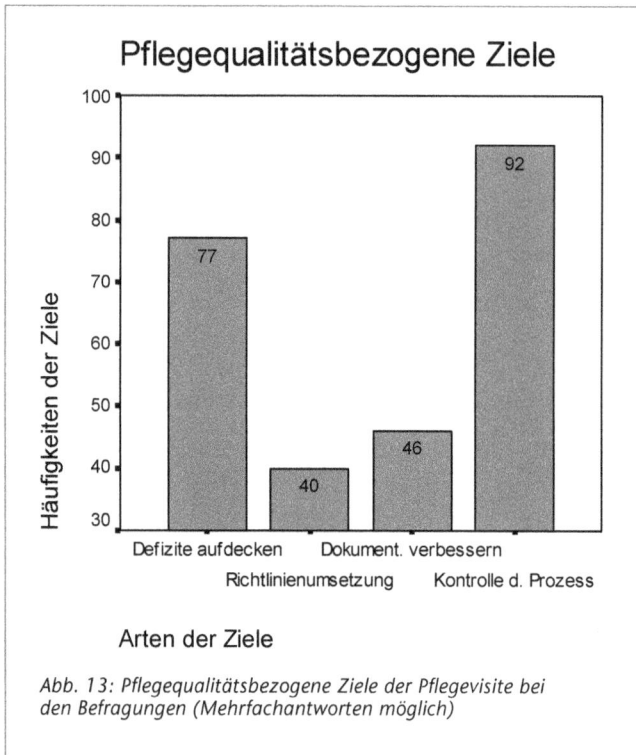

Abb. 13: Pflegequalitätsbezogene Ziele der Pflegevisite bei den Befragungen (Mehrfachantworten möglich)

* **Mitarbeiterbezogene Ziele**

Das wichtigste mitarbeiterbezogene Ziel ist nach Antworten der Befragten die Profes-sionalisierung der Pflege. Diese Antwort mag zuerst überraschen: Es geht den Pflege-dienstleitungen im Umgang mit der Pflegevisite nicht in erster Linie um Überprüfung der Mitarbeiter, sondern um deren Weiterentwicklung und Professionalisierung. Der Transfer wissenschaftlicher Erkenntnisse spielt dabei eine eher untergeordnete Rolle. Die Überprüfung der direkten Pflege steht bei den mitarbeiterbezogenen Zielen mit einigem Abstand an zweiter Stelle. Die direkte Personalanleitung wird in einem Drittel aller Antworten als Ziel angesehen. Diese Antwort weist darauf hin, dass in den Berliner Einrichtungen, die an der Befragung teilgenommen haben, die Pflegevisite weniger als Kontrollinstrument, sondern eher als Förderungsinstrument für die Mitarbeiter angesehen wird.

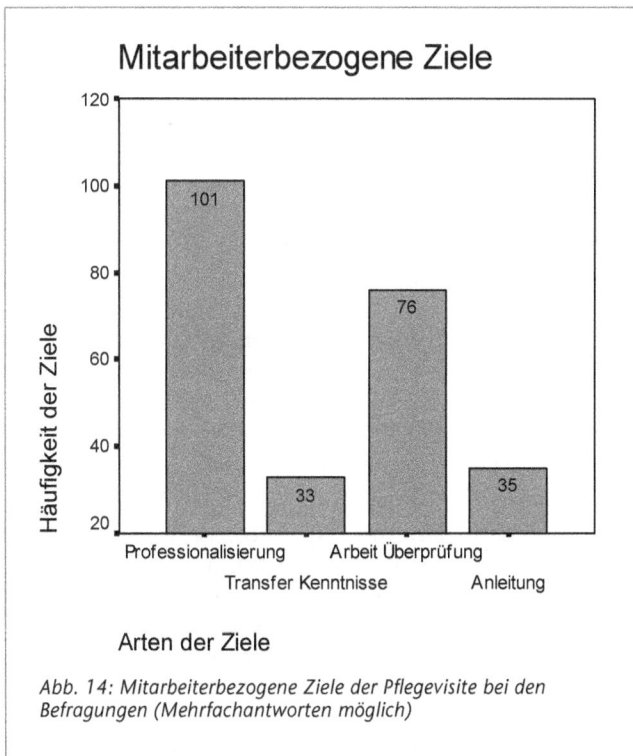

Abb. 14: Mitarbeiterbezogene Ziele der Pflegevisite bei den Befragungen (Mehrfachantworten möglich)

5.2.4

INHALTE VON PFLEGEVISITEN AUS DER BEFRAGUNG UND DEN BEOBACHTUNGEN

Die Ergebnisse zu den genutzten Inhalten von Pflegevisiten wurden in der Befragung ähnlich beantwortet. Die Inhalte lassen sich in 7 Blöcke aufteilen. Diese Blöcke werden nicht immer alle verwandt und sind in den Inhalten teilweise unterschiedlich. Trotzdem ist hier eine sinnvolle Zusammenführung möglich.

In Block 1 werden die wichtigsten Daten über den zu Visitierenden erfasst. Dieser Block wird in dieser Arbeit „Stammdaten zur Pflegevisite" genannt. Dazu gehören u.a. Name, Geburtsdatum und Pflegestufe sowie Datum und Zeit der Durchführung. Diese Daten werden häufig als Deckblatt zusätzlich zum eigentlichen Protokoll geführt. Die Einrichtungen, welche die Pflegevisite in ihr EDV-System integriert haben, müssen diese Daten nicht alle extra notieren. Sie werden vom System meistens automatisch erstellt. Die Stammdaten zur Pflegevisite sind in jedem Protokoll zu finden und werden aus diesem Grund in den folgenden beiden Darstellungen nicht berücksichtigt.

Die nächsten 6 inhaltlich zusammengefassten Blöcke, die meist als Inhalte für Checklisten genutzt werden, sind in der folgenden Tabelle mit ihren Häufigkeiten bei der Nutzung zu erkennen. Es sind die Dokumentationsüberprüfung, die Zufriedenheitsbefragung, die Zufriedenheitsbeobachtung bei nicht auskunftsfähigen Bewohnern, die körperliche Visite, die Umgebungsvisite sowie die Überprüfung der direkten Pflege. Diese Blöcke sind in den meisten Pflegevisiten enthalten. Es gibt jedoch Einrichtungen, die z. B. nur eine Dokumentationsvisite durchführen, wenn der Anlass eine Höherstufung in der Pflegestufe ist oder andere einzelne Module verwenden.

Bei den Beobachtungen waren die Inhalte der Pflegevisitenprotokolle ähnlich wie in der Befragung. Die dort gebildeten Themenblöcke finden sich hier wieder. Alle 6 Visiten beinhalteten eine körperliche Visite, eine Umgebungsvisite und eine Bewohnerbeobachtung. Die Bewohnerbefragung war in zwei Fällen auf Grund des gesundheitlichen Zustandes der Bewohner nicht möglich, wurde aber in den anderen vier Fällen durchgeführt. Eine Zufriedenheitsbeobachtung fand nicht explizit statt. Während der körperlichen Visiten bei zwei nicht auskunftsfähigen Bewohnern wurde auch der Gesichtsausdruck beobachtet und versucht, daraus Schlüsse über das Wohlbefinden zu ziehen. Es wurde jedoch nicht notiert. Die Dokumentationskontrolle wurde bei vier Bewohnern im Rahmen der Visite durchgeführt, bei zwei Bewohnern als extra Modul außerhalb der Beobachtung.

Die Dokumentationskontrolle ist Teil jeder Visite. Die körperliche Visite wird bei vier Beobachtungen genutzt. Umgebungsvisiten und Zufriedenheitsbefragungen werden bis auf jeweils 5 befragte Häuser immer durchgeführt. Eine Alternative zur Zufriedenheitsbefragung ist die Zufriedenheitsbeobachtung bei nicht auskunftsfähigen Menschen. Sie wird noch nicht so häufig (bei 35 Befragten wird sie nicht eingesetzt) genutzt. Da in der Prüfanleitung eine Frage des MDK zum Wohlbefinden des Bewohners gestellt wird, ist anzunehmen, dass sich dieser Teil ausbreiten wird und vermehrt in die Visiten einfließt.

Die Überprüfung der direkten Pflegetätigkeit der Mitarbeiter ist nicht immer Teil der Visite (16 Befragte nutzen sie nicht). Auch bei den Beobachtungen wurden sie nicht durchgeführt. Sie wird häufig extra getätigt und gilt dabei eher als Instrument zur Personalentwicklung.

In der folgenden Tabelle ist detailliert dargestellt, welche Inhalte in den sechs Blöcken subsummiert werden und wie die Inhalte konkret über die sechs Blöcke verteilt sind. So wird bei der körperlichen Visite bei 107 von 123 Befragten der Hautzustand kontrolliert, ebenso häufig werden Haar- und Nagelzustand und der Zustand der Ernährungssituation beurteilt. Die Ausscheidung spielt nur bei 68 Befragten eine Rolle.

Bei der Dokumentationskontrolle, also bei dem Themenblock, den alle nutzen, sind die Inhalte, die bei der Befragung vorgeschlagen wurden, bis auf den letzten Punkt überwiegend Inhalte der Pflegevisite. Von 123 Befragten haben 109 bis 121 dies bejaht. An erster Stelle stehen hier die Prophylaxen, die Problem- und Ressourcenerhebung, die Nachweise der Leistungen und die Risikobereiche. Nur die Widerspiegelung einer Pflegetheorie (39) wird selten abgefragt. Dies mag den Grund haben, dass die meisten Dokumentationssysteme nach den Theorien aufgebaut sind und dieser Punkt nicht mehr hinterfragt werden muss.

Bemerkenswert ist, auch in Bezug zum Ergebnis dieser Arbeit, der Ansatz, dass die Anamnese kontrolliert wird. Es ist vorstellbar, dass hier nach der reinen Existenz der Anamnese und nicht nach der Aktualität gefragt wird. Die Anamnese wird überwiegend zur Ersterhebung der Daten verwandt und nach Erstellung der Pflegeplanung kaum noch genutzt und nicht mehr aktualisiert. Das zeigen auch die Beobachtungen. Es gibt jedoch EDV-Programme (z. B. TOM der Firma Hinz), die die Anamnese automatisch bei Evaluierungen aktualisieren.

Im Themenblock der Zufriedenheitsbefragung wird überwiegend ein Gespräch mit den Bewohnern selber durchgeführt. Bei 53 Befragten sind die Bezugspersonen dabei anwesend. In den seltensten Fällen (3) wird das Gespräch nur mit Bezugspersonen durchgeführt. Dies kann z. B. in einem Dementen-, oder Wachkomabereich bei nicht auskunftsfähigen Bewohnern eine Alternative sein, um überhaupt Ergebnisse zu erhalten.

Bei dem Themenblock Zufriedenheitsbeobachtung wurden Instrumente vorgeschlagen, die im Bereich der Schmerzerhebung angewandt werden, oder Instrumente, die selbst entwickelt wurden. 67 nutzen Instrumente zur Schmerzerhebung, da es in diesem Bereich bis jetzt nicht viele Alternativen zur Erhebung der Zufriedenheit mit wissenschaftlichem Hintergrund gibt. Drei Einrichtungen haben sich für das Assessment des DCM (Dementia Care Mapping) entschieden und 27 haben etwas Eigenes entworfen, um die Zufriedenheit einschätzen zu können. Das zeigt, dass sich schon viele in diesem Bereich Gedanken gemacht haben, mit dem Angebot nicht zufrieden waren und hier ein Forschungsbedarf vorhanden ist.

Die Umgebungsvisite, die in den Heimen sehr verbreitet ist, wird hauptsächlich in den Bereichen Hilfsmittelüberprüfung, persönliche Raumgestaltung und Hygiene durchgeführt. Beleuchtung und Renovierungsbedarf werden nicht so häufig überprüft. Diese beiden letzten Bereiche können nicht unmittelbar von Pflegenden beeinflusst werden und werden evtl. bei anderen Arten von Begehungen festgehalten.

Der letzte Block beinhaltet die Überprüfung der direkten Pflege der Mitarbeiter. Hier werden am häufigsten Grund- und Behandlungspflege, Hygiene beim Arbeiten und der Umgangston überprüft. In der Häufigkeit folgen die Pflegehandlungen und der Abgleich derselben mit der Pflegeplanung. Gesundheitsschonende Arbeitsweise und das wirtschaftliche Handeln sind nur bei der Hälfte der Befragten Inhalt der Visite. Es wird hier deutlich, dass der Blick der durchführenden Leitungskräfte bewohnerbezogen ist. Die Gesundheit der Mitarbeiter und sein wirtschaftliches Handeln rücken eher in den Hintergrund. Die Details der inhaltlichen Auswertung sind in folgender Tabelle 35 zu finden.

ÜBERSICHT ÜBER DIE INHALTE VON PFLEGEVISITEN UND DEREN VERTEILUNG

Inhalte der Pflegevisiten / Häufigkeit (xx) und Details	Dokumentationsüberprüfung (in Klammern die Häufigkeit der überprüften Bereiche)	Zufriedenheitsbefragung	Zufriedenheitsbeobachtung	Körperliche Visite	Umgebungsvisite	Überprüfung der direkten Pflege
	(121) Berücksichtigung der notwendigen Prophylaxen	(112) Von Bewohnern	(27) Mit eigenem Instrument	(107) Hautzustand	(109) Hilfsmittel/Funktion	(107) Grundpflege
	(119) Problem- und Ressourcenerhebung,	(53) Von Bewohnern mit Bezugsperson	(26) Mit ECPA	(103) Haar-/Nagelzustand	(107) Persönliche Raumgestaltung	(94) Behandlungspflege
	(118) Nachweise der Durchführung der Maßnahmen	(3) Nur von Bezugspersonen	(19) Mit BISAD	(103) Ernährungszustand	(104) Hygiene	(93) Hygiene
	(117) Bewertung der Risikobereiche		(22) Mit BesD	(95) Mobilisation	(89) Pflegeutensilien	(90) Umgangston
	(116) Maßnahmen		(8) Mit Sonstigem z. B. DCM (3), Careplan (1)	(93) Mundhöhle, Gebisszustand	(78) Sicherheitsvorrichtungen	(77) Handlungen der Pflegenden
	(115) Vollständigkeit der persönlichen Daten			(91) Befinden	(64) Beleuchtung	(76) Einheitliche Pflege nach Planung
	(115) Ziele			(87) Bekleidung/Schuhe	(64) Sauberkeit und Renovierungsbedarf	(67) Gesundheitsschonende Arbeitsweise
	(113) Anamnese			(81) Psychischer Eindruck		(64) Wirtschaftlichkeit
	(112) Aktualität			(68) Ausscheidung		
	(110) Schreiben der Berichte					
	(109) Durchführung der Evaluation					
	(39) Wiederspiegelung einer Pflegetheorie					

Tab. 35: Übersicht über die Inhalte von Pflegevisiten und deren Verteilung

5.2.5

BEEINFLUSSUNG DES PFLEGEPROZESSES DURCH PFLEGEVISITEN

Zu jedem der in der Tabelle 35 genannten Themenblöcke wurde der Einfluss auf den Pflegeprozess abgefragt. Es muss bei der Tabelle beachtet werden, dass je größer die Zahlen sind, umso weniger Einfluss angenommen wird.

Themenblöcke	Zufrieden-heitsbefra-gung	Zufrieden-heitsbe-obachtung	Körper-liche Visite	Umge-bungs-visite	Überprüfung direkter Pflege	Summe
Anamnese	63	57	67	85	67	393
Problem-/Ressourcen-erhebung	30	21	15	40	23	129
Ziele festlegen	18	14	16	41	24	113
Maßnahmen festlegen	15	7	8	7	12	49
Maßnahmen durchführen	26	14	12	29	9	90
Evaluation	41	27	31	59	35	193

Tab. 36: Einschätzung der Befragten über den fehlenden Einfluss der Themenbereiche der Pflegevisite auf den Pflegeprozess

Die Tabelle zeigt, dass die Anamnese nach Angabe der Befragten sehr wenig von der Pflegevisite gesteuert wird, da sie die höchsten Werte hat (393). Die hohen Werte ziehen sich durch alle Themenblöcke der Pflegevisite durch. Die Anamnese wird häufig nur einmal erhoben und dann nach Erstellung der ersten Pflegeplanung nicht mehr verwandt.

Der Prozessteil der Evaluation wird etwas mehr (193), aber auch noch sehr wenig beeinflusst.

Der Block der Umgebungsvisite während der Evaluation hat hier den höchsten Wert und damit am wenigsten Einfluss auf die Evaluation. Die Zufriedenheitsbeobachtung gibt da evtl. mehr Anstöße, den Prozess zu evaluieren.

Eindeutiger sind die Ergebnisse bei der Problem- und Ressourcenerhebung (129). Sie werden schon mehr durch die Pflegevisite gesteuert. Die Befragten meinten, dass dies vor allem durch die körperliche Visite geschieht, bei der evtl. neue Probleme erkannt werden.

Das Festlegen der Ziele wird ebenfalls von der Pflegevisite beeinflusst (113). Am stärksten geschieht dies nach Meinung der Befragten bei der Zufriedenheitsbeobachtung, der körperlichen Visite und der Zufriedenheitsbefragung. Dies Ergebnis lässt sich nachvollziehen, da Ziele zusammen mit dem Befragten bei der körperlichen Untersuchung und der Befragung neu festgelegt werden können. Bei der Beobachtung werden sie nur von den Visitierenden neu festgelegt. Die Umgebungsvisite hat verständlicherweise nicht so viele Steuerungsmöglichkeiten bei den Zielen. Die Ergebnisse der Umgebungsvisite steuern eher die Maßnahmen.

Die größten Effekte der Pflegevisite auf den Pflegeprozess liegen in den Themenblöcken Maßnahmen durchführen (90) und Maßnahmen festlegen (49). Oft werden direkt bei den Visiten schon Maßnahmen geplant oder sofort durchgeführt. Betrachtet man die Blöcke der Pflegevisiteninhalte, so wird deutlich, dass bei der Festlegung der Maßnahmen die geringsten Werte in allen Bereichen liegen. Es sind also alle Blöcke, die die Maßnahmenfestlegung steuern. Die Durchführung der Maßnahmen wird hauptsächlich bei der Überprüfung der direkten Pflege gesteuert. Die Mitarbeiter bekommen in diesen Überprüfungen ein sofortiges Feedback über Ihre Leistungen. Die Überprüfung der Durchführung der Maßnahmen ist hier Schwerpunkt. Auch die körperliche Visite kann sofortigen Handlungsbedarf aufzeigen. Der Wert zeigt den großen Einfluss an.

Insgesamt waren im Durchschnitt 33 Befragte von 123 der Meinung, dass alle 6 Bereiche der Pflegevisite den Pflegeprozess in allen Teilen steuern können. Diese Ergebnisse sind nicht in die Übersicht aufgenommen worden. Sie sollen hier aber erwähnt werden, da es bei einer Befragung auch auf die Konzentration und auf die Willigkeit des Antwortenden ankommt. So ist es aufwändiger, für jeden Unterpunkt neu zu überlegen, was passen könnte, als zu schreiben, dass alles passt, wenn man der Meinung ist, dass die Pflegevisite den ganzen Pflegeprozess steuert. Für diese Arbeit waren aber auch die feinen Nuancen in der differenzierten Betrachtung der einzelnen Themenblöcke und der Prozesselemente des Pflegeprozesses von Wichtigkeit.

5.2.6

WEITERE NUTZUNG DER ERGEBNISSE VON PFLEGEVISITEN

AUSWERTUNG UND BEWERTUNG DER PFLEGEVISITENERGEBNISSE, EINLEITUNG VON MASSNAHMEN

Der letzte Prozessteil einer Pflegevisite ist die Auswertung bzw. die Bewertung. Die Zusammenfassung der Befragungsergebnisse und die der Beobachtung erfolgen auf Grund der Unterschiedlichkeit der Daten separat.

BEFRAGUNGSERGEBNISSE

Alle befragten Einrichtungen sowie die Akteure bei den beobachteten Visiten führen eine direkte bewohnerbezogene Auswertung durch, aber nicht jeder bewertet die Ergebnisse. Das Hauptaugenmerk liegt bei der Auswertung auf der Aktualisierung (103) und Anpassung des Pflegeprozesses durch die Notierung der Defizite (94) und die Diskussion über die Verbesserungspotentiale (79). Nur weniger als die Hälfte der Einrichtungen diskutiert die Ergebnisse jedoch multidisziplinär (50). Die multiprofessionelle Diskussion ist von der eigentlichen Problemlösung statistisch unabhängig.

In der Befragung wird deutlich gemacht, dass die eingeleiteten Maßnahmen nachweislich überprüft werden. Das sagen von 123 Befragten 106. Dieser Teil der Antworten zeigt den Einfluss der Pflegevisite auf den Pflegeprozess. Sie hat über die Auswertung hinaus noch eine andere Funktion: Einige (78) notieren auch gute Pflege und loben so die Tätigkeiten der Pflegenden. Die Pflegevisite zeigt hier ihr mögliche Wirkung auf die Motivation der Pflegekräfte.

Neben der allgemeinen Abfrage der Auswertung und seiner Formen wird durch die nächste Frage mehr ins Detail der Bereiche, in denen etwas durch die Pflegevisite verändert wird, hineingegangen. Die durch die Pflegevisite extrahierten einzuleitenden Maßnahmen werden abgefragt. Sie liegen hauptsächlich in den Bereichen der Pflegeplanung (119 von 123), den Risikobereichen (69) und den Prophylaxen (70). Veränderungen im Bereich der Ernährung (38) und in der Behandlungspflege (35) werden durch die Pflegevisite getätigt. Auch andere Berufsgruppen wie Ärzte, Beschäftigungs- und Wäschereipersonal bestimmen die einzuleitenden Maßnahmen. Sehr selten sind Probleme mit Pflegenden oder anderen Bewohnern Themenbereiche für einzuleitende Maßnahmen (siehe Abbildung 15).

Mit den Haupteinflüssen auf die Pflegeplanung, Prophylaxen und Risikobereiche zeigt sich wieder der Steuerungseffekt der Pflegevisite auf den Pflegeprozess. Die anderen

Bereiche, die nicht direkt mit dem Pflegeprozess im Zusammenhang stehen, weisen darauf hin, dass der Einflussbereich der Pflegevisite über den Pflegeprozess hinausgeht.

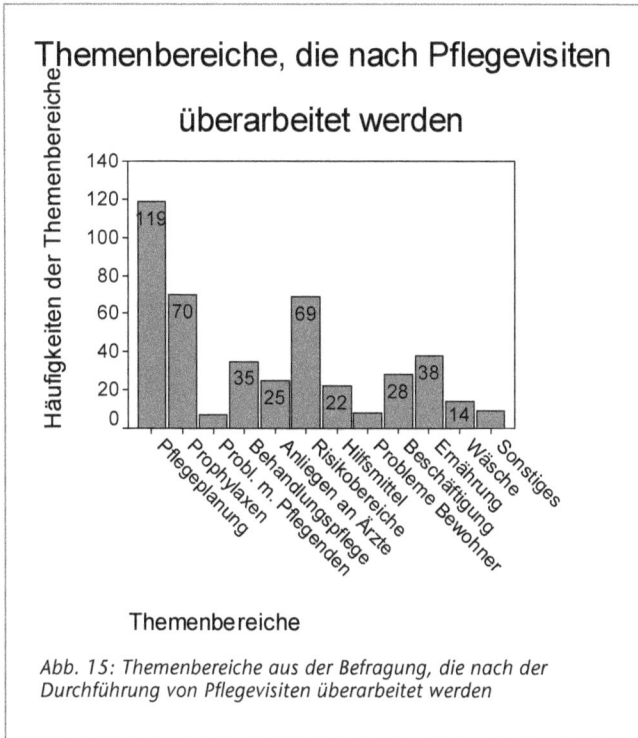

Themenbereiche, die nach Pflegevisiten überarbeitet werden

Abb. 15: Themenbereiche aus der Befragung, die nach der Durchführung von Pflegevisiten überarbeitet werden

BEOBACHTUNGSERGEBNISSE ZUM THEMA STEUERUNG

Auch in den Beobachtungen konnte Steuerung erlebt werden. In der folgenden Tabelle sind die während der Visiten beobachteten Steuerungselemente erfasst. Die Gesamtzahlen und die einzelnen gesteuerten Bereiche werden aufgeführt. Es wird deutlich, dass die Steuerung weit über den eigentlichen Pflegeprozess hinausgeht.

GESTEUERTE THEMENBEREICHE UND IHRE ANZAHL WÄHREND DER BEOBACHTUNGEN
(OHNE DOKUMENTATION)

Bereiche und Häufigkeiten, in denen eine Steuerung stattfand:	Einrichtung A	Einrichtung B	Einrichtung C
- Hygiene, Ordnung	1	1	6
- Informationen an Arzt, Haustechnik, Sanitätshaus	4	4	2
- Information an Diätassistentin/ Küche/Beschäftigung	3	1	0
- Information an Reinigung, Wäscherei	2	0	0
- Schulung von Pflegekräften	0	2	2
- Beratung	2	1	0
- Sicherheit	0	1	2
Gesteuerte Elemente: gesamt	12	10	12
Je Visite	7/5	0/10	5/7

Tab. 37: Bereiche der Steuerung und deren Häufigkeiten während der Beobachtungen (ohne Dokumentation)

Die Schwerpunktthemen, die eine Steuerung erforderlich machten, lauten (nach Häufigkeit sortiert): die Hygiene und Ordnung (8), Informationen an den behandelnden Arzt, das Sanitätshaus oder die Haustechnik (10), Schulungsbedarf von Pflegekräften durch Fachwissenmangel) (4), Informationen an die Küche und Beschäftigung (4), sicherheitsrelevante Themen (3) und Beratungsbedarf der Bewohner (3) sowie der Wäscherei und der Reinigung (2).

Die Steuerung erfolgte durch Fragen der Visitierenden an die Bewohner zur Zufriedenheit in allen Einrichtungen sowie durch Beobachtung und Handlung zur Beurteilung des pflegerischen und gesundheitlichen Zustandes des Bewohners. Sie wurden in allen Einrichtungen unterschiedlich intensiv durchgeführt. Eine weitere direkte Steuerung durch die Visitierende erfolgt durch Beobachtungen und Handlungen zur Beurteilung der Umgebung des Bewohners. Sie wurden bei allen durchgeführt wie z. B. die Untersuchung eines Rollstuhls.

Eine besondere Art der Steuerung durch den Bewohner fand durch Beschwerden und Lob statt. Sie wurden bei fast allen Visiten geäußert. Informationen über veränderte Gesundheitszustände traten vor allem bei der Visite auf, bei der die Planung und Durchführung auf palliative Pflege umgestellt werden sollte. Der Bewohner konnte diese Veränderungen gut darstellen. Eine mögliche Steuerung durch das Erzählen von pflegerelevanten lebensgeschichtlichen Details war eher nebensächlich. Sie traten nur in 2 Fällen auf und trugen nur zur Information bei, aber nicht zur direkten Steuerung. Beziehungsgespräche kamen auf Grund der sehr festgelegten langen Checklisten und der zeitlichen Ressourcen nicht zustande.

Eine Steuerung als Folge der Pflegevisiten erfolgte durch die Inaugenscheinnahme des Gesundheitszustandes und die Rückschlüsse sowie Maßnahmen, die daraus abgeleitet wurden. Sie war durch die Pflegedienstleitung in zwei Fällen zu erkennen. Sie erfolgte in der Nutzung der Pflegevisite als Instrument zur Personalentwicklung, ohne jedoch bei der Visite die direkte Pflege zu überprüfen. Schulungsbedarf wurde in zwei Fällen erkannt, und in einem wurde eine individuelle Schulung nachweislich durchgeführt. Erkennbar war nach einigen Visiten der Effekt der Pflegevisite bei der Mitarbeitermotivation. Das Interesse an den Ergebnissen nach der Visite war deutlich zu erkennen. Es wurde direkt nach den Visiten, teilweise noch auf dem Flur, positive und/oder negative Kritik eingefordert. Eine weitere mögliche Steuerung durch die Pflegedienstleitung z. B. im Abgleichen der gesetzlichen/hausinternen Anforderungen mit der geleisteten Arbeit, war nicht zu erkennen. Es fand keine Kontrolle der Leistungen der Mitarbeiter bei den beobachteten Visiten statt. Auch die Pflegestufen wurden nicht überprüft oder verändert. Dies wird hier erwähnt, da sie als Ziele für Pflegevisiten angegeben wurden.

Nach der Durchführung einer Pflegevisite hat sich auf Grund der besonderen Pflegesituation des Bewohners eine grundlegende Änderung des Pflegeverständnisses ergeben. Die „kurative" Pflege musste in eine „palliative" Pflege umgestellt werden. In einer darauf sofort anschließenden Fallbesprechung wurden grundlegende Änderungen im Pflegeprozess festgelegt z. B. vom wöchentlichen Wiegen auf alle 4 Wochen oder bei Bedarf und von festgelegter hochkalorischer Zusatzkost auf Zusatzkost nach Wunsch. Alle anwesenden Mitarbeiter haben aktiv ihre Erfahrungen und ihr Wissen in die Diskussion eingebracht (z. B. eine Palliativ-Care-Fachkraft). Die Entscheidungen für den weiteren Umgang mit der Pflegeplanung und dem Bewohner konnte so vom ganzen Team getragen und weitergegeben werden.

In einer anderen Einrichtung gab es diverse Beschwerden zum Thema der Qualität der Speisenversorgung. Während der Visiten wurde nur darauf hingewiesen, dass das Thema bei der Leitung bekannt sei. Im Anschluss an die Visiten wurde eine hausübergreifende Sitzung aller Pflegenden durchgeführt, um diese Beschwerden zu sammeln und zu sortieren. Dieser Prozess ist noch nicht abgeschlossen, da nun trägerintern gehandelt werden muss. Es soll ein neuer Speisenversorger gefunden werden.

Die Visitierenden steuerten den Pflegeprozess, indem sie durch das erlernte Fachwissen Fehler in der Therapie entdeckten. In zwei Fällen entsprachen die genutzten Pflegemittel nicht dem aktuellen Stand der Wissenschaft. Die Nutzung wurde sofort verändert. Eine Weitergabe von Informationen Externer trat bei den Visiten nicht auf.

Eine weitere Steuerung durch die Beobachtung eines veränderten Gesundheits-/Pflegezustandes von Bewohnern traten bei zwei Bewohnern auf, die nicht sprechen konnten.

Nicht alle diese Themen sind mit dem Pflegeprozess direkt in Zusammenhang zu bringen. Dazu werden der Schulungsbedarf und sicherheitsrelevante Themen gezählt.

Auch die Informationen an die Haustechnik (z. B. eine klemmende Tür) und an die Reinigung (z. B. ein verschmutzter Balkon) sind nicht in unmittelbarem Zusammenhang mit dem Pflegeprozess zu sehen. Im Folgenden werden die Steuerungsbereiche aufgezeigt, die überwiegend mit dem Pflegeprozess in Zusammenhang stehen. Die folgende Tabelle konzentriert sich auf den großen Bereich der Dokumentation, in dem am häufigsten Steuerungsbedarf deutlich wurde, wenn die Dokumentationskontrolle Teil der Beobachtung war.

GESTEUERTE THEMENBEREICHE UND IHRE ANZAHL WÄHREND DER BEOBACHTUNGEN
AUS DER DOKUMENTATION

Steuerungsbereich/ Häufigkeit	Häufigkeit der Steuerung in Einrichtung A	Häufigkeit der Steuerung in Einrichtung B	Häufigkeit der Steuerung in Einrichtung C
• Risikobereiche	Entfällt, da die Dokumentations-visite in anderem Rahmen einmal jährlich vorher durchgeführt wurde.	2	2
• Berichte		2	1
• Stammdaten/Hilfsmittel		2	2
• Behandlungspflege		2	1
• Grundpflege		1	2
• Ziele		2	2
• Aktualität der Planung		2	1
• Biografie		0	2
• Anamnese		0	2
• Vitalzeichen		1	1
• Nachweise		1	2
• Betreuung		1	2
• Allgemeine Ordnung in der Dokumentationsmappe		0	1
• Prophylaxen		2	1
• Wunddokumentation		1	1
Gesamtzahl der gesteuerten Bereiche in der Dokumentation	0	19	23
Gesamtzahl aller gesteuerten Bereiche (incl. Ergebnisse aus Tabelle 37)	12	29	35
Gesamtzahl der Steuerungen je Visite	7/5	8/21	16/19

Tab. 38: Übersicht über die Steuerungselemente in den Beobachtungen (2 durchgeführte pro Einrichtung)

Im Durchschnitt wurden bei den sechs beobachteten Visiten 12,7 Elemente gesteuert. Die Spannbreite lag bei 5 bis 21 Elementen. In den Visiten, die die Dokumentation als Bestandteil hatten, war dieses Thema mit den meisten Steuerungshandlungen besetzt.

Auf Grund der kleinen Anzahl an Beobachtungen ist es nicht sinnvoll, eine Häufigkeitsstaffelung durchzuführen oder mit Prozentangaben zu arbeiten. Es kann nur gezeigt werden, was gesteuert wurde.

Die Risikobereiche, die Stammdaten und die Formulierung von Zielen sind bei allen Dokumentationen in den Beobachtungen als verbesserungswürdig erkannt worden. In Einrichtung B wurde insgesamt bei der Dokumentation weniger Steuerungsbedarf erkannt. Weitere Ergebnisse siehe oben.

Bei der Betrachtung der Ergebnisse ist zu berücksichtigen, dass in den unterschiedlichen Protokollen auch unterschiedliche Schwerpunkte bei den Abfragen gelegt wurden. Sie sind nicht vergleichbar. So überprüft z. B. eine Einrichtung die regelmäßige Fortführung der Biografie, und die andere erhebt sie einmalig und führt sie nicht fort. Eine Einrichtung evaluiert die Pflegeplanung monatlich, die andere alle 3 Monate.

Bewertungssysteme in den Befragungen und bei den Beobachtungen

Die Befragung hat ergeben, dass als Hilfen für die Auswertungen laut Befragungsergebnis hauptsächlich textliche Anmerkungen genutzt werden. In etwas weniger als der Hälfte der Ergebnisse werden Kriterien festgelegt, die eine Ja/Nein-Bewertung möglich machen. 15 Einrichtungen nutzen ähnlich wie der MDK bei seinen Prüfungen ein „erfüllt/nicht erfüllt-System" (MDS, 2009). Nur 10 Einrichtungen nutzen ein Punktesystem und 14 haben sich das Zensurensystem als Bewertungshilfe ausgesucht.

Bei den Beobachtungen wurde bei 4 Visiten zur Bewertung ein Zensurensystem genutzt. Zwei Visiten wurden mit ja/nein, einer Erforderniserfüllung oder -nichterfüllung gearbeitet.

Das Nutzen von Bewertungssystemen, die auch eine genauere Auswertung als Metaauswertung ermöglichen, ist noch nicht lange und nicht bei jedem üblich. 24 von 123 benutzen erst ein Punkt- oder Zensurensystem. Nicht nachvollziehbar ist es, ob die Häuser, die mit einem ja/nein oder erfüllt/nicht erfüllt System arbeiten, auch diese evtl. zusammenzählen und auswerten. Die Möglichkeit wäre gegeben. Summiert man diese vier Gruppen, sind 89 Einrichtungen der 123 teilgenommenen in der Lage, Bewertungen durchzuführen.

Weitere Folgen der beobachteten Visiten

Nach den Bewohnerbesuchen wurde in zwei Fällen direkt im Anschluss der Kontakt zu den Pflegekräften des Wohnbereiches gesucht. In zwei Fällen suchten die Pflegekräfte die Visitierenden auf und wollten die Ergebnisse wissen. Davon wurde ein Fall

Bewertungssysteme

Punktsystem

keine Bewertung

Bei zwei Visiten der
Beobachtungen

10 10

Zensurensystem

14

Bei vier Visiten der
Beobachtungen

ja/nein

50

69

15

textlich

erfüllt/nicht erfüllt

Abb. 16: Übersicht über die Bewertungssysteme von Pflegevisiten bei den Befragungen und Beobachtungen

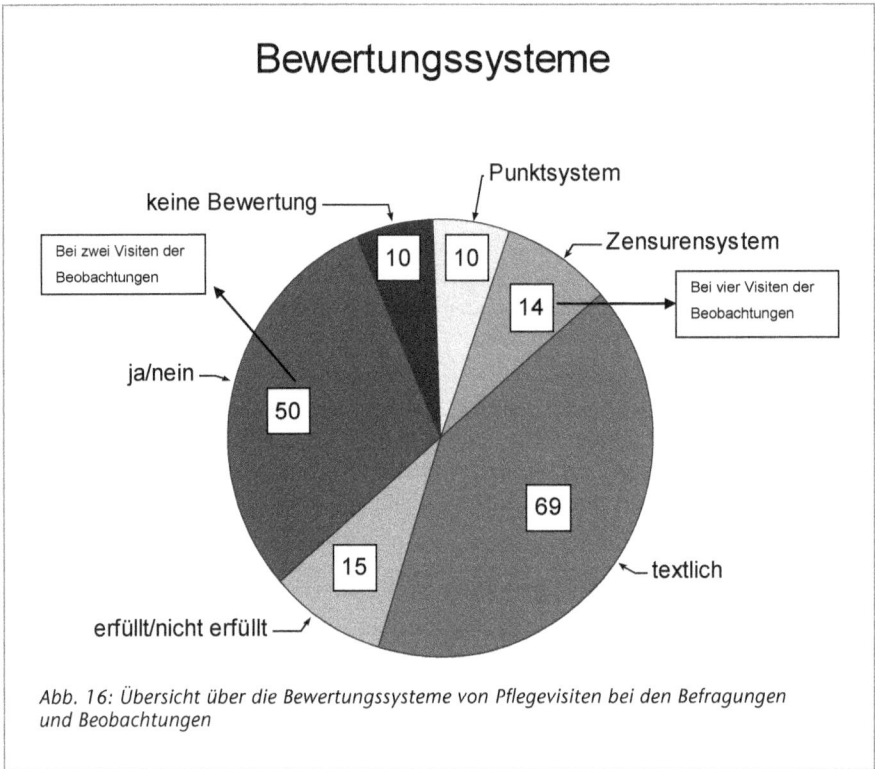

weitergehend in einer spontanen Fallbesprechung diskutiert. In zwei Fällen wurde die Nacharbeit aus Zeitmangel auf den nächsten Tag verlegt.

Aus der Einrichtung B wurde per E-Mail detailliert geantwortet, wie der Prozess nach der Visite weiter verfolgt wurde. Aus der ersten Pflegevisite (PS 1) ergab sich eine Gesamtpunktzahl von 131. Der Bereich von 121-135 Punkten wird mit einer Note 2 bewertet. Die zweite Visite (PS 2) ergab eine Punktzahl von 135 und damit ebenfalls die Note 2. Am 15.9.11 wurden die Maßnahmenpläne zur Information an die Pflegedienstleitung weitergeleitet. Sie notierte die Ergebnisse in einer Statistik und leitete die Protokolle am 16.9.11 an die Bezugspflegekräfte über die Wohnbereichsleitung weiter. Für die Anpassung der Pflegeplanung wurde ein Zeitraum von 14 Tagen zur Bearbeitung gegeben. Alle anderen Maßnahmen mussten sofort erledigt werden. Die so abgearbeiteten Maßnahmenpläne wurden zur PDL zurückgegeben, die die Information an den Qualitätsbeauftragten zur Kontrolle weitergab. Nach der Kontrolle der durchgeführten Maßnahmen wurde die Statistik im Bearbeitungsstatus aktualisiert. Die Visiten waren damit abgeschlossen. Inhaltlich ergaben sich folgende Ergebnisse:

Pflegevisite 1

Es war aus der Dokumentation nicht eindeutig ersichtlich, ob der Bewohner Leistungsanspruch nach § 87b SGB XI hatte oder nicht. Dieser Leistungsanspruch hat Einfluss auf die Betreuungsleistungen und damit auf die Dokumentation. Nach Recherche wurde festgestellt, dass kein Anspruch bestand. Ansonsten wurden alle Maßnahmen aus den oben genannten Bereichen durchgeführt. Eine nachweisliche Beratung der Mitarbeiter im Umgang mit Steckbecken zur Vermeidung von Fissuren wurde durchgeführt sowie eine Bereitstellung der Notrufklingel durch die Wohnbereichsleitung für die Momente, die der Bewohner außerhalb des Bettes verbringt.

Pflegevisite 2

Eine Beratung zur Dekubitusgefahr wurde nachweislich durchgeführt und das unterschriebene Protokoll zu den Akten genommen. Ansonsten wurden auch hier alle vorgeschlagenen Maßnahmen aus den oben genannten Bereichen, die bei der Fallbesprechung konkretisiert wurden, ausgeführt. Das Trink- und das Ernährungsprotokoll wurde gemäß dem Ansatz der palliativen Pflege abgesetzt. Die Prophylaxen wurden nach Wunsch des Bewohners durchgeführt. Der Allgemeinzustand und das Wohlbefinden des als palliativ eingestuften Bewohners hatten sich gebessert.

Aus den anderen Einrichtungen kamen bis zum 1.10.2011 keine Rückmeldungen. Es wurde erneut der Kontakt per E-Mail gesucht.

Die Einrichtung C hat sich auch nach zweimaliger Nachfrage per E-Mail nicht mehr gemeldet. Ein Anruf bei der stellvertretenden PDL ergab, dass alles Angestoßene abgearbeitet und die Visite als erfolgreich abgeschlossen sei. Details wurden nicht genannt. Die PDL hatte das Unternehmen kurzfristig verlassen.

Aus der Einrichtung A kam acht Wochen später noch eine detaillierte Rückmeldung per E-Mail. Direkt im Anschluss an die Visiten wurden Rückmeldungen an die anwesenden Wohnbereichsleitungen gegeben. Die Qualitätsbeauftragte hat dann nach einem unbekannten Zeitraum die vorgeschlagenen Verbesserungsmaßnahmen nachkontrolliert. Inhaltlich ergaben sich folgende Ergebnisse:

Pflegevisite 3

Es wurde berichtet, dass als Folge der Visite 1 der Rollator gesäubert und die nicht genutzte Waschschüssel aus dem Bad entfernt worden sei. Das seit längerer Zeit vermisste Nachthemd sei nach ausführlicher Suche im Wäscheschrank gefunden worden. Zum Thema Unzufriedenheit mit der Speisenversorgung sei eine wohnbereichsübergreifende Sitzung durch die Einrichtungsleitung abgehalten worden, in der eine Sammlung der Kritikpunkte stattfand. Es sei ein akuter Handlungsbedarf deutlich geworden. Die Einrichtungsleitung wird mit dem Träger einen neuen Versorger suchen.

Pflegevisite 4

Die während der zweiten Visite aufgedeckten notwendigen Steuerungsbereiche wurden ebenfalls erfolgreich abgearbeitet. Zwei Arzttermine wurden durchgeführt (Augen- und HNO-Arzt) und die gewünschten Haferflocken wurden nun regelmäßig zum Frühstück serviert. Das Thema Essenversorgung wurde auch hier benannt und bearbeitet. Die individuellen Beschwerden wurden in oben genannter Sitzung thematisiert. Im Folgenden werden die dargestellten Fakten tabellarisch dargestellt.

ÜBERSICHT ÜBER DIE AUSWERTUNG, RÜCKMELDUNG UND WEITERE FOLGEN DER BEOBACHTUNGEN

Einrichtung/Thema	A	B	C
Auswertung	Sofort anschließend mit WBL, Sitzung mit Einrichtungsleitung bezüglich Umstellung der Speiseversorgung, Nachkontrolle durch QB	Maßnahmenplan folgte später, spontane Fallbesprechung, Nachkontrolle durch PDL und QB	Maßnahmenplan folgte später, Nachkontrolle durch PDL laut telefonischer Auskunft
Rückmeldung über umgesetzte Maßnahmen	Ausführliche Rückmeldung am 19. Oktober 2011 durch die Visitierende	Ausführliche Rückmeldung am 30.9.2011: Ergebnisse in Zensuren: zweimal die Note 2. Sonstiges siehe unten	Nachfrage 1 Woche nach der Visite und am 26. August 2011 per E-Mail ohne Reaktion. Anruf Anfang Oktober ergab abschließende Informationen.
Weitere Folgen	Maßnahmen während der Visiten	Maßnahmen nur bei einer Visite	Maßnahmen während der Visiten

Tab. 39: Übersicht über die Methoden der Auswertung der Ergebnisse in den Beobachtungen

Die oben genannten Abläufe zeigen, wie mit den Pflegevisitenergebnissen umgegangen wurde. Die überwiegenden geplanten Maßnahmen wurden erfolgreich umgesetzt. Der Zeitraum, in dem dies geschah, war je nach Engagement und Thema unterschiedlich. Besonders hervorzuheben sind die Fallbesprechung und die Sitzung zur Speisenversorgung. Sie zeigen das besondere Engagement der Einrichtungen.

METAAUSWERTUNGEN IN DER BEFRAGUNG UND BEI DEN BEOBACHTUNGEN

Der letzte Teil des Fragebogens beschäftigt sich mit der weiteren Nutzung der Visiten-ergebnisse nach deren Abschluss. Die Einrichtungen gehen damit sehr unterschiedlich um. 35 befragte Einrichtungen führen keine bewohnerübergreifende Metaauswertung durch und nutzen die Ergebnisse nicht weiter. Die Größe des Hauses hat bei diesem Ergebnis keinen Einfluss auf die Durchführung der Metaauswertungen.

Bei den Beobachtungen sahen die Ergebnisse ähnlich aus. Bei zwei Visiten wurde regelmäßig in der Einrichtung eine Metaauswertung durchgeführt und bei zweien nicht. Bei den letzten Zwei wurde früher durch ein ZQM regelmäßig eine Auswertung durchgeführt. Aus Gründen einer Umstrukturierung gibt es diesen Service nicht mehr. Das wurde von der PDL als Nachteil angesehen. In der folgenden Übersicht sind die

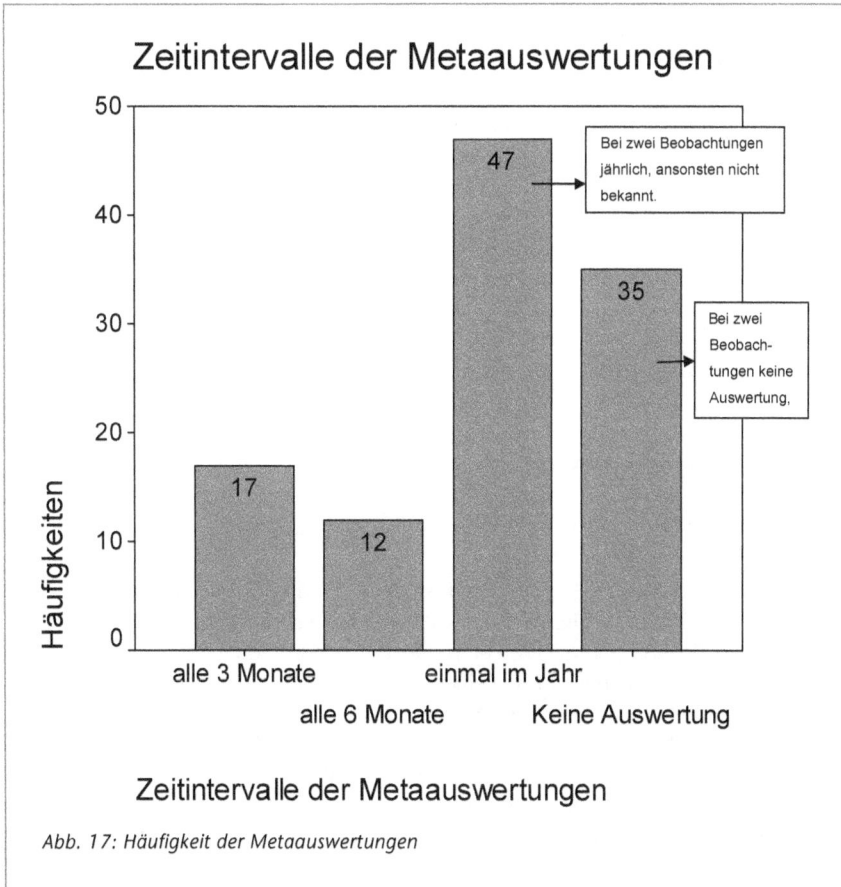

Abb. 17: Häufigkeit der Metaauswertungen

Ergebnisse der Befragung zur Häufigkeit der Metaauswertungen mit denen der Beobachtung verknüpft dargestellt (Abbildung 17).

In der Abbildung wird deutlich, dass 17 Einrichtungen die Ergebnisse einmal im Quartal, 12 einmal im halben Jahr und 47 diese Tätigkeit einmal im Jahr analysieren. Die Auswertung einmal im Jahr wird am häufigsten durchgeführt. Das hat evtl. den Grund, dass in diesen Einrichtungen jährliche Qualitätsberichte geschrieben werden, in die diese Ergebnisse einfließen oder das der Zeitraum günstig und zu schaffen ist.

In der Befragung wurde abgefragt, in wieweit die Metaanalysen für die Qualitätssicherung und -verbesserung genutzt werden. Demnach haben sie in 82 Einrichtungen Auswirkungen auf die Fortbildungsplanung. Bei ca. der Hälfte der Befragten wurden Einzelschulungen (56) oder Zielvereinbarungsgespräche (57) mit einzelnen Mitarbeitern durchgeführt oder für einzelne Bereiche der Einrichtungen Ziele vereinbart (54).

Als weitere Folgen von Metaauswertungen werden Fallbesprechungen und allgemein die Erstellung von Maßnahmenplänen genannt. In drei Einrichtungen werden die Ergebnisse der Pflegevisitenauswertung in ein Prämiensystem zur Vergütung eingebunden.

Diese Ergebnisse zeigen, dass die Pflegevisite nicht nur bewohnerbezogen wirken kann, sondern durch die Metaanalyse auch darüber hinaus. Es wird dadurch zu einem wertvollen Instrument zur Fortbildungsplanung, Prozesssteuerung und Mitarbeiterförderung.

5.3

ZUSAMMENFASSUNG

In Kapitel 5 wurden die Ergebnisse der Literaturanalyse, der Befragung und der Beobachtungen dargestellt.

In der Literaturanalyse stellte sich heraus, dass es nur wenige Bücher zum Thema Pflegevisite gibt. Hauptsächlich wurde das Mittel der Zeitschriftenartikel für Veröffentlichungen zum Thema genutzt. Die ersten Artikel entstanden 1981. Von da an wurde regelmäßig jedes Jahr etwas in Fachzeitschriften zu dem Thema Pflegevisite veröffentlicht, teilweise auch in Reihen über mehrere Zeitschriften hinweg. Die Artikel haben meist einen Aspekt im Fokus und zeigen teilweise Muster für Pflegevisitenprotokolle. Für die Darstellung der Ergebnisse wurde als Orientierung der Fragebogen genutzt, um die Ergebnisse vergleichen und diskutieren zu können. Instrumentalisiert wurden sie in Tabellenform mit Autor und Angabe des Erscheinungsjahres sowie textlichen Erläuterungen.

Bei den Befragungen werden hauptsächlich die Ergebnisse von Häufigkeitsanalysen präsentiert. Die Verknüpfungen von Daten für Korrelationen waren selten aussagefähig. In den wenigen Fällen, wo sie sinnvolle Ergebnisse erbrachten, wurden sie mit in die Texte aufgenommen. Zuerst wurde die Repräsentativität der Teilnehmer an der Befragung überprüft. Die Anteile der teilnehmenden Trägerschaften entsprechen den Verhältnissen in Berlin und Deutschland fast gänzlich. Bei den Platzzahlenüberprüfungen stellte sich heraus, dass eher größere Einrichtungen teilgenommen haben als in Deutschland und Berlin im Durchschnitt vorhanden sind.

Die Ergebnisse der Beobachtungen wurden soweit möglich in die Ergebnisse der Befragung mit eingefügt. Sie bestätigen zum größten Teil die Ergebnisse der Befragung, haben aber durch die konkrete Darstellung der Steuerungselemente andere Schwerpunkte.

In allen drei Untersuchungsmethoden wurden die Rahmenbedingungen untersucht. Die Ergebnisse zeigen z. B. bei der Befragung eine Durchführungsdauer mit einer Spannbreite von 20 bis 300 Minuten mit einem Modalwert von 60 Minuten, in der Literatur einen Durchschnitt von 60 Minuten und bei den Beobachtungen 99 Minuten. Bei diesem Ergebnis lässt sich sagen, dass das Ergebnis aus der Beobachtung am realistischsten ist, da bei den anderen Angaben nicht genau erhoben werden konnte, was alles in diese Werte mit eingerechnet wurde. Die exakte Dauer hängt aber von der Struktur der Visite und dem Krankheitsbild sowie vom Redebedarf des Bewohners und den kommunikativen Fähigkeiten der Visitierenden ab.

Auf die Darstellung der Ziele der jeweiligen Pflegevisiten und auf deren Verständnis wird bei der Befragung ein Schwerpunkt gelegt. Sie zeigt eine große Spannbreite von möglichen Zielen.

Bei der Betrachtung der Inhalte der Visitenprotokolle zeigt sich bei allen drei Untersuchungsformen, dass es Themenbereiche gibt, die in jeder Visite vorkommen und welche, die selten vorkommen. So wird bei jeder Visite die Dokumentation und bei fast jeder eine körperliche Visite durchgeführt. Eher seltener sind die Überprüfung der direkten Pflege der Mitarbeiter und ganz selten die Zufriedenheitsbeobachtung von nicht aussagefähigen Bewohnern. Hier fehlen noch geeignete Indikatoren oder Instrumente.

Bei dem Thema der Beeinflussung des Pflegeprozesses durch die Pflegevisite wird besonders bei der Befragung und bei den Beobachtungen deutlich, dass die Anamnese und die Evaluation kaum von der Pflegevisite beeinflusst werden. Die Teile, die am häufigsten von der Pflegevisite beeinflusst werden, sind die Festlegung von Maßnahmen und deren Durchführung. Die Festsetzung der Ziele liegt an dritter Stelle. In der Literatur wird ein Schwerpunkt auf die Zielevaluation und die Aktualität der gesamten Pflegeplanung gelegt.

Als letztes wird die weitere Verwendung der Ergebnisse der Pflegevisite, also die Auswertung, Bewertung und Metaauswertung der Pflegevisite, dargestellt. Diese Elemente werden von allen drei Untersuchungsmethoden als Ergebnisse abgebildet. In der Befragung wurde deutlich, dass es Einrichtungen gibt (z. B. bei den Metaauswertungen 32 der Befragten), die Metaauswertungen selten bis gar nicht durchführen. Dadurch wird der mögliche Effekt der Pflegevisite deutlich verkleinert. Wenn nichts bewertet und kontrolliert wird, kann es sein, dass die Pflegevisite nur auf dem Protokoll stattfindet, aber ansonsten keinen Effekt hat. Diese Angaben werden in der Literatur bestätigt. Bei den Beobachtungen wurden in zwei von sechs Fällen die Durchführung von Metaauswertungen angegeben.

Dass eine bewohnerbezogene Auswertung durchgeführt wird, bestätigen fast alle Teilnehmer. Dabei werden hauptsächlich Themen wie die Pflegeplanung insgesamt oder nur die Prophylaxen und Risikobereiche bearbeitet. Es wurden zur Bewertung verschiedene Systeme genutzt. Die Bewertung mit Hilfe von Punkt- oder Zensurensystemen steckt noch in den Anfängen. Es werden hauptsächlich Bewertungen mit Texten oder ja/nein Kategorisierungen genutzt. Diese Ergebnisse werden aus der Literatur bestätigt. Bei den Befragungen wurde in vier Fällen ein Bewertungssystem mit Zensuren genutzt.

Bei den Beobachtungen wurde besonders deutlich, welch weitergehende Konsequenzen eine Pflegevisite haben kann. Hier wurde sich nicht nur auf den Pflegeprozess beschränkt. Es kam durch die Pflegevisite zu einer Fallbesprechung (Umstellung auf palliative Pflege) und zu einer großen Versammlung zum Thema Speisenversorgung. Die Visiten hatten außerdem Auswirkungen auf die Fortbildungsplanung mit konkreten Schulungen zum Fachwissen der Pflegekräfte.

Nach der Darstellung der Ergebnisse folgt deren Diskussion im folgenden Kapitel.

6

Diskussion der Ergebnisse

Die Analyse der Literatur, die schriftliche Befragung und die wissenschaftlichen Beobachtungen haben zu den in den vorderen Teilen dargestellten umfangreichen Ergebnissen geführt. Diese Ergebnisse werden als erster Teil der Diskussion eingeschätzt und in einer Übersichtstabelle erläutert. Es sind dabei im Bereich der Literaturanalyse nur die Inhalte ausgewählt worden, die sich mit der stationären Altenpflege befassen. Sind die Ergebnisse für einen anderen Bereich des Gesundheitswesens beschrieben, aber auch für die Altenpflege gültig, werden sie gesondert erwähnt.

Im zweiten Teil werden die Studienergebnisse hinterfragt. Die Ergebnisse der bis jetzt in Deutschland und in der Schweiz durchgeführten Studien zum Thema Pflegevisite konnten keinen wesentlichen Beitrag für diese Arbeit leisten. Nur in einem nicht repräsentativen Fall betrafen sie die stationäre Altenpflege. Die Ergebnisse aus den anderen Bereichen des Gesundheitswesens werden soweit wie möglich in der Diskussion genutzt und übertragen.

Im dritten Teil werden die Fragen aus Kapitel 3 dieser Arbeit über eine Diskussion beantwortet.

6.1

Vergleich der Ergebnisse der Untersuchungen mit eigener Einschätzung

Die nun folgende Einschätzung lehnt sich an die Tabellen 40-43 an. Sie können dort als Übersicht und/oder in diesem zusammenhängenden Text gelesen werden. Zuerst werden die am häufigsten verwendeten organisatorischen Elemente der Pflegevisite zusammengefasst und bewertet.

• **Organisatorische Elemente der Pflegevisite**

Die Tabelle 40 zeigt, dass trotz der diversen Unterschiede in vielen Teilen der organisatorischen Elemente einer Pflegevisite Parallelen zu finden sind. Die größten Unterschiede sind da zu finden, wo die Visiten in verschiedenen Bereichen des Gesundheitswesens miteinander verglichen werden. Bei den Visiten in der stationären Altenpflege kommt es darauf an, welche Ziele die Visiten erfüllen sollen. Daraus entwickelt sich der Inhalt. Die Effektivität zeigt sich darin, wie konsequent der ganze Pflegevisitenprozess durchgeführt wird und wie weit die Durchführenden im Umgang mit der Visite geschult wurden.

Zu den Teilnehmern der Pflegevisiten lassen sich folgende Aussagen tätigen: Die Bewohner nehmen mit der Ausnahme einer reinen Dokumentationsvisite immer an den Pflegevisiten teil. Je nach Größe der stationären Einrichtung nimmt die PDL oder die QB ebenfalls an der Visite teil. Je größer die Einrichtung ist, umso weniger ist es der PDL möglich, und umso größer ist z. B. in Berlin der Stellenanteil für die Qualitätsbeauftragten, die dann diese Aufgabe mit übernehmen können. Häufig sind die Bezugspflegekräfte im eigenen Bereich oder in einem anderen Bezugspflegebereich die Durchführenden der Visiten. Je nach Bewohnerklientel und Anlass sind Angehörige oder sonstige Personen beteiligt.

Für Berlin und die stationäre Altenpflege ist diese Teilnehmerschaft realistisch und praxisnah. Je weiter der Visitierende von der direkten Pflege des zu Visitierenden entfernt ist, umso mehr Effekte hat sie, da die Perspektive eine andere ist. An erster Stelle steht somit die PDL, an zweiter die QB, an dritter eine Bezugspflegefachkraft aus einer fremden Bezugspflegegruppe. Am wenigsten Abstand hat eine Bezugspflegefachkraft, die Bewohner visitiert, die sie selber täglich pflegt.

Mit Vor- und Nachbereitung dauert eine Pflegevisite je nach Klientel im Durchschnitt 45 bis 90 Minuten. Länger sollte sie auch nicht dauern, da diese Zeiten über die Pflegestufen nicht refinanziert werden. Extremwerte von bis zu 300 Minuten sind durch Schulungen der Pflegenden zum Führen von Pflegedokumentationen und Kommunikationstechniken zu verringern. Die Durchführenden benötigen sichere Kenntnisse in Kommunikationstechniken, um kurze inhaltsreiche Gespräche führen zu können. Viele Bewohner haben ein hohes Redebedürfnis, da sie teilweise viel Zeit allein verbringen.

In der stationären Altenpflege werden mindestens einmal im Jahr bei jedem Bewohner Pflegevisiten durchgeführt. Ausnahmen sind möglich. Je häufiger sie durchgeführt werden, umso größer ist ihr Einfluss auf den Pflegeprozess, da er häufiger unter verschiedenen Aspekten betrachtet wird. Eine Häufigkeitseinteilung der Durchführung nach Pflegestufen kann aus verschiedenen Perspektiven sinnvoll sein.

Durch die lange Verweildauer in der stationären Pflege ist eine langfristige Planung der Durchführung der Pflegevisiten für die einzelnen Bewohner möglich und sinnvoll. So wird kein Bewohner übersehen. Ob diese jährlich erstellt und angepasst, im Kalender nach Terminen, in der EDV oder nach Alphabet durchgeführt wird, ist dabei unerheblich.

Die Dokumentation der Visiten erfolgt auf unterschiedliche Weise. Werden Pflegevisiten nur im Bericht erwähnt, sind die weitere Bearbeitung und die Auswertung erschwert. Die Protokolle sind unterschiedlich gestaltet und weisen – je nach Thema – eine Kombination von Ankreuzfragen und freien Fragen auf. Das hat den Vorteil, dass die Ankreuzfragen schnell beantwortet und gut ausgewertet werden können, freie Texte aber die Möglichkeit zur Individualität bei der Beantwortung geben.

Je nach Struktur der Visitenprotokolle (einteilig oder Modulsystem) werden im Durchschnitt 5 Seiten genutzt. Eine Seite enthält organisatorische Themen und vier Seiten präsentieren die Inhalte. Bei der Fragenanzahl ist die Struktur ebenfalls ausschlaggebend. 40-60 Fragen werden im Schnitt gestellt. Wenn mehr Fragen zum Ankreuzen verwendet werden und weniger Freitexte, passen mehr Fragen auf eine Seite. Dies wird häufig praktiziert. Zu viele Seiten wirken abschreckend und führen dadurch zu einer selteneren Durchführung von Visiten. Klare eindeutige Fragen mit vorformulierten Anforderungen zur Beantwortung und Punktwerten motivieren auch im Rahmen der Qualitätsverbesserung und sorgen für einen Wettbewerb im Team und zwischen verschiedenen Teams. So entsteht ein Instrument, um z. B. den besten Wohnbereich des Jahres auszuloben.

In der stationären Altenpflege werden die Visitenprotokolle meist mit Hilfe der EDV erstellt, ausgedruckt und beim Bewohner in Papierform verwendet. Die Protokolle werden von Softwareherstellern übernommen oder selbst erstellt. Die Auswertung erfolgt dann meist wieder am PC. Dieses Vorgehen erleichtert die Auswertung und die Aufnahme der Ergebnisse in Statistiken. Während des Bewohnerbesuches hat es sich bewährt, Papier zum Protokollieren zu nutzen und keine technischen Eingabegeräte. Sie lenken den Bewohner oft ab.

Grundsätzlich ist die günstigste Zeit für die Durchführung einer Pflegevisite, wenn der Bewohner dazu bereit ist (wenn er z. B. nicht gerade isst oder an einer Beschäftigung teilnimmt) und die Visitierenden dafür ein Zeitfenster ermöglichen können. Empfohlen werden die Zeiten zwischen 10.00 Uhr und 11.30 Uhr oder für Visiten mit Angehörigen die späten Nachmittagsstunden oder die Wochenenden. In der Praxis kommen die Visiten mit Angehörigen eher selten vor. Häufiger werden sie bei bestimmten Krankheitsbildern (z. B. Demenz) genutzt, bei denen die Bewohner keine oder wenig Auskunft geben können.

Zeitliche Ressourcen für die Durchführung der Visiten freizugeben und festzulegen, erleichtern die Durchführung für die Visitierenden. So ist keine Rechtfertigung notwendig, wenn derjenige z. B. nicht zur Notfallklingel geht. Zudem können Störungen leichter vermieden werden, da den anderen Mitarbeitern die Durchführungszeit der Visite bekannt sein sollte Gleichwohl kommt es auch dann – wie bei den Beobachtungen erlebt – immer wieder zu Störungen. Störungen können die Effektivität der Pflegevisite negativ beeinflussen, da der Gesprächsfluss gestört wird und evtl. intime Handlungen wie bei der körperlichen Visite für andere sichtbar werden.

Bei geistig gesunden Menschen ist es sinnvoll, Informationen über die Pflegevisite und eine vorherige Ankündigung durchzuführen. So kann sich der Betroffene vorher mit dem Thema auseinander setzen und sich vorbereiten. Die Visite wird effizienter. Es ist ebenso sinnvoll und im Rahmen der Höflichkeit und der Wahrung der Würde geboten, um ein Einverständnis zu bitten. Ist dies nicht oder nur unwillig gegeben, ist die Wahrscheinlichkeit, eine gute Steuerung des Pflegeprozesses und das Erfahren von Wünschen und Kritik zu erreichen, in Frage zu stellen. Aus rechtlichen Gründen mag es nicht notwendig sein, das Einverständnis einzufordern, da ein Vertrag wie im Krankenhaus die Pflegeleistungen inkludiert. Die Pflegevisite ist ein Teil der Pflege. Besonders bei der körperlichen Visite ist die Einverständniserklärung auf Grund des Eingriffs in die Privatsphäre und in Intimbereiche wichtig und hilfreich.

Die Vorbereitung auf die Pflegevisite findet meist ohne den Bewohner statt, da die Durchführenden (z. B. PDL oder QB) die zu visitierenden Bewohner evtl. noch nicht gut kennen. Es wird die Dokumentation analysiert und Themen für die Visite festgelegt. Bei einer guten Vorbereitung wird dem Visitierenden bewusst, wo die Problembereiche liegen, und was gefragt werden muss, und was nicht gefragt werden darf. Ein Blick in die Biografie kann zusätzliche Informationen liefern und die Durchführung der Visite durch diese Informationen über die Lebensgeschichte und wichtige Ereignisse erleichtern.

Die Hauptanlässe für Pflegevisiten sind die Routinekontrolle, die Veränderung des Gesundheitszustandes und damit evtl. der Pflegestufe, Bearbeitung von Beschwerden und der Abschluss der Eingewöhnungsphase. All diese Anlässe sind dazu geeignet sich intensiv mit dem Bewohner und seinem Pflegeprozess zu befassen und ihn zu überdenken. Sie führen zu einer direkten Steuerung desselben.

Diese Darstellung der organisatorischen Elemente der Pflegevisite stellt einen Teil der Antwort zu den Fragen dieser Arbeit dar. Sie zeigt, wie in den meisten stationären Einrichtungen mit der Pflegevisite umgegangen wird. Bis auf einige Extremwerte, wie z. B. in den Seitenmengen und der Zeitdauer, sind die Werte in gewissem Rahmen vergleichbar. Die Planung der Pflegevisiten über das Jahr und die Festlegung der zeitlichen Ressourcen für die Durchführung der Visite sind noch entwicklungsbedürftig. Häufig werden Visiten verschoben, da sie nicht immer die erste Priorität haben. Notfälle, Neueinzüge, Krankheiten von Bewohnern oder Mitarbeitern können Gründe dafür sein. Informationen über den Prozess der Pflegevisite und Erfragungen des Einverständnisses können entscheidend bei der Steigerung der Steuerungseffekte helfen. Sie werden nicht in allen Einrichtungen für selbstverständlich gehalten. Einen Informationsflyer für die Pflegevisite zu erstellen ist leicht und zu empfehlen.

- **Inhaltliche Elemente der Pflegevisite**

Je nach gesundheitlichen Möglichkeiten der Bewohner sollte eine Zufriedenheitsbefragung immer Teil der Pflegevisite sein. Wenn die erhobenen Wünsche und Kritiken
umgesetzt werden können, trägt das zu einer guten Stimmung in der Beziehung
zwischen Bewohner und Pflegenden, sowie darüber hinaus im Wohnbereich, bei den
Angehörigen und letztendlich zum guten Ruf des Hauses bei. Da die stationäre Pflegeinrichtung ein Ersatzzuhause darstellt, ist die Möglichkeit, diese persönlichen Belange
anzubringen, wichtig. Es sollte mehr Möglichkeiten von Anlaufstellen für Lob, Wünsche
und Kritik geben als nur die der Pflegevisite.

Die Zufriedenheit bei verbal nicht auskunftsfähigen Bewohnern zu beurteilen, stellt
eine besondere Herausforderung dar. Bestimmte Gesten, Mimik und Haltungen können Unterschiedliches bedeuten und unterschiedlich interpretiert werden. Als Hilfen in
dieser Situation werden z. B. Schmerzskalen genutzt, die eigentlich für andere Zwecke
erdacht wurden. Zu diesem Thema besteht noch Forschungsbedarf. Erste Ansätze sind
z. B. in Teilen des DCM (Dementia Care Mapping) zu finden.

Die Aktualisierung der Pflegeplanung ist für viele Visitierende das Kernstück der Pflegevisite. Solange bei den Prüfungen der Aufsichtsbehörden mehr auf das Geschriebene
als auf die Ergebnisqualität geachtet wird, kann sich das auch kaum verändern. Ist
der Umgang mit dem Pflegeprozess und der Pflegeplanung noch unsicher, sollte der
Pflegeprozess und seine Umsetzung separat zur Visite geschult werden, damit nicht
zu viel Zeit darauf verwendet werden muss. Die Schwerpunkte bei der Aktualisierung
sind unterschiedlich. Einige setzen bei den Zielen an, andere betrachten die Problem/
Ressourcenveränderungen oder die Maßnahmen.

Bei lange in der Einrichtung lebenden Bewohnern ist es sehr zeitaufwändig, die gesamte Dokumentation durchzuschauen. Hier ist es sinnvoll, Schwerpunkte nach den
erkannten Schwächen in der Einrichtung zu setzen. So müssen Bereiche, die immer
ausreichend und gut dokumentiert werden, nicht kontrolliert werden. Auch aus Zeitgründen sollte sich auf die wichtigsten Inhalte für die Einrichtung beschränkt werden.
Andere Problembereiche sollten bei Bedarf eher separat geschult werden. Die Pflegevisite ist kein Schulungsinstrument, was jedoch nicht heißt, dass die Beteiligten während
einer Visite nichts dazu lernen könnten.

Die Pflegeberichte sind in der stationären Pflege ein wichtiges Instrument zur korrekten und vollständigen Informationsweitergabe. Sie werden z. B. bei akuten Anlässen genutzt. Auch psychische Belange werden hier festgehalten. Das Überprüfen der
korrekten Führung ist sinnvoll und wird in den meisten Häusern durchgeführt, auch
wenn die Literatur das etwas anders darstellt. In der Literatur werden die Berichte eher
selten überprüft.

Hilfsmittel sind für Menschen ein wichtiges Mittel, um noch möglichst selbständig
agieren zu können. Im Alltag geht die ausführliche Betrachtung der Wohnumgebung
des Bewohners incl. Hilfsmittelkontrolle oft unter. Es ist sinnvoll, die Hilfsmittel unter
verschiedenen Aspekten zu betrachten und Maßnahmen daraus abzuleiten. Hilfsmittel,

die defekt oder falsch angewendet sind, stellen ein Sicherheitsproblem dar und damit evtl. ein Haftungsproblem.

Der Zimmerzustand hat Einfluss auf den Bewohner und auf den Eindruck der besuchenden Angehörigen und Bekannten. Ist hier ein Renovierungsbedarf nicht erkannt oder die Sauberkeit nicht überprüft, kann das letztendlich den Ruf des Hauses beeinflussen. Ist die Notrufanlage nicht funktionsfähig, hat das Einfluss auf die Sicherheit des Bewohners. Der Zimmerzustand wird oft im Rahmen einer Umgebungsvisite kontrolliert. Bei den Themen Ordnung und Wohnlichkeit ist die Biografie zu berücksichtigen. Die Kontrolle bei diesen doch sehr individuellen Bereichen wird kritisch gesehen, und das wohl zu Recht. So hat doch jedes Individuum seine eigenen Vorstellung von Ordnung und Wohnlichkeit. Für den einen gehört exakte Ordnung zum Wohlbefinden, für den anderen gehört Unordnung dazu, und auch die Sauberkeit spielt eher weniger eine Rolle.

Je nach Gesundheitszustand ist die körperliche Visite neben der Zufriedenheitsbefragung und der Dokumentationskontrolle das wichtigste Element der Pflegevisite. Bei mobilen aktiven, geistig gesunden Menschen genügt oft die Frage nach körperlichen Problemen. Es muss nicht immer eine vollständige Entkleidung bei der Visitation erfolgen. Bei Menschen z. B. mit Sensibilitätsstörungen ist die genaue Betrachtung jedoch wichtig, da der Betroffene Veränderungen evtl. nicht bemerkt. Körperliche Visiten müssen immer freiwillig erfolgen. Sie können ein detailliertes Bild über den z. B. Hautzustand und die Erfolge der Pflege aufzeigen.

Die Risikoassessments sind im Rahmen der Einführung der Expertenstandards und von Regressfällen bei Haftpflichtangelegenheiten in der Altenpflege eingeführt worden. Ihre Erhebung muss überprüft werden und ebenso deren Umsetzung. Diese Kontrolle ist ein wichtiger Bestandteil der Pflegevisite, wenn die Assessments nicht schon fehlerfrei geführt werden. In den antwortenden Berliner Einrichtungen wird das Thema Risikoassessmentkontrolle in fast allen Einrichtungen in der Pflegevisite erfasst.

Im stationären Bereich wird die Überprüfung der Mitarbeiter bei der direkten Pflegetätigkeit meist von der bewohnerbezogenen Visite getrennt durchgeführt. Sie ist trotz alledem ein wichtiger Teil des Personalmanagements, wiewohl nicht Thema dieser Arbeit.

Die inhaltliche Gestaltung der Pflegevisiten sollte in den stationären Einrichtungen von den Stärken und Schwächen abhängig gemacht werden. Eine regelmäßige Überprüfung ist dazu notwendig. Wenn immer das gleiche abgefragt wird, und diese abgefragten Prozesse fast fehlerfrei organisiert sind, macht es keinen Sinn diese Punkte weiterhin abzufragen. Einige Inhalte haben mehr, andere weniger direkte Steuerungseffekte. Von der Rangfolge liegt die Dokumentationskontrolle an erster Stelle, es folgen die körperliche- und die Zufriedenheitsüberprüfung. Die Umfeldkontrolle ist nicht Teil jeder Visite aber, bei Nutzung auch effektiv. Am wenigsten wird die Zufriedenheitsbeobachtung bei nicht aussagefähigen Menschen im Rahmen der Pflegevisite genutzt.

- **Aus- und Bewertungselemente der Pflegevisite**

In den untersuchten Einrichtungen ist eine Auswertung der Pflegevisite – im Gegensatz zur Bewertung der Ergebnisse – immer durchgeführt worden. Wenn die Probleme nur aufgenommen und nicht bearbeitet oder sogar gelöst werden, fühlen sich die Bewohner nicht ernst genommen, und auch der durchführende Mitarbeiter erkennt den Sinn der Maßnahme nicht. Die einzigen Situationen, in denen Auswertungen nicht sinnvoll sind, sind bei plötzlichem Tod des Bewohners oder akuten Krankenhauseinweisungen direkt nach der Visite der Fall. Im zweiten Fall sollte eine erneute Visite nach der Rückkehr aus dem Krankenhaus erfolgen.

In der stationären Pflege wird eine Auswertung mit dem Bewohner oder ohne diesen durchgeführt. Es ist anzunehmen, dass eine Auswertung mit dem Bewohner je nach Gesundheitszustand, bei dem er mitentscheidet kann, zu einer besseren Compliance führt als eine Auswertung ohne ihn. Innerhalb der Auswertung werden neue Ziele festgelegt und passende Maßnahmen ausgewählt. Teilweise werden Verantwortliche und Zeitrahmen festgelegt und das Festgelegte mit Unterschriften versehen.

Die Auswertung kritischer Befunde ist als Teil der Auswertung ein wichtiges Element. Sie hat eine Relevanz für den Bewohner selbst (Risikobereiche, wie Sturzgefährdung werden betrachtet und bearbeitet) und für die wirtschaftliche und rechtlich sichere Situation des Hauses.

Eine Bewertung des Gesprächsverlaufs findet selten statt. In der Einführungsphase der Pflegevisite als neuem Prozess wird er teilweise durch Studien hinterfragt. Ist die Pflegevisite als festes Qualitätsprüfinstrument implementiert, erfolgt eine Überprüfung des Gesprächsverlaufes bei der Pflegevisite kaum mehr. Oft werden nur die teilweise recht umfangreichen Fragenkataloge abgearbeitet, ohne auf die Stimmung und das Befinden des Bewohners weiter zu achten. Eine Bewertung des Gesprächsverlaufs lässt sich am ehesten durchführen, wenn zwei Visitierende anwesend sind. So kann der eine durch Zuhören dem anderen die Situation reflektieren. Eine Leitungskraft als zweite Person kann damit z. B. die kommunikativen Fähigkeiten beurteilen.

Über die Atmosphäre und die Positionierung der Beteiligten im Raum während der Visite ist in der Literatur im Bereich Krankenhaus einiges zu finden. So wird festgehalten, dass eine gleichberechtigte Sitzposition, in der sich alle Beteiligten wohlfühlen, am effektivsten ist. Damit ist ein Gegenübersitzen am Tisch oder das Sitzen am Bett gemeint.

Ein Nachprüfungstermin wird nicht immer durchgeführt, ist aber Teil des Pflegevisitenprozesses. Eine direkte Nachprüfung sichert das Ergebnis der Pflegevisite ab und ist zu empfehlen.

Je nachdem, welche Probleme und zu bearbeitenden Themenbereiche in der Visite entdeckt werden, sind verschiedene Umgangsweisen möglich. Neben der Auswertung durch den Visitierenden auf dem Papier ist es möglich, die Ergebnisse z. B. in einer Teamsitzung oder Fallbesprechung in einer größeren Gruppe zu reflektieren. Hier wird nicht nur das Wissen einer Person, sondern das von vielen den Bewohner betreuenden Personen genutzt. Diese Umgangsweise ist verbreitet und zu empfehlen.

Die Bewertung der Ergebnisse ist in letzter Zeit im Rahmen der Controllingbemühungen und der Entwicklung von Kennzahlen und Indikatoren in der Pflege und damit auch in die Arbeit mit Pflegevisiten eingeflossen. Bei der Nutzung eines Bewertungssystems ist eine sinnvolle Gewichtung zu berücksichtigen und eine klare Definition der Kriterien für die Bewertungen aufzustellen. Die Bewertungen können dann für interne und externe Vergleiche genutzt werden. Sie können bewohnerübergreifend qualitätsverbessernd wirken.

Metaauswertungen sind ebenfalls als Instrumente des Controllings einzusetzen. Sie helfen, über den einzelnen Bewohner hinaus zu denken und Handlungsfelder zu erkennen. Sinnvoll ist dies in regelmäßigem Rhythmus quartalsweise, halbjährlich oder jährlich. Mit der Metaauswertung können z. B. Fortbildungsbedarfe, notwendige Prozessveränderungen, notwendige grundsätzliche Dokumentationsveränderungen oder das Pflegevisitenprotokoll an sich angepasst werden.

Die Auswertung ist ein wichtiger Bestandteil der Pflegevisite, die meist konsequent durchgeführt wird. Eine Nachkontrolle bezüglich der Umsetzung und Zufriedenheit oder eine tiefergehende Analyse z. B. des Gesprächsverlaufes erfolgt eher nicht so konsequent. Wenn die Visiten nicht zu lange dauern und nur die für die Einrichtung wichtigen Punkte hinterfragt werden, ist mehr Kapazität für Nachkontrollen vorhanden.

Auch die Bewertungssysteme werden noch zu selten angewandt. Sie können bewohnerübergreifend im Controlling helfen, z. B. bei der Erkennung von Fortbildungsbedarfen oder notwendigen Strukturveränderungen. Sie müssen jedoch gut durchdacht und mit Anforderungen und Gewichtungen versehen sein.

- **Direkte Steuerung durch die Pflegevisite**

Um die zweite Frage dieser Arbeit (Gibt es Schnittstellen zwischen der Pflegevisite und dem Pflegeprozess? In welchen Bereichen liegt ihre Steuerungsfunktion?) zu beantworten, werden nach den direkten Steuerungselementen durch die Pflegevisite gesucht. In der Literatur fanden sich dazu wenige Fakten. Es werden die Ergebnisse aus der Befragung und Beobachtung genutzt. Von allen möglichen Inhalten einer Pflegevisite wirkt die Dokumentationskontrolle am häufigsten steuernd auf den Pflegeprozess ein. Die Anamnese, als Basisbaustein des Pflegeprozesses, wird durch die Pflegevisite so gut wie nie verändert. Es ist ein Instrument zur ersten Informationssammlung nach Einzug. Die Probleme und Ressourcen sowie die Ziele werden evaluiert und damit gesteuert. Am häufigsten wird die Planung der Maßnahmen durch eine Pflegevisite verändert, am zweithäufigsten die Durchführung der Maßnahmen. Die Evaluation als letzter Teil des Pflegeprozesses wird von der Pflegevisite kaum gesteuert. Es wird meist nur kontrolliert, ob sie nach vorgegebenem Rhythmus durchgeführt wurde.

Außerhalb der Dokumentationskontrolle hat die Pflegevisite z. B. Einfluss auf die Hilfsmittelversorgung und damit auch auf die Sicherheit und die Risikobereiche des Bewohners. Die Risiken werden erst in letzter Zeit durch Haftpflichtklagen und Expertenstandards mehr in die Visiten mit einbezogen. Durch rechtzeitiges Erkennen können Gefahren erkannt und gegengesteuert werden.

Die Pflegevisite dient zur Wissensvermittlung der Bewohner. So werden während der Visiten Beratungen durchgeführt. Diese Wissensvermittlung beeinflusst die Compliance und damit den Pflegeprozess.

Die Visite wirkt berufsgruppenübergreifend. Sie kann durch Entdeckung von Pflegefehlern das Fachwissen der Pflegekräfte beeinflussen. Probleme der Bewohner mit Pflegekräften werden selten durch die Visite gesteuert.

Die Pflegevisite wirkt auch außerhalb des Pflegebereiches in anderen Berufsgruppen. Das sind z. B. die Bereiche der Reinigung, Wäscherei, Küche, Beschäftigung und Haustechnik. Kritik und auch Lobe werden dort aufgenommen und weitergeleitet. Sie sollten auch im Rahmen des Beschwerdemanagement zur Qualitätsverbesserung steuernd genutzt werden. Sie wirken so wie eine kostenlose Beratung.

Zwischenmenschliche Probleme, wie nicht geklärte Missverständnisse und Antipathien, werden noch zu selten in der Pflegevisite angesprochen. Das hat sicherlich etwas mit dem überlieferten Rollenverständnis (Abhängigkeitsverhältnis) zwischen dem Bewohner und dem Pflegenden zu tun. Das Abhängigkeitsverhältnis lässt nicht in jedem Fall eine freie Meinungsäußerung zu. Der Bewohner ist eher noch Patient (der Leidende) als ein selbständiger Bewohner einer Wohnung.

Probleme mit Mitbewohnern oder Pflegekräften werden selten thematisiert. Ein Umdenken und Ermunterung zur freien Meinungsäußerung mit entsprechend sachlicher Reaktion ist notwendig.

Übergreifende Wirkung der Pflegevisite ist bei einer Auswertung möglich. Die Auswertung der Pflegevisite kann zu einer Veränderung der Pflegestrategie führen. In einigen Fällen kann die Auswertung der Visiten auch zu Strukturveränderungen führen.

- **Sonstige prägnante Ergebnisse**

Indirekte Folgen von Pflegevisiten, die in der Tabelle nicht genannt wurden, sind die Beziehungsgestaltung zwischen dem Bewohner und dem Pflegenden. Durch regelmäßig durchgeführte Pflegevisiten und kontinuierliche Bezugspflege können Beziehungen wachsen. Der Bewohner fühlt sich ernstgenommen, verstanden und damit wohl. Langfristig hat das ebenfalls als indirekte Wirkung Einfluss auf den Ruf des Hauses.

Einige Themen aus der Befragung wurden in den Beobachtungen und in der Literaturanalyse nicht weiter hinterfragt. Diese Angaben wurden dazu verwendet, um zu prüfen, ob die Beantwortung der Fragen in diesen Bereichen repräsentativ ist und die Befragungsergebnisse verwendet werden konnten. Dazu gehören u.a. die Fragen nach der Trägerschaft und der Platzzahl der antwortenden Einrichtung. Die Antworten auf die Fragen zeigten die Repräsentativität.

Ebenso dienten die Fragen nach der Initiative zur Installation des Instrumentes der Pflegevisite in den Einrichtungen und deren Erstellung der Absicherung. Hier sollte analysiert werden, ob die Pflegedienstleitung als Ansprechpartner für die Befragung die richtige Person war. Das hat sich durch die Beantwortungen bestätigt.

Die Frage nach dem Einführungszeitraum war von besonderem Interesse, da in der Literatur die Einführung der ersten Qualitätsprüfung des MDK (1996) als Anlass angegeben wird, die Pflegevisite in den Einrichtungen als Hauptmotivator zu implementieren. In Berlin ist erkennbar, dass die Pflegevisite in den meisten Häusern erst deutlich später eingeführt wurde. Es gab aber auch Einrichtungen, die eine Pflegevisite schon vor der Einführung praktizierten. Es ist anzunehmen, dass die Visiten nach den ersten Prüfungen durch den MDK eingeführt wurden. Zu berücksichtigen ist hierbei, dass die Prüfungen am Anfang nicht in jedem Jahr in jedem Haus stattfanden.

Die verschiedenen Fragen zu den Zielen und dem Verständnis zur Pflegevisite wurden ebenfalls nur bei der Befragung erhoben. Sie waren dem Erhebungsbogen der Studie aus der ambulanten Pflege entnommen. Die Ergebnisse werden im folgenden Kapitel mit denen aus der Studie verglichen.

Die nun folgenden Tabellen sind als Arbeitshilfe für die Pflegedienstleitungen und Qualitätsbeauftragten gedacht, die die Verantwortung für die Gestaltung der Pflegevisite in ihren Einrichtungen haben und Ihre Visite mit den Forschungsergebnissen dieser Arbeit vergleichen möchten. Sie sind nach Themen sortiert.

ÜBERSICHT DER ERGEBNISSE DER UNTERSUCHUNG MIT EINSCHÄTZUNG

Thema	Literaturanalyse	Befragung	Beobachtung	Gesamtergebnis, Einschätzung
Teilnehmer	- immer Bewohner - meist Bezugspflege-kraft - seltener Leitungskraft (umstritten) - selten Angehörige (Ausnahmen in De-mentenbereichen) - selten Andere	- meistens Bewohner - meistens Bezugspflege-kraft - meistens PDL - häufig Angehörige (<60%) - selten Auszubildende und andere Professio-nen	- PDL oder QB - sonst keiner - immer der Bewohner	Die Bewohner nehmen mit der Ausnahme einer reinen Dokumentationsvisite immer an den Pflege-visiten teil. Je nach Größe der stationären Einrich-tung sind es die PDL oder die QB, die an der Visite teilnehmen. Je größer sie ist, umso weniger ist es der PDL möglich und umso größer ist der Stellen-anteil für die Qualitätsbeauftragten, die dann diese Aufgabe mit übernehmen kann. Häufig sind die Be-zugspflegekräfte im eigenen Bereich oder in einem anderen Bezugspflegebereich die durchführenden der Visiten. Je nach Bewohnerklientel und Anlass sind Angehörige oder sonstige Personen beteiligt.
Dauer der Visite	- Durchschnitt 60 Minu-ten - 20 Min. bis zu 3 Stun-den je nach Inhalt - Kritik bei über 2 Std.	- 20-300 Minuten - Modalwert 60 Min. - Unklar, was in diese Zeiträume integriert wurde	- 50-140 Minuten - Arith. Mittel 99 Min.	Mit Vor- und Nachbereitung dauert eine Pflege-visite je nach Klientel im Durchschnitt 45 bis 90 Minuten. Länger sollte sie auch nicht dauern, da diese Zeit nicht refinanziert wird. Die Durchfüh-renden benötigen dafür Kenntnisse in Kommuni-kationstechniken.
Häufigkeit der Visiten	- Einmal pro Woche im Wohnbereich (fester Tag) - Monatlich bis ein oder zweimal im Jahr beim Bewohner - Nach Pflegestufe auf-geteilte Häufigkeit	- Einmal im Monat bis zu einmal im Jahr - Nach Pflegestufen - Nur 22 Einrichtungen können den Rhythmus immer einhalten - Einmal jährlich kann eingehalten werden	- Einmal im Jahr	In der stationären Altenpflege werden mindestens einmal im Jahr bei jedem Bewohner Pflegevisiten durchgeführt. Ausnahmen sind möglich. Je häufi-ger sie durchgeführt werden, umso größer ist ihr Einfluss auf den Pflegeprozess, da er häufiger unter bestimmten Aspekten betrachtet wird. Eine Häufig-keitseinteilung der Durchführungsintervalle nach Pflegestufen kann aus verschiedenen Perspektiven sinnvoll sein.
Günstigste Tageszeit	- Zeitangaben zwischen 9.30 und 11.30 Uhr	- Nicht gefragt	- Später Vormittag, Mittagszeit	Grundsätzlich ist dann die günstigste Zeit für die Durchführung einer Pflegevisite, wenn der Bewoh-ner dazu bereit ist und die Visitierenden dafür ein Zeitfenster haben. Empfohlen werden die Zeit zwi-schen 10.00 Uhr und 11.30 Uhr oder für Visiten mit Angehörigen die späten Nachmittagsstunden oder die Wochenenden.

Thema	Literaturanalyse	Befragung	Beobachtung	Gesamtergebnis, Einschätzung
Umfang: Seiten	- 1-21 Seiten - Durchschnitt 5 Seiten - Überfrachtung wird kritisiert	- 2-21 Seiten - Arith. Mittel 6 Seiten	- 5-11 Seiten - Arith. Mittel 8,7	Je nach Struktur der Visitenprotokolle (einteilig oder Modulsystem) werden im Durchschnitt 5 Seiten genutzt. Eine Seite enthält organisatorische Themen und vier Seiten präsentieren die Inhalte. Bei der Fragenanzahl ist die Struktur ebenfalls ausschlaggebend. 40-60 Fragen werden im Schnitt gestellt. Wenn mehr Fragen zum Ankreuzen verwendet werden und weniger Freitexte, passen mehr Fragen auf eine Seite.
Umfang: Fragen	- Kaum Angaben, nur Musterprotokolle, teilweise nicht vollständig.	- 10 bis 156 Fragen - arith. Mittel 70 Fragen	- 48-127 Fragen - 112 Fragen als arith. Mittel	
Art der Dokumentation	- EDV als Teil einer Pflegesoftware - EDV als separates Modul - EDV mit selbst erstellten Protokollen - In Papierform - Beim Bewohner wird meist nur Papier ohne Eingabegerät genutzt. - Im Pflegebericht	- Nicht erfragt	- Ausdrucke aus der EDV - Eigene Erstellung oder vom ZQM - Beim Bewohner nur Papier - Auswertung zweimal mit EDV	In der stationären Altenpflege werden die Visitenprotokolle meist mit Hilfe der EDV erstellt, ausgedruckt und beim Bewohner in Papierform verwendet. Die Protokolle werden von Softwareherstellern übernommen oder selbst erstellt. Die Auswertung erfolgt dann meist wieder am PC.
Form und Aufbau der Visiten	- Checklisten zum Ankreuzen - Freitextangaben zu Themenblöcken - Modulsysteme - Ohne festgelegte Form – nur Vermerk im Bericht	- Nicht erfragt	- Checklisten zum Ankreuzen - Freitextangaben - Modulsysteme Konkret: - 4 Themen mit Punktbewertung und Gewichtung (Haus A) - 8 Themen mit Punktsystem, die in Zensuren umgerechnet werden (Haus B) - 11 Themen als Checkliste (Haus C)	In den Protokollen wird meist je nach Thema eine Kombination von Ankreuzfragen und freien Fragen genutzt. Das hat den Vorteil, dass die Ankreuzfragen schnell beantwortet und gut ausgewertet werden können, freie Texte aber die Möglichkeit zur Individualität bei der Beantwortung geben. Werden Pflegevisiten nur im Bericht erwähnt, sind die weitere Bearbeitung und die Auswertung erschwert.

Zeitliche Ressourcen der Visitierenden	- Mindestbesetzung einhalten während der Durchführung der Visiten - Ca. 2 Stunden extra planen - Im Dienstplan fixieren	- In 70 der 123 Einrichtungen werden Extratage für Visiten geplant	- In der Stellenbeschreibung der PDL und QB enthalten. - Zeit muss selbst geplant werden - In Haus B führen nach einem System auch WBL und Fachkräfte Visiten durch. Sie bekommen feste Zeiten im Dienstplan dafür.	Zeitliche Ressourcen für die Durchführung der Visiten frei zu geben und festzulegen, erleichtert die Durchführung für die Visitierenden. So ist keine Rechtfertigung notwendig, wenn derjenige z. B. nicht zur Notfallklingel geht. Ebenfalls ist es so leichter Störungen zu vermeiden, da den anderen Mitarbeitern bekannt sein sollte, dass die Visite durchgeführt wird. Leider kommt es aber auch dann wie bei den Beobachtungen erlebt immer wieder zu Störungen. Störungen können die Effektivität der Pflegevisite negativ beeinflussen, da der Gesprächsfluss gestört wird und evtl. intime Handlungen wie bei der körperlichen Visite für andere sichtbar werden.
Störungen/Ruhe während der Pflegevisiten	- Keine Kommentare in der Literatur	- Nur 33 Prozent können die Visiten in Ruhe durchführen, 60% meistens, 7% selten	- Störungen erfolgten in zwei Visiten	
Planung der Visiten	- Jahresplanung - Wöchentliche Planung - Spontane Auslosung, nur Termin geplant - Nach Alphabet ausgewählt	- 121 planen regelmäßig die Visiten - davon 87 mit einem Jahresplan, - 17 im Kalender, - 27 parallel zur Pflegeprozessevaluation	- Planungen werden erstellt - Planungen werden immer wieder angepasst - Planungen nicht immer so durchführbar	Durch die lange Verweildauer in der stationären Pflege ist eine langfristige Planung der Pflegevisiten möglich und sinnvoll. So wird keiner übersehen. Ob diese jährlich erstellt und angepasst, im Kalender nach Terminen, in der EDV oder nach Alphabet durchgeführt wird, ist dabei unerheblich.
Ankündigung und Einverständnis	- Ankündigung wünschenswert - Schriftlich und mündlich möglich - Informationsblatt - Ablehnung möglich - Einverständnis nicht von allen als notwendig angesehen.	- Nicht abgefragt	- Ankündigung: Bei 2 Visiten 2 Tage vorher bei Mitarbeitern und Bewohnern, davon 1 schriftlich. 2 Visiten wurden 1 Tag vorher bei Bewohnern angekündigt, 2 gar nicht - Einverständnis vorher und direkt bei Beginn der Visite noch einmal bei 4 Visiten, bei 2 Visiten direkt vor Beginn eingeholt. - Einmal Besuch abgelehnt.	Bei geistig gesunden Menschen ist es sinnvoll, Informationen über die Pflegevisite zu geben und eine vorherige Ankündigung durchzuführen. So kann sich der Betroffene vorher mit dem Thema auseinandersetzen und sich vorbereiten. Die Visite wird effizienter. Es ist ebenso sinnvoll und im Rahmen der Höflichkeit geboten, um eine Einverständnis zu bitten. Ist diese nicht oder nur unwillig gegeben, ist die Wahrscheinlichkeit, eine gute Steuerung des Pflegeprozesses und das Erfahren von Wünschen und Kritik zu erreichen, in Frage zu stellen. Aus rechtlichen Gründen mag es nicht notwendig sein, das Einverständnis einzufordern, da ein Vertrag wie im Krankenhaus die Pflegeleistungen inkludiert. Die Pflegevisite ist ein Teil der Pflege. Besonders bei der körperlichen Visite ist jedoch die Einverständniserklärung auf Grund des Eingriffs in die Privatsphäre und Intimbereiche wichtig.

Thema	Literaturanalyse	Befragung	Beobachtung	Gesamtergebnis, Einschätzung
Anlässe der Visiten	- Hauptanlässe: Routinekontrolle, gesundheitliche Veränderungen - Sonstige: Krankenhausaufenthalt, Probleme, best. Diagnosen, Veränderung der Pflegestufe/des Pflegebedarfs, Krisensituationen, Beschwerden - Kontrolle der Mitarbeiter wird kritisch betrachtet, eher außerhalb der Pflegevisite	- Überwiegend Anlassvisiten, dann Routine und Erstvisiten - Es folgen Beschwerden und kollegiale Beratung als Anlässe.	- Routinevisiten, davon 1 nach Einzug	Die Hauptanlässe für Pflegevisiten sind die Routinekontrolle, die Veränderung des Gesundheitszustandes und damit evtl. der Pflegestufe, Bearbeitung von Beschwerden und der Abschluss der Eingewöhnungsphase. Die Kontrolle der Tätigkeiten der Pflegenden hat keinen bewohnerbezogenen Fokus und sollte separat durchgeführt werden. Sie ist sicher als genauso wichtig anzusehen, sollte aber in der stationären Pflege nicht verknüpft werden.
Vorbereitung der Visiten	- Meist ohne Bewohner - Kurz oder ausführlich - Auswahl von Themen für den Bewohnerbesuch - Teilweise mit Dokumentationsuntersuchung	- Nicht erfragt	- Ohne Bewohner - Vorstellung erfolgte bei vier Visiten anhand der Dokumentation - 2 Visiten begannen mit einer Dokumentationsvisite, dabei entfiel die Vorstellung	Die Vorbereitung findet meist ohne den Bewohner statt, da die Durchführenden (z. B. PDL oder QB) die zu visitierenden Bewohner evtl. noch nicht gut kennen. Es wird die Dokumentation analysiert und Themen für die Visite festgelegt.

Tab. 40: Zusammenfassung der Ergebnisse der organisatorischen Elemente der Pflegevisite

Thema	Literaturanalyse	Befragung	Beobachtung	Gesamtergebnis, Einschätzung
Zufriedenheitsbefragung	- Wichtiges Feedback aber auch kritische Betrachtung durch das Abhängigkeitsverhältnis von Bewohner zu Pflegekraft - Zwischen 3 und 99 Fragen zum Thema - Allgemein oder sehr detailliert	- 5 Befragte von 123 nutzen sie nicht, ansonsten alle Befragten	- Bei vier Beobachtungen wurden sie soweit möglich durchgeführt	Je nach gesundheitlichen Möglichkeiten der Bewohner sollte eine Zufriedenheitsbefragung immer Teil der Pflegevisite sein. Wenn die erhobenen Wünsche und Kritiken umgesetzt werden und werden können, trägt das zu einer guten Stimmung in der Beziehung zwischen Bewohner und Pflegenden, sowie darüber hinaus im Wohnbereich, bei den Angehörigen und letztendlich zum guten Ruf des Hauses bei.
Zufriedenheitsbeobachtung	- Nur bei zwei Autoren als Möglichkeit beschrieben	- 35 führen sie nicht durch	- Bei zwei Beobachtungen ohne Protokoll durchgeführt	Die Zufriedenheit bei nicht auskunftsfähigen Bewohnern zu beurteilen, ist nicht einfach. Bestimmte Gesten, Mimik und Haltungen können Unterschiedliches bedeuten und unterschiedlich interpretiert werden. Als Hilfen in dieser Situation werden z. B. Schmerzskalen genutzt, die eigentlich für andere Zwecke erdacht wurden. Zu diesem Thema besteht noch Forschungsbedarf, da auch hier die Zufriedenheit von großer Bedeutung ist.
Aktualisierung der Pflegeplanung	- Mit Zielevaluation - Vor, nach oder bei dem Bewohnerbesuch - Meistens Kernstück der Visite - Bei einem Autor bewusst nicht Teil der Visite - Eigene Module oder Checklisten zum Thema	- Alle überprüfen die Dokumentation. Schwerpunkte lagen auf: - Der Problem- und Ressourcenerhebung (119), - der Maßnahmenkontrolle (116), - der Zielkontrolle (115), - der Aktualität (112) und - der Durchführung der Evaluation (109).	- Bei vier Beobachtungen wurde die Aktualisierung durchgeführt. Zwei fanden außerhalb der Visite als reine Dokumentationsvisiten statt.	Die Aktualisierung der Pflegeplanung ist für viele das Kernstück der Pflegevisite. Solange bei den Prüfungen der Aufsichtsbehörden mehr auf das Geschriebene als auf die Ergebnisqualität geachtet wird, kann sich das auch kaum verändern. Ist der Umgang mit der Pflegeplanung noch unsicher, sollte sie separat zur Visite geschult werden, damit nicht zu viel Zeit dafür verwendet werden muss. Die Schwerpunkte bei der Aktualisierung sind unterschiedlich. Einige setzen bei den Zielen an, andere betrachten die Problem/Ressourcenveränderungen oder die Maßnahmen.

Thema	Literaturanalyse	Befragung	Beobachtung	Gesamtergebnis, Einschätzung
Fragen nach Wünschen/Kritik	- Pflegevisite als eine Form der Meinungsäußerung - Meist als offene Fragen - Thema in fast jedem Jahr seit 1981	- Nicht extra gefragt	- Bei zwei beobachteten Visitenwaren die Fragen Teile der Protokolle	Diese Fragen sind meist Teil der Zufriedenheitsbefragung und sind als freie Texte auszufüllen. Selten gibt es dort auf Grund der Vielfalt der Antwortmöglichkeiten Ankreuzsysteme. Da die stationäre Pflegeeinrichtung ein Ersatzzuhause darstellt, ist die Möglichkeit diese Dinge anzubringen wichtig. Es sollte mehr Möglichkeiten der Anlaufstellen für Lob, Wünsche und Kritik geben als nur in der Pflegevisite.
Hilfsmittelkontrolle	- In vielen Visiten Thema - Schwerpunkte: Sauberkeit, Nutzbarkeit, Sicherheit, ausreichende Ausstattung, korrekte Anwendung, Lagerung	- Im Rahmen der Umgebungsvisite nutzen sie 109 Befragte	- Bei allen Beobachtungen durchgeführt (Rollstühle u.ä)	Hilfsmittel sind für Menschen ein wichtiges Mittel, um möglichst selbständig agieren zu können. Im Alltag geht die ausführliche Betrachtung oft unter. Es ist sinnvoll, die Hilfsmittel unter verschiedenen Aspekten zu betrachten und Maßnahmen daraus abzuleiten. Hilfsmittel, die defekt oder falsch angewendet werden, stellen eine Sicherheitslücke dar und damit ein evtl. Haftungsproblem.
Körperliche Visite	- Häufig benannter Bereich der Visite - 1-79 Fragen - Umfang der Untersuchungen unterschiedlich	- Bis auf zwei Befragte in allen Einrichtungen bei jeder Visite genutzt.	- Bei allen Beobachtungen in unterschiedlichen Umfängen durchgeführt.	Je nach Gesundheitszustand ist die körperliche Visite neben der Zufriedenheitsbefragung und der Dokumentationskontrolle das wichtigste Element der Pflegevisite. Bei mobilen aktiven, geistig gesunden Menschen genügt oft die Frage nach körperlichen Problemen. Es muss nicht immer eine vollständige Entkleidung erfolgen. Bei Menschen z.B. mit Sensibilitätsstörungen ist die genaue Betrachtung wichtiger, da der Betroffene Veränderungen evtl. nicht bemerkt. Körperliche Visiten müssen immer freiwillig erfolgen. Sie können ein Detail. Bild über den z.B. Hautzustand und die Erfolge der Pflege aufzeigen.
Kontrolle des Zimmerzustandes	- 6-11 Fragen - Nicht bei jedem Thema - Ordnung wird als relativ und individuell betrachtet - Nicht alles muss kontrolliert werden	- Bis auf fünf befragte Einrichtungen wird die Umgebungsvisite bei jedem genutzt. - Im Detail: Persönliche Raumgestaltung (107), Hygiene (104) - Sauberkeit und Renovierungsbedarf (64)	- Bei allen Beobachtungen in unterschiedlichen Umfängen durchgeführt.	Der Zimmerzustand hat Einfluss auf den Bewohner und auf besuchende Angehörige und Bekannte. Ist ein Renovierungsbedarf nicht erkannt oder die Sauberkeit nicht überprüft, kann das letztendlich den Ruf des Hauses beeinflussen. Ist die Notrufanlage nicht funktionsfähig, hat das Einfluss auf die Sicherheit des Bewohners. Der Zimmerzustand wird oft im Rahmen einer Umgebungsvisite kontrolliert. Bei den Themen Ordnung und Wohnlichkeit ist die Biografie zu berücksichtigen. Die Kontrolle bei diesen doch sehr individuellen Bereichen wird kritisch gesehen und das wohl zu recht.

Überprüfung der direkten Pflege	- Im ambulanten Bereich eher selbstverständlich Teil der Visite - Stationär eher als separates Personalentwicklungsinstrument - Die Pflegevisite soll motivieren und nicht Angst erzeugen	- 16 führen sie nicht im Rahmen der Pflegevisite durch - Details siehe Abbildung 14	- Nicht durchgeführt	In stationären Bereich wird die Überprüfung der Mitarbeiter bei der direkten Pflegetätigkeit meist von der bewohnerbezogenen Visite getrennt durchgeführt. Sie ist trotz alledem ein wichtiger Teil des Personalmanagements, aber nicht Thema dieser Arbeit.
Kontrolle der gesamten Dokumentation	- Kritik da oft Hauptteil der Pflegevisite (Zeitfaktor, Schulungen an anderer Stelle) - Nur Dokumentationsvisiten oder integriert - 10-50 Fragen - Unterschiedliche Schwerpunkte - Auch äußerliche Prüfung (Lesbarkeit u.ä)	- Es führen alle Befragten eine Prüfung der Dokumentation durch, der Umfang ist unterschiedlich. Siehe Tabelle 36	- In vier Beobachtungen in den aktuellen Dokumenten durchgeführt. Die Nebenakten wurden nicht berücksichtigt. - Bei zwei Beobachtungen wurden die Dokumentationsvisiten nicht durchgeführt. Dies geschah bereits u einem anderen Zeitpunkt.	Bei lange in der Einrichtung lebenden Bewohnern ist es sehr zeitaufwändig, die gesamte Dokumentation durchzuschauen. Hier ist es sinnvoll, Schwerpunkte nach den erkannten Schwächen in der Einrichtung zu setzen. So müssen Bereiche, die immer ausreichend und gut dokumentiert werden, nicht kontrolliert werden. Auch aus Zeitgründen sollte sich auf die wichtigsten Inhalte für die Einrichtung beschränkt werden und bei Bedarf lieber separate Übungen oder Schulungen bei Defiziten durchführen.
Kontrolle der Pflegeberichte	- 1-6 Fragen - Nicht bei jedem Thema - Instrument zur Informationsweitergabe - Geprüft wird: Vollständigkeit, Regelmäßigkeit, Lückenlosigkeit, Wertneutralität, Nachvollziehbarkeit	- 110 kontrollieren die Berichte	- In allen Einrichtungen Inhalt der Protokolle	Die Pflegeberichte sind in der stationären Pflege ein wichtiges Instrument zur korrekten und vollständigen Informationsweitergabe. Sie werden z.B. bei akuten Anlässen genutzt. Auch psychische Belange werden hier festgehalten. Das Überprüfen der korrekten Führung ist sinnvoll und wird in den meisten Häusern durchgeführt, auch wenn die Literatur das etwas anders darstellt.

Thema	Literaturanalyse	Befragung	Beobachtung	Gesamtergebnis, Einschätzung
Kontrolle der Risikoassessments	- Erst seit 2001 Thema - Oft großer Umfang von Fragen/Risikobereichen - Grundlage sind teilweise die Expertenstandards (DNQP)	- 117 kontrollieren die Risikobereiche	- Thema in allen Protokollen	Die Risikoassessments sind im Rahmen der Einführung der Expertenstandards und von Regressfällen bei Haftpflichtangelegenheiten in der Altenpflege eingeführt worden. Ihre Erhebung und weitere Nutzung muss überprüft werden und ebenso deren Umsetzung. Diese Kontrolle ist ein wichtiger Bestandteil der Pflegevisite, wenn die Assessments nicht schon fehlerfrei geführt werden. In den antwortenden Berliner Einrichtungen wird das Thema Risikoassessmentkontrolle in fast allen Einrichtungen in der Pflegevisite erfasst.

Tab. 41: Zusammenfassung der Ergebnisse der inhaltlichen Elemente der Pflegevisite

ZUSAMMENFASSUNG DER AUS- UND BEWERTUNGSELEMENTE DER PFLEGEVISITE

Thema	Literaturanalyse	Befragung	Beobachtung	Gesamtergebnis, Einschätzung
Auswertung der Visite	- Alle werten bewohner-bezogen aus - Die Auswertung findet meist ohne Bewohner oder in einem zweiten Gespräch danach statt. - Sie wird manchmal im Team mit Leitungskraft oder als Fallbespre-chung durchgeführt. - Eine Maßnahmenpla-nerstellung folgt und die - Festlegung von Verant-wortlichen sowie eine - Information der Betroffenen	- Alle führen eine bewohnerbezogene Auswertung durch. Sie erfolgt direkt danach oder in zeiti-chem Abstand.	- Alle Visiten wurden ausgewertet, teilweise sofort oder zeitversetzt.	Ohne eine Auswertung ist eine Pflegevisite nicht sinnvoll. In der stationären Pflege wird immer eine Auswertung mit dem Bewohner oder ohne diesen durchgeführt. Es ist anzunehmen, dass eine Aus-wertung mit dem Bewohner je nach Gesundheits-zustand, bei dem er mitentscheidet, zu einer bes-seren Compliance führt als eine Auswertung ohne ihn. Innerhalb der Auswertung werden neue Ziele festgelegt und passende Maßnahmen ausgewählt. Teilweise werden Verantwortliche und Zeitrahmen festgelegt und das Festgelegte mit Unterschriften versehen.
Bewertung der Ergebnisse	- Verschiedene Systeme: ja/nein, Text, Punkte, Zensuren, Erfüllungs-grade oder erfüllt/nicht erfüllt - Bewertung erfolgt nicht immer - Ohne Bewertung weniger Effekte	- 10 der Befragten bewerten nicht, - 69 textlich, 50 mit ja/nein-Bewertungen, 15 mit erfüllt/nicht erfüllt, 24 mit Punkten oder Zensuren.	- Zwei Visiten wurden mit Zensuren bewertet. Vier Visiten mit ja/nein und Bemerkungsmög-lichkeiten	Die Bewertung der Ergebnisse ist in letzter Zeit im Rahmen der Controllingbemühungen und der Ent-wicklung von Kennzahlen und Indikatoren in die Pflege und damit auch in die Arbeit mit Pflegevi-siten einbezogen. Bei der Nutzung eines Bewer-tungssystems ist eine sinnvolle Gewichtung zu be-rücksichtigen und eine klare Definition der Kriterien für die Bewertungen aufzustellen. Die Bewertungen können für interne und externe Vergleiche genutzt werden.
Auswertung kritischer Befunde	- Erst in neuerer Zeit Thema - Controllinginstrument - Haftungsrelevanz	- Nicht erfragt	- In den Visiten nicht als extra Punkt erlebt. Risiken wurden abgefragt.	Die Auswertung kritischer Befunde ist als Teil der Auswertung ein wichtiges Element. Sie hat eine Relevanz für den Bewohner selbst und für die wirtschaftliche und rechtlich sichere Situation des Hauses.

Thema	Literaturanalyse	Befragung	Beobachtung	Gesamtergebnis, Einschätzung
Bewertung des Gesprächsverlaufes	- Wenig Angaben in der Literatur - Positionierung der Beteiligten im Raum ist von Bedeutung - Fremdwörternutzung sollte vermieden werden - Abgrenzung zur ärztlichen Visite - Der Beziehungsaufbau hat Einfluss auf die Effektivität der Visite	- Nicht erfragt	- Bei einer Visite, bei der ein Bewohner die Teilnahme der Promoventin ablehnte, wurde über den Gesprächsverlauf anschließend berichtet.	Eine Bewertung des Gesprächsverlaufs findet kaum statt. In der Einführungsphase der Pflegevisite als neuer Prozess wird der Gesprächsverlauf teilweise in Begleitstudien hinterfragt, danach kaum mehr. Oft werden nur die teilweise recht umfangreichen Fragenkataloge abgearbeitet, ohne auf die Stimmung und das Befinden weiter zu achten. Eine Bewertung des Gesprächsverlaufs lässt sich am ehesten durchführen, wenn zwei Visitierende anwesend sind. So kann der eine durch Zuhören dem anderen die Situation reflektieren. Eine Leitungskraft als zweite Person kann damit z. B. die kommunikativen Fähigkeiten beurteilen. Über die Atmosphäre und die Positionierung im Raum während der Visite ist in der Literatur im Bereich Krankenhaus einiges notiert.
Durchführung einer Nachprüfung	- 3-14 Tage nach der Visite - Dauer ca. 30 Minuten - Selten Thema in Literatur	- Eine Frage lautet, ob die Einleitung der Maßnahmen nachweislich überprüft wird. 106 von 123 Befragten sagen dazu „ja".	- Bei allen Visiten in unterschiedlichen Zeitabständen erfolgt. Nachprüfung wurde nicht von der Beobachterin miterlebt. Es wurde darüber berichtet.	Ein Nachprüfungstermin wird nicht immer durchgeführt, ist aber Teil des Pflegevisitenprozesses. Eine direkte Nachprüfung sichert das Ergebnis der Pflegevisite ab und ist zu empfehlen.
Weitere Nachbereitungen	- Kombination von Pflegevisite und Mitarbeitergespräch ist möglich - Fallbesprechungen sind teilweise sinnvoll - Nutzung der Dienstbesprechungen - Weitere Entwicklung des Pflegevisitenprotokolls - Unterschriften auf die Protokolle nach Abschluss der Visite mit dem Ziel, mehr Verbindlichkeit zu erreichen.	- Verbesserungspotentiale werden notiert (89) und diskutiert (79) - gute Pflege wird notiert (77) - Multidisziplinäre Auswertung, (51)	- Eine Fallbesprechung erfolgte einmal im Anschluss an eine Pflegevisite - Eine übergreifende Sitzung zum Thema Speisenversorgung erfolgt in einer Einrichtung.	Je nachdem, welche Probleme und Themenbereiche in der Visite entdeckt wurden, sind verschiedene Umgangsweisen möglich. Neben der Auswertung auf dem Papier, ist es möglich die Ergebnisse z. B. in einer Teamsitzung oder Fallbesprechung in einer größeren Gruppe zu reflektieren. Hier wird nicht nur das Wissen einer Person, sondern das von vielen den Bewohner betreuende Personen genutzt.

| Meta-auswertungen | - 3 Monate bis zu jährliche Intervalle
- Oft mit EDV ausgeführt
Die Metaauswertungen können Einfluss haben auf:
- Fortbildungsinhalte,
- Prozessoptimierung,
- grundsätzliche Veränderungen im Dokumentationssystem,
- angepasster Personaleinsatz,
- Anpassung der Pflegevisiteninhalte/ des Prozesses. | - 33 Befragte werten nicht übergreifend aus,
- 48 einmal im Jahr,
- 12 alle 6 Monate,
- 17 alle drei Monate.
Die Ergebnisse haben u.a. Einfluss auf:
- Fortbildungsplan (82),
- Zielvereinbarungsgespräche mit Mitarbeitern (57) und
- Bereichen (54),
- Einzelschulungen (56) | - In zwei Einrichtungen wurden sie durchgeführt. In einer davon seit kurzem durch Umstrukturierung nicht mehr.
- Einflüsse wurden nicht erfragt. | Metaauswertungen sind als Instrumente des Controllings einzusetzen. Sie helfen, über den einzelnen Bewohner hinaus zu denken und Handlungsfelder zu erkennen. Sinnvoll ist es, dies in regelmäßigem Rhythmus quartalsweise, halbjährlich oder jährlich durchzuführen. Mit der Metaauswertung können z. B. Fortbildungsbedarfe, notwendige Prozessveränderungen, notwendige grundsätzliche Dokumentationsveränderungen oder das Pflegevisitenprotokoll an sich angepasst werden. |

Tab. 42: Zusammenfassung der Aus- und Bewertungselemente der Pflegevisite

ZUSAMMENFASSUNG DER DIREKTEN STEUERUNGSELEMENTE DER PFLEGEVISITE

Steuerungsbereiche	Literaturanalyse	Befragung (Angaben x von 123 Befragten)	Beobachtung	Gesamtergebnis, Einschätzung
Gesamter Pflegeprozess	Alle Bereiche werden in Form einer Metaanalyse gesteuert. Die Pflegevisite ersetzt die Evaluation	74 Befragte meinen, dass der gesamte Pflegeprozess von der Visite gesteuert wird.	Nur in Details abgefragte. Siehe unten.	Der gesamte Pflegeprozess wäre durch die Pflegevisite steuerbar. Er wird aber nachweislich nicht in allen Bereichen gesteuert.
Dokumentation allgemein		119 Pflegeplanung 79 Prophylaxen	Im Durchschnitt ca. 20 Themen-bereiche, die pro Visite gesteuert wurden.	Die Dokumentation wird am umfangreichsten gesteuert.
Anamnese	Direkte Ergebnisse der Effekt der Pflegevisiten werden nicht abgebildet.	393 verneinen die Steuerung durch alle Teile der Pflegevisite	In 2 Visiten wurden die Anamnese auf das Ausgefülltsein hin überprüft und ergänzt.	Die Anamnese so gut wie nie.
Problem- und Ressourcenerhebung		129 verneinen die Steuerung durch alle Teile der Pflegevisite	Allgemein Aktualität bei 3 Visiten nicht vorhanden	Die Probleme und Ressourcen werden gesteuert und neu betrachtet.
Zielformulierung	Ausnahme: Studienergebnisse (siehe ebd. und in der Literaturanalyse)	113 verneinen die Steuerung durch alle Teile der Pflegevisite	Bei 4 Visiten ergänzt	Ziele werden evaluiert und damit gesteuert.
Maßnahmenplanung		49 verneinen die Steuerung durch alle Teile der Pflegevisite	3x Grundpflege, 3x Behandlungspflege ergänzt	Am häufigsten wird die Planung der Maßnahmen durch eine Pflegevisite verändert.
Maßnahmendurchführung		90 verneinen die Steuerung durch alle Teile der Pflegevisite	3x Prophylaxen, 2x Wunddokumentation verändert	Am zweithäufigsten ist die Durchführung der Maßnahmen.
Evaluation		193 verneinen die Steuerung durch alle Teile der Pflegevisite	Nur zeitlich, ob sie durchgeführt wurde, nicht inhaltlich kontrolliert	Die Evaluation wird von der Pflegevisite kaum gesteuert. Es wird meist nur kontrolliert, ob sie nach vorgegebenem Rhythmus durchgeführt wurden.

Umgebung/ Hilfsmittel		22 meinen, dass Hilfsmittelkontrollen steuernd wirken	8 Steuerungen im Themenbereich Hilfsmittel/ Umgebung	Hilfsmittel werden in der Pflegevisite kontrolliert.
Beratung		Nicht gefragt	3x Beratungen durchgeführt	Beratung ist oft Teil der Pflegevisite.
Sicherheit/ Risikobereiche		69 meinen, dass das Überprüfen von Risikobereichen steuernd wirkt.	3 Sicherheitsprobleme wurden gelöst	Die Sicherheit und die Risikobereiche werden nicht immer aber in letzter Zeit häufiger durch die Visite gesteuert.
Informations-bedarf		25 meinen, dass Anliegen an Ärzte in den Visiten steuernd wirken	16 Informationslücken über verschiedene Berufsgruppen in Visiten entdeckt	Die Visite wirkt berufsgruppenübergreifend.
Pflegefehler/ Schulungen Pflegekräfte	Direkte Ergebnisse der Effekt der Pflegevisiten werden nicht abgebildet.	Kein Thema	4 Pflegefehler wurden sofort bearbeitet.	Sie kann durch Entdeckung von Pflegefehlern das Fachwissen der Pflegekräfte beeinflussen.
Probleme mit Pflegenden	Ausnahme: Studienergebnisse (siehe ebd. und in der Literaturanalyse)	1 Befragter meint, dass Probleme mit Pflegepersonal in der Visite gelöst werden.	keine	Probleme der Bewohner mit Pflegekräften werden selten durch die Visite gesteuert.
Probleme mit Mitbewohnern		1 Befragter meint, dass Problem mit Mitbewohnern in der Visite gelöst werden.	keine	Probleme der Bewohner mit Mitbewohnern werden selten durch die Visite gesteuert.
Beschäftigung		28 Befragte meinen, dass Beschäftigungsprobleme in der Visite gelöst werden	2x Informationsbedarf in diesem Bereich geklärt	Der Bereich Beschäftigung wird manchmal durch die Visite gesteuert.
Behandlungs-pflege		35 Befragte meinen, dass Themen aus der Behandlungspflege in der Visite besprochen und geklärt werden.	3x Absprachen mit Arzt notwendig	Die Möglichkeit bei der Visite über medizinische Dinge zu reden, wird manchmal genutzt.
Ernährung		38 Befragte meinen, dass Ernährungsprobleme in Visiten gelöst werden.	Allgemeine Unzufriedenheit mit dem Speisenversorger	Die Benennung der Zufriedenheit mit der Speisenversorgung steuert das Speisenangebot.

Steuerungs-bereiche	Literaturanalyse	Befragung (Angaben x von 123 Befragten)	Beobachtung	Gesamtergebnis, Einschätzung
Wäsche	Direkte Ergebnisse der Effekt der Pflegevisiten werden nicht abgebildet.	14 Befragte meinen, dass Wäscheprobleme in Visiten geklärt werden können.	Es fehlte Wäsche, die nach der Reinigung nicht zurück zum Bewohner kam. Das Probleme wurde gelöst.	Wäschereiprobleme können durch die Pflegevisite gesteuert werden.
Änderung der Pflegestrategie	Ausnahme:	Nicht erfragt	Wechsel des Speiseversorger geplant	Selten kann die Auswertung der Visiten auch zu Strukturveränderungen führen.
Strukturveränderungen	Studienergebnisse (siehe ebd. und in der Literaturanalyse)	Nicht erfragt	Umstellung von kurativer auf palliativer Pflege in einer Visite	Die Auswertung der Pflegevisite kann zu einer Veränderung der Pflegestrategie führen.

Tab. 43: Zusammenfassung der direkten Steuerungselemente der Pflegevisite

6.2

VERGLEICH DER STUDIENERGEBNISSE MIT DEN EIGENEN ERGEBNISSEN

Für diese Arbeit sind die Studie von Stenzel (1998), Görres et al. (2002) sowie die Studie von Haberman & Biedermann (2001) in Teilergebnissen relevant. Ansonsten sind Teile dieser Studien und der sonstigen in der Arbeit erwähnten Studien in der Darstellung der Ergebnisse der Literaturanalyse zu finden.

Die hier im Detail verglichenen Studien wurden in Krankenhäusern und ambulanten Diensten durchgeführt. Auf Grund der geringen Datenmenge ist die Studie von Stenzel nicht repräsentativ, in ihren Aussagen aber wichtig für diese Arbeit.

Bei den Fragestellungen finden sich Parallelen zu dem Thema dieser Arbeit, z. B. gehen sie auf die Steuerung von einzelnen Teilen des Pflegeprozesses durch die Pflegevisite ein. Im Folgenden werden die Ergebnisse der Studien mit den Ergebnissen der Untersuchungen dieser Arbeit verglichen:

- **Allgemeines**

Ähnlich wie zu Beginn der Arbeit ordnen die Durchführenden der Studie von Habermann & Biedermann (2001) die Pflegevisite in das Qualitätsmanagement ein, in diesem Fall in das System der ambulanten Pflege. Als Qualitätsmaßnahmen neben der Pflegevisite werden in der Studie das Pflegeleitbild, pflegetheoretische Modelle, die Pflegeplanung, Pflegestandards/-richtlinien, Qualitätszertifikate, Dienstbesprechungen, Beschwerdemanagement, Sprechzeiten an den Wochenenden und abends, Qualitätszirkel und das Qualitätshandbuch benannt. Diese Einordnung wird in der vorliegenden Arbeit auf ähnliche Weise für die stationäre Pflege durchgeführt. Das zeigt, dass sich die allgemeine Nutzung des Instruments der Pflegevisite als Qualitätsentwicklungsinstrument in den verschiedenen Bereichen des Gesundheitswesens nicht grundsätzlich unterscheidet.

Die ersten Pflegevisiten sind laut der Studie von Görres et al. (2002) in norddeutschen Krankenhäusern schon 1982 eingeführt worden. 1996-1998 ist laut Studie s.o. ein Maximum der Einführungshäufigkeiten zu verzeichnen. Stenzel (1998) berichtet von einer späteren Einführung (1998-2002) in ihrer Studie.

In der stationären Altenpflege wurde erst deutlich später (Befragungsergebnis 2002 als Modalwert in Berlin) damit begonnen. Bei diesem Vergleich ist zu berücksichtigen, dass häufig die Begriffe „Übergabe am Bett" und „Pflegevisite" unter gleichem Namen, aber mit unterschiedlichen Inhalten genutzt werden. Nach der Literatur und nach eigenen Praxiserfahrungen ist davon auszugehen, dass es sich bei den ersten Visiten im Krankenhaus um reine Übergaben am Bett handelte.

Die Rücklaufquote und damit das Interesse am Thema Pflegevisite ähnelt in dieser Arbeit der Studie „Pflegevisite: Möglichkeiten und Grenzen" von Görres et al. (2002) in Krankenhäusern. Die Antworten entsprechen einer Rücklaufquote von 47,5%. Diese Zahl ähnelt der Rücklaufquote der Befragung mit 43,8 %. Das Interesse ist also in verschiedenen Bereichen des Gesundheitswesens ähnlich hoch. Das Thema kann damit als aktuell erklärt werden.

• **Organisatorische Elemente der Pflegevisite**

TEILNEHMER AN DER PFLEGEVISITE

Stenzel (1998) überprüfte in ihrer Studie, wer an den Visiten teilnahm. Teilnehmer an den Visiten in der Studie im Krankenhaus waren ein bis zwei Pflegekräfte und bei 32 von 35 untersuchten Pflegevisiten die Stationsleitungen. Sonstige Personen kamen in drei Fällen noch dazu. Görres et al. (2002) kommen in seiner Studie zu ähnlichen Ergebnissen. Das Angebot wird bei ihm noch um Auszubildende ergänzt. Im stationären Altenpflegebereich ist das anders. Sie werden eher von PDL, QB und dann erst von den Bezugspflegekräften durchgeführt. Angehörige werden in Pflegevisiten im Krankenhaus nicht erwähnt. In Pflegeheimen sind sie nicht die Regel, werden aber in einigen Fällen mit zur Visite eingeladen. Im ambulanten Bereich sind sie meist Teil der Häuslichkeit und bei fast jeder Visite dabei. Die Teilnehmer variieren stark in den verschiedenen Bereichen des Gesundheitswesens.

ZIELE DER PFLEGEVISITE

Bei der Frage nach dem Verständnis von Pflegevisiten antworteten die meisten in der Studie im Krankenhaus (Görres, 2002), dass die zentralen Ziele „die Patientenorientierung" und „die Verbesserung der Pflegequalität" wären. In der stationären Altenpflege werden als allgemeine Ziele ebenfalls die Qualitätsverbesserung und deren Kontrolle als Hauptziele genannt. Die Einbeziehung des Bewohners hat nicht so eine große Relevanz (46 von 123 Befragten). Bei der konkreten Frage nach den bewohnerbezogenen Zielen wurde geantwortet, dass die Zufriedenheit und die Qualität des pflegerischen Zustandes des Bewohners am wichtigsten sind. Die direkte Beteiligung des Bewohners hat auch hier mit 45 von 123 Antwortenden nicht so eine große Bedeutung. Der Grund dafür liegt in den unterschiedlichen Krankheitsbildern (z. B. Demenz) und darin, dass die Bewohnerorientierung im Pflegeheim mehr im Fokus steht als im Krankenhaus. Dort stehen die Prozesse der Heilungsversuche durch Operationen und

Untersuchungen eher im Vordergrund. Im Heim ist die konkrete Zufriedenheit wichtig für den Ruf des Hauses.

Als Ziele der Visiten im ambulanten Bereich (Habermann & Biedermann) wurden pflegebezogene Qualitätssicherung, aber auch Personalanleitung/-entwicklung, Marketing und Kundenbindung sowie Wirtschaftlichkeit genannt. Marketing und Kundenbindung spielen in der stationären Pflege im Zusammenhang mit der Pflegevisite eher weniger eine Rolle. Auch der Blick auf die Wirtschaftlichkeit wird nur im Zusammenhang mit der Einstufung in die korrekte Pflegestufe erwähnt. Die anderen Ziele entsprechen denen der stationären Pflege.

Planung der Visiten, Vorbereitung und deren Dauer

In den Studien werden Aussagen zur Dauer der Pflegevisiten getätigt. Die Pflegevisite wird laut Studie im Krankenhaus in 31% einmal täglich, seltener einmal wöchentlich oder einmal monatlich durchgeführt. Mit den täglichen Visiten sind die Übergaben am Bett gemeint. Die Frequenz in der stationären Altenpflege unterscheidet sich hier deutlich. Einmal im Jahr ist dort eher die Mindestangabe. Im Krankenhaus ist dies bei der kurzen Verweilzeit kein zu erstrebendes Ziel. Dort werden auch nicht alle Patienten visitiert. Eine patientenbezogene langfristige Planung der Visiten kann nicht durchgeführt werden, nur eine tageweise Planung ist sinnvoll.

In 31 von 35 Fällen wurde die Visite im Krankenhaus (Stenzel, 1998) wie geplant an einem festgelegten Tag in der Woche durchgeführt. In drei Fällen fand eine Verschiebung statt. Dies Ergebnis der Planbarkeit von Visiten entspricht nicht dem aus den Untersuchungen. Dort haben nur 22 Befragte die vorgeplanten Intervalle einhalten können.

In den Studien wurden Fragen zur Dauer der Visite gestellt. In 13 Fällen waren 30 Minuten als Durchführungszeitdauer nicht ausreichend. Das entspricht in etwa einem Drittel der Befragten. Die Visiten im stationären Bereich dauern im Durchschnitt meistens länger als in dieser Studie angegeben.

Als Tageszeiten für die Durchführung der Visiten werden in 54 Abteilungen der Krankenhäuser (Görres et al., 2002) mittags, in 29 morgens und in 10 abends genannt. In 71 % konnten die Termine auch eingehalten werden. Abends finden bis auf Ausnahmen, in denen die Visiten mit Angehörigen nach deren Feierabend durchgeführt werden, in der stationären Altenpflege keine Pflegevisiten statt. Die Bewohner sind dann meist nicht mehr so konzentriert und teilweise schon müde. Sie finden eher am späten Vormittag statt.

Es wurde in der gleichen Studie gefragt, worüber der Patient vor der Visite informiert wurde. Die meisten Pflegekräfte informieren den Patienten über die Ziele, die Teilnehmer und den Ablauf der Visite. 23 Patienten konnten direkt in das Gespräch einbezogen werden. 21 wurden innerhalb der Visite beraten. Im Vergleich zu den Ergebnissen aus der stationären Altenpflege konnten mehr Patienten aktiv ins Gesprächsgeschehen eingebunden werden. Das liegt sicherlich an den unterschiedlichen Gesundheitszuständen. Die Informationsaktivitäten entsprechen denen der stationären Pflege. Die Pflegekräfte informieren sich wiederum selbst, bevor sie die Visiten durchführen.

95,5% führen als Studienergebnis von Görres (2002) eine Vor- und Nachbesprechung ohne den Patienten durch. Das entspricht dem Ergebnis dieser Arbeit. In der Literatur wurde nur einmal erwähnt, dass eine Nachbereitung auch mit dem Bewohner stattfindet.

Als letztes soll ein Blick auf die Ergebnisse der Studien zu den Themen Datenschutz und Schutz der Intimsphäre sowie Störungen bei Pflegevisiten geworfen werden.

Der Schutz der Intimsphäre und der Daten wurde im Krankenhaus bis auf eine Ausnahme berücksichtigt. Im stationären Altenpflegebereich geschah das bei den Beobachtungen nicht immer. Im Doppelzimmer ist es bei bettlägerigen Menschen nicht immer möglich, den Bewohner und evtl. die Angehörigen aus dem Zimmer heraus zu bitten.

Störungen traten laut Studie von Stenzel (1989) bei zwei Pflegevisiten auf. Auch im stationären Bereich gab es nachweislich Störungen. Dies ist aber ein Bereich, der durch organisatorische Veränderungen Verbesserungspotential hat.

ANLÄSSE FÜR DIE VISITEN

Die Auswahl des Patienten zur Pflegevisite erfolgte im Krankenhaus (Stenzel, 1989) entweder durch Kriterien des Patienten selbst (z. B. Pflegeaufwändigkeit, Entlassung, Einstufung, Fehlverhalten, Dekubitus) oder durch das Pflegepersonal (Übungsbedarf des Mitarbeiters, Überprüfung der Pflege, Patient hat Redebedarf angezeigt, Pflegeplanung musste aktualisiert werden). Bis auf den Anlass der Entlassung entsprechen die Anlässe der Pflegevisite denen aus der stationären Pflege. Görres hat in seiner Studie eher die Übergabe am Bett, die als Pflegevisite deklariert wird, untersucht. Sie wird täglich ohne bestimmten Anlass durchgeführt.

Die organisatorischen Elemente der Pflegevisite differieren stark, je nach Bereich des Gesundheitswesens, in denen sie genutzt werden. Die Teilnehmerschaft, Ziele, Anlässe und die Planung und Vorbereitungen laufen unterschiedlich ab. Was sich durch alle Bereiche zieht, ist das Ziel der Qualitätssicherung und -verbesserung mit welchen Mitteln und Schwerpunkten auch immer.

• Inhaltliche Elemente der Pflegevisite

INHALT DER VISITE

Der Pflegeverlauf wurde im Krankenhaus (Stenzel, 1998) mit dem Patienten anhand der gesamten Akte, anhand der Pflegeplanung oder anhand des Berichtes durchgesprochen. Es wurden auch ärztliche Themen besprochen oder an den Arzt verwiesen.

Inhalte der Pflegevisiten im Sinne einer Übergabe am Bett in norddeutschen Krankenhäusern (Görres) sind: Das aktuelle Befinden (98,6%), pflegerisch relevante Informationen (95,7%), persönliche Bedürfnisse (90%), Ereignisse des Tages (68,6%), Thematisierung von Nah- und Fernzielen (64,3%), soziale Belange (60%). In der stationären Pflege sind die Inhalte in deutlich mehr Bereiche aufgeteilt. Durch den Wohncharakter eines Pflegeheims sind Themen wie Umfeld und Beschäftigung in den Themenbereichen enthalten.

Medizinische Fragen werden im stationären Altenpflegebereich auch, aber wesentlich seltener gestellt als im Krankenhaus. Die Akte wird im stationären Bereich eher vorher vom Pflegepersonal angeschaut und nicht bei der Visite. Die Pflegeplanung wird aber häufig mitgenommen, um z. B. etwas nachzuschauen.

Inhalte in den Pflegevisitenprotokollen waren nach der Studie in der ambulanten Pflege (Habermann & Biedermann, 2001) hauptsächlich Fragen zur Pflegedokumentation, zu Arbeitstechniken, Beratung und Anleitung zu Mitarbeitern, aktivierender Pflege und zur Versorgungssituation. Der Fokus liegt durch die kurze Zeit, die die Pflegenden mit dem Klienten verbringen, mehr auf der Anleitung, der Beratung und der Versorgungssituation als in der stationären Pflege. Die anderen Inhalte entsprechen denen in der stationären Pflege und werden dort noch um die Zufriedenheitsbefragung oder -beobachtung ergänzt.

Bei den Inhalten der Pflegevisiten zeigen sich ebenfalls viele Unterschiede in den diversen Bereichen des Gesundheitswesens. Das einzige, was sich wie ein roter Faden durch alle Bereiche zieht, ist die Überprüfung der Pflegeplanungen mit ihren Zielen.

AUS- UND BEWERTUNG DER PFLEGEVISITE

Eine Evaluation im Sinne des PDCA-Zyklus wird laut Habermann & Biedermann (2001) in keinem Fall in der ambulanten Pflege durchgeführt. Aus den Interviews lässt sich auf nichtsystematische Bewertungsaktivitäten schließen. So werden z. B. Protokolle für die Visiten überarbeitet. Die Auswertung erfolgt in der Altenpflege bewohnerbezogen regelmäßig. Die Bewertungsaktivitäten sind zwar, wenn sie durchgeführt werden, systematisch aber ebenfalls noch eher selten anzutreffen.

In den Studien und in den Ergebnissen dieser Arbeit wird deutlich, dass bei der weiteren Verwendung der Pflegevisite über die bewohnerbezogene Auswertung hinaus noch Handlungspotentiale liegen. Hier sind Potentiale, die die Einrichtungen nutzen können, um ihre Qualität weiter zu hinterfragen, zu vergleichen und zu verbessern.

- **Direkte Steuerungselemente der Pflegevisite**

STEUERUNGSBEREICHE DER PFLEGEVISITE

In zwei Studien wurde konkret die Wirksamkeit der Pflegevisite untersucht. So wie es auch in dieser Arbeit geschah. Stenzel (1989) unterteilt die Steuerungseffekte in die,

die der Patient selbst gesteuert hat und in die, bei denen der Visitierende den Pflege-prozess direkt beeinflusst hat. Der Patient hatte in den Visiten im Krankenhaus (ebd.) die Pflegeziele der Pflegemaßnahmen direkt mitgesteuert. Dies Ergebnis der Studie zeigt, dass aktiv mit dem Patienten über die Planung gesprochen wurde.

Im stationären Bereich der Altenpflege sind Steuerungen durch den Bewohner direkt nicht in den Bereichen der Pflegeplanung erfolgt. Sie betrafen eher die Bereiche Wä-scheversorgung, allgemeiner Informationsbedarf und u.a. die Speisenversorgung.

Konkrete Änderungen in den Pflegeplanungen erfolgten nach den Visiten durch die Visitierenden in den Bereichen: Pflegeprobleme (15), Pflegemaßnahmen (18) und Pflegeziele (17). Teilweise erfolgten keine Änderungen, da z. B. die Planung aktuell war oder keine Pflegeprobleme aufgetreten waren (Stenzel, 1998). Dies Ergebnis entspricht in Teilen den Ergebnissen dieser Arbeit. Es gab in der Studie keine Änderungen in der Anamnese und bei der Evaluation, genau wie in der stationären Pflege. Außerdem gab es die meisten Änderungen bei den Maßnahmen und Zielen und etwas weniger bei den Problemen und Ressourcen. Dass in 11 Fällen keine Änderung notwendig war, spricht für eine gute Schulung der Pflegekräfte.

In der stationären Altenpflege ist gerade bei den Beobachtungen keine Visite dabei gewesen, bei der keine Defizite im Bereich der Pflegeplanung entdeckt wurden.

Bei der Frage an die Pflegenden, was insgesamt verbessert werden muss, gab es nach Stenzel (1998) folgende Antworten:

Pflegeplanung (14), Gesprächsführung (9), Pflegeberichte (5), pflegerisches Wissen (4), Rahmenbedingungen (4), Pflegeanamnese (3). Diese Ergebnisse sind denen in der stationären Pflege sehr ähnlich. Gerade bei den Beobachtungen zeigte sich der Verbesserungsbedarf beim pflegerischen Wissen, in der Pflegeplanung und bei den Rahmenbedingungen. Das Thema Gesprächsführung wird in der Literatur betrachtet und deren Effekte werden beschrieben.

In der Pflegevisite festgestellte Defizite im ambulanten Bereich (Habermann & Bieder-mann, 2001) lagen überwiegend in den Bereichen Pflegegestaltung, Arbeitstechniken, Dokumentation, Pflegeplanung und Versorgungssituation.

Die Versorgungssituation entfällt weitestgehend in der stationären Pflege, da die Rah-menbedingungen gesichert sind. Alle anderen Bereiche sind für die stationäre Pflege ebenso relevant und werden darüber hinaus noch ergänzt.

Bei der direkten Wirksamkeit der Pflegevisite sind in den Studien und in dieser Arbeit die Schwerpunkte in der Steuerung der Pflegemaßnahmen und in den Pflegezielen zu sehen. Sei es in der praktischen Durchführung und/oder in der Dokumentation. Darüber hinaus hat jeder Bereich im Gesundheitswesen seine eigenen Schwerpunkte.

Die Unterschiede und die Verwirrungen bezüglich der Pflegevisite, die in der Literatur benannt werden, beruhen, wie nun deutlich ersichtlich ist, auf den unterschiedlichen Anforderungen, Rahmenbedingungen und Interessen der unterschiedlichen Anwender.

Verbunden werden die 27 unterschiedlichen in der Literatur gefundenen Visitenformen (siehe Kapitel 3.2 und Tabelle 44) quer durch alle Bereiche des Gesundheitswesens von den Zielen, die Qualität zu sichern und zu verbessern und die Pflegeplanung zu überprüfen und zu aktualisieren. Betrachtet man nur einen Bereich des Gesundheitswesens, so wie in dieser Arbeit, wird ersichtlich, dass die Unterschiede eher im Detail liegen.

6.3

BEANTWORTUNG DER FRAGEN

Frage 1:

Sind Form, Umfang, Inhalt und Verfahrensweisen bei Pflegevisiten in der stationären Altenpflege in Berlin vergleichbar?

Bedingungen: Die Frage kann bejaht werden, wenn es bei den möglichen inhaltlichen Themenbereichen Wiederholungen gibt. Auch eine Gleichheit von Umfang, Form und Verfahren weist darauf hin. Sie muss verneint werden, wenn die Unterschiede in den einzelnen Bereichen der Pflegevisite in der stationären Altenpflege in Berlin zu stark voneinander abweichen. Es wurden dazu die organisatorischen, die inhaltlichen und die prozesshaften Aspekte der Ergebnisse aus der Befragung und den Beobachtungen diskutiert.

Diskussion: Für eine Verneinung der Frage sprechen eindeutig die Ergebnisse aus der Befragung. Deutliche Unterschiede wurden in der Dauer der Visiten (20-300 Min.), bei ihren Teilnehmern (diverse Varianten), bei der Häufigkeit der Durchführung (einmal monatlich bis zu einmal im Jahr), den Seitenzahlen der Visitenprotokolle (2-21 Seiten) und bei den Anlässen (über sechs verschiedene), aus denen eine Visite durchgeführt werden soll, angegeben. Aber auch die andere Untersuchungsmethode zeigte Unterschiede. Im Folgenden werden die Ursachen für diese Unterschiede beurteilt.

Die Ziele der Pflegevisite sind für sich betrachtet schon mit einer großen Bandbreite von Möglichkeiten versehen. Zwölf in der Befragung analysierte allgemeine Ziele weisen auf unterschiedliche Ansätze von Pflegevisiten hin. Schwerpunkte sind dabei im Qualitätsmanagement zu erkennen. Bei den bewohnerbezogen Zielen liegen die Schwerpunkte bei der Zufriedenheitsverbesserung. Bei den pflegequalitätsbezogen Zielen liegen die Schwerpunkte bei der Kontrolle des Pflegeprozesses und dabei Defizite im Pflegeprozess aufzudecken. Bei dem mitarbeiterzentrierten Fokus ist es die Professionalisierung und erst später die Überprüfung der praktischen Arbeit.

Je nachdem, mit welchem Ziel man die Pflegevisite einsetzen möchte, muss sie inhaltlich unterschiedlich gestaltet sein. Das bedeutet, dass auch die davon abgeleiteten Verfahren und Inhalte unterschiedlich sind und sein müssen. Die Unterschiede in den Verfahrensweisen zeigen sich unter anderem bei den organisatorischen Aspekten: So sind z. B. die Arten der Teilnehmer an den Visiten und die geplante Häufigkeit der Durchführung der Visiten unterschiedlich (siehe oben).

In der folgenden Übersicht, die als Extrakt des Kapitels 3.2 erstellt wurde, werden die Unterschiede der insgesamt 27 verschiedenen Pflegevisitenformen mit Namen und Bereich im Gesundheitswesen präsentiert. Auch wenn die Namen teilweise gleich sind, sind es nicht unbedingt auch die Inhalte.

ÜBERSICHT ÜBER DIE VERSCHIEDENEN FORMEN DER PFLEGEVISITE

Bereich/Anzahl der Visitenformen	Krankenhaus	Stationäre Altenpflege	Ambulante Pflege
1	Anästhesievisite	Pflegevisite bei Demenz	Supervidierende Pflegevisite
2	Übergabe am Bett	Supervidierende Pflegevisite	Kollegiale Pflegevisite
3	Lehrvisite	Kollegiale Pflegevisite	Klientenorientierte Pflegevisite (eine ganze Tour)
4	Pflegevisite bei Einzelproblemen	Selbstreflektierende Pflegevisite	Klientenorientierte Pflegevisite (eine Klientin)
5	Pflegevisite durch PDL (alle 14 Tage)	Vergleichsvisite	Dokumentationsvisite
6	Präoperative Pflegevisite	Übergabe am Bett	Mikrovisite
7	Pflegevisite vor der Entlassung	Mikrovisite	Makrovisite
8	Systemische Pflegevisite	Makrovisite	Lehrvisiten
9		Mitarbeiterorientierte Visite	
10		Lehrvisite	
11		Dokumentationsvisite	
Gesamtsumme	8	11	8

Tab. 44: Übersicht über die verschiedenen Formen der Pflegevisite

Eine vergleichende Betrachtung der Inhalte der Pflegevisiten zeigt Tendenzen zur Einheitlichkeit auf. Die Dokumentationsüberprüfung wird von allen als Teil der Visite angegeben, die körperliche Visite und die Zufriedenheitsbefragung bei fast allen. Die beiden Bereiche, die nicht von vielen genutzt werden, sind die Zufriedenheitsbeobachtung und die Überprüfung der direkten Pflege als Teil der Visite.

Innerhalb dieser eher grob strukturierten Visitenteile gibt es Inhalte, die von vielen genutzt und andere, die weniger häufig genutzt werden (siehe Tabelle 35). Als Beispiel soll hier die Umgebungsvisite erwähnt werden. Nach Hilfsmitteln und persönlicher Raumgestaltung wird bei fast allen gefragt. Beleuchtung und Sauberkeit sowie Renovierungsbedarf wird von deutlich weniger Einrichtungen in die Visite integriert.

Ein Blick soll noch auf die Auswertung, als Teil des Verfahrens und auf die möglichen weiteren Folgen einer Pflegevisite gelenkt werden. 33 Befragte werten die Pflegevisiten gar nicht aus. Auffallend sind die Varianten der Bewertungsmöglichkeiten. Sechs verschiedene Verfahren werden genutzt. In den meisten Fällen ist es die textliche Bewertung. Wenige Bewertungen erfolgen mit Punkten oder Zensuren. In 67 Einrichtungen erfolgt nur eine Metaauswertung. Das bedeutet, dass die möglichen Effekte einer Pflegevisite nicht in allen Häusern zur Gänze genutzt werden.

Bei den durchgeführten Beobachtungen sind mehr Parallelen zu erkennen. Die Visiten werden alle mindestens jährlich und immer nur von einem Visitierenden durchgeführt. Anlässe waren Routine oder Erstvisiten nach Einzug. Der Visitierende kann dabei unterschiedliche Funktionen haben. Sie reichen von der Bezugspflegefachkraft bis zur PDL. Die Dauer der Visiten war mit einem Durchschnitt von 74 Minuten und einer Varianz von 90 Minuten ähnlich. Alle Visiten wurden vorbereitet. Es fanden Bewohnerbesuche statt und Auswertungen.

Auch inhaltlich sind Ähnlichkeiten festzustellen: Es wurden immer körperliche Visiten und, soweit gesundheitlich möglich, Zufriedenheitsbefragungen durchgeführt. In einer Einrichtung wurden die Kontrollen der Dokumentation in anderem Rahmen durchgeführt. Sie waren aber bei allen geplant.

Auffällig war, dass die Nachbereitungen bei den Beobachtungen in unterschiedlichen Rahmen stattfanden. Teilweise wurde direkt vor Ort nach dem Verlassen des Bewohnerzimmers ein Feedback eingefordert. In anderen Fällen kam es zu einer Fallbesprechung und einer großen Versammlung.

Die Steuerungsvarianten waren ähnlich breit gefächert wie die in der Befragung (siehe auch Abbildung 15). Die Themenbereiche sind gerade bei den Beobachtungen sehr individuell. Die Effekte gehen bei der Befragung und bei den Beobachtungen über den Pflegeprozess hinaus. Bei den Bewertungssystemen gab es nur zwei Varianten. Das Zensurensystem wird häufiger genutzt als das ja/nein-System. Bei den Ergebnissen der Beobachtungen ist die kleine Grundgesamtheit zu berücksichtigen.

Zusammenfassend muss gesagt werden, dass in den Angaben aus der Literaturrecherche im Kapitel 5.1 und zusammengefasst in der Tabelle 44, die Bandbreite der Varianten am deutlichsten wird. Hier werden die Varianten in allen Gesundheitsbereichen Deutschlands beschrieben. Die Untersuchungen in Berlin, und wenn sie auch nur im Bereich der stationären Altenpflege stattfanden, bestätigen diese Vielfalt.

Ein nicht zu vernachlässigender Grund für die Vielfalt auch in der Zukunft ist die notwendige ständige Anpassung der Pflegevisiten an die sich häufig verändernden Anforderungen zur Qualitätsüberwachung in den Pflegeeinrichtungen. Sicherlich gibt es dafür mehrere Instrumente, aber die Pflegevisite bietet sich dafür besonders an. Das Protokoll ist schnell anzupassen und zeigt bei einer adäquaten Auswertung schnell Ergebnisse. Einige Einrichtungen reagieren auf diese Änderungen, seien sie politisch oder wissenschaftlich bedingt, sofort, andere später oder gar nicht. So wurden z. B. viele Änderungen im Rahmen der Einführung der Transparenzoffensive durchgeführt.

Die Unterschiede und die damit kaum vorhandene Vergleichbarkeit wird sich damit auch in Zukunft nicht verändern, es sei denn, die Pflegevisite wird politisch und/oder wissenschaftlich reglementiert. Da die Unterschiede die Parallelen übersteigen, wird die Frage positiv beantwortet.

Antwort:

Pflegevisiten werden in Berliner Pflegeeinrichtungen sehr unterschiedlich durchgeführt. In den Rahmenbedingungen sind die größten Unterschiede, in den Inhalten aber auch Parallelen zu erkennen. Da eine Annäherung auch in der Zukunft nicht so schnell zu erwarten und auch nicht unbedingt sinnvoll ist, muss diese Frage verneint werden.

Frage 2:

Gibt es Schnittstellen zwischen der Pflegevisite und dem Pflegeprozess? In welchen Bereichen liegen ihre Steuerungsfunktionen?

Bedingungen: Diese Frage kann bejaht werden, wenn Schnittstellen des Pflegeprozesses mit den Pflegevisiten von allen antwortenden Einrichtungen erwähnt und/oder bei den Beobachtungen erlebt werden. Sie muss verneint werden, wenn sich keine Beziehungen zwischen der Pflegevisite und dem Pflegeprozess erkennen lassen und auch für die Zukunft eine Annährung unwahrscheinlich ist. Die einzelnen Bereiche des Pflegeprozesses werden zur Beantwortung separat betrachtet. Grundlagen sind die Angaben aus der Literatur, die Beobachtungen und die Befragung.

Diskussion: In der Literatur gibt es verschiedene Ansätze zur Wirksamkeit der Pflegevisite auf den Pflegeprozess, die die Frage mit einem „ja" beantworten lassen könnten. Nenne (2006) bezeichnet den Pflegevisitenprozess als Metaevalutationsprozess, der alle Bereiche des Pflegeprozesses evaluiert. Der Pflegevisitenprozess hat schon rein äußerlich viele Ähnlichkeiten mit dem Pflegevisitenprozess. Es gibt in beiden Prozessen die Phase der Informationssammlung. Diese Sammlung hat nur unterschiedliche Blickwinkel. Einmal werden Informationen zum Bewohner gesammelt und bei der

Visite Informationen zum ganzen Pflegeprozess und oft noch darüber hinaus. Auch die Problemerkennung, die Zielsetzung und die Planung und Umsetzung der Maßnahmen erfolgt ähnlich, aber unter dem eben genannten übergreifenden Blickwinkel.

Die Evaluation ist dabei eine separat zu betrachtende Prozessphase. Schank (2004) hat in ihrer Studienarbeit: „Die Pflegevisite innerhalb der Pflegeprozessmethode" speziell den Einfluss der Pflegevisite auf einen Aspekt des Pflegeprozesses beleuchtet. Sie untersuchte, inwieweit die Pflegevisite Einfluss auf die Evaluation, also auf den letzten Schritt des Pflegeprozesses, hat. Schank (2004, S. 12) meint, dass im Rahmen der Pflegeprozessevaluation eher laufend unbewusste Teilauswertungen durchgeführt werden. Der Patient würde nur bei der Anamnese im Krankenhaus beteiligt werden. Die Pflegevisite wäre das geeignete Instrument, um den Patienten aktiv mit in die Evaluation hineinzunehmen. Die Evaluation durch die Pflegevisite ersetzt damit die Evaluation des Pflegeprozesses. Görres et al. (2002, S. 30) schreibt passend dazu, dass „die Evaluation der pflegerischen Arbeit der vernachlässigte Teil des Pflegeprozesses ist". Auch die Überprüfung der Ergebnisse der Pflegevisite wird nicht immer konsequent durchgeführt.

In Tabelle 17, die die Ergebnisse der Literaturrecherche von der Aktualisierung der Pflegeplanung darstellt, zeigte sich, dass dort überprüft wurde, ob die Ziele erreicht sind. Die Wirkung des Pflegeprozesses selbst wurde durch die Pflegevisite nach Angaben aus der Literatur überprüft, Maßnahmen wurden besprochen und die Schlüssigkeit der gesamten Planung wurde getestet.

Für eine Verneinung der oben genannten Frage spricht in Teilen das Ergebnis der Befragung. Es gibt durchaus Befragte, die meinen, dass die Pflegevisiten den Pflegeprozess in all seinen Teilen steuern. Die Mehrheit bestätigt, dass sie zwar gesteuert wird, aber nicht in allen Bereichen und auch nicht in allen Bereichen gleich stark. Eine Differenzierung nach Inhalten erfolgte bei dieser Frage. Eine Übersicht soll das im Detail verdeutlichen. Die Pflegevisite hat in seiner Gesamtwirkung nach Angaben der Befragten am wenigsten Einfluss auf die Anamnese und die Evaluation. Die Dicke der Pfeile zeigt in etwa die Stärke der Steuerung der einzelnen Bereiche des Pflegeprozesses (Abbildung 18).

Das bedeutet im umgekehrten Sinn, dass hauptsächlich vier Bereiche gesteuert werden. Es sind die Bereiche: Probleme und Ressourcen erfassen, Ziele festlegen, Maßnahmen planen und Maßnahmen durchführen.

Über alle Teile des Pflegeprozesses sind im Durchschnitt rund 74 Befragte der Meinung, dass die Pflegevisite den Pflegeprozess steuert. Die Überprüfung der Dokumentation und die körperliche Visite sollen da die meisten Steuerungseffekte haben. Bei der Zufriedenheitsbeobachtung sind es weniger. Dann folgen die Überprüfung der direkten Pflege und die Umgebungsvisite mit dem geringsten Steuerungseffekt auf den gesamten Pflegeprozess. Bei der Umgebungsvisite werden hauptsächlich Maßnahmen geplant und teilweise auch gleich umgesetzt. Während der Überprüfung der Mitarbeiter, bei der die Maßnahmendurchführung beobachtet wird, sind in diesem Bereich

Steuerungseffekte der Pflegevisite

Weitere Steuerungs-
felder
- Strukturen in der
  Institution
- Wissen der Pfle-
  gekräfte
- Zusammenarbeit
  mit anderen Be-
  rufsgruppen
- Ruf des Hauses
- Beziehungen
  zwischen Klien-
  ten und Pflegen-
  den

Pflegevisite

Pflegeprozess
- Anamnese
- Problem/
  Ressourcen-
  erhebung
- Ziele festlegen
- Planung der
  Maßnahmen
- Durchführung
  der Maßnah-
  men
- Evaluation

Abb. 18: Allgemeine Steuerungseffekte der Pflegevisite

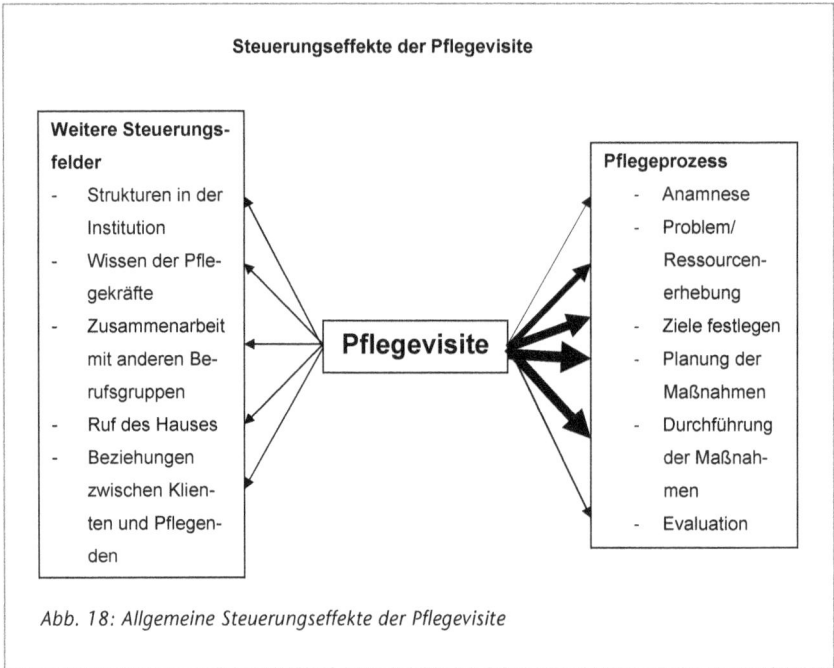

auch die größten Effekte zu erwarten. Das zeigt sich in den kleinen Zahlen bei der Maßnahmenplanung und -durchführung (Tabelle 36). Die Zufriedenheitsbefragung hat Einfluss auf die Ziele, die direkt bei der Befragung evaluiert werden können, und auf die Maßnahmenplanung.

Die Ergebnisse aus den Beobachtungen zu diesem Thema sind auf Grund der kleinen Datenmenge nicht so aussagekräftig für die Beantwortung dieser Frage. Bei den vier durchgeführten Dokumentationsvisiten wurden sämtliche Akten nach vorgegebenen Protokollen überprüft. Gesteuert wurden bei allen vier Bewohnern die Ziele und bei dreien die Aktualität der Planung. In zwei Fällen wurde die Anamnese verändert. Außerdem wurden die Risikobereiche, die Prophylaxen sowie die Stammdaten gesteuert. Die Ergebnisse bestätigen bis auf die Überarbeitung der Anamnese die Angaben aus der Befragung.

Abschließend kann gesagt werden, dass bei allen drei Untersuchungsarten deutlich wird, dass der ganze Pflegeprozess durch die Pflegevisite gesteuert werden kann. Schwerpunktmäßig werden die Ziele und Maßnahmen als Teile des Pflegeprozesses gesteuert. Jeder Teil der Pflegevisite hat unterschiedlichen Einfluss auf den Prozess. Die größten Effekte sind bei der Dokumentationsüberprüfung und bei der körperlichen Visite zu erwarten.

Es kommt nun darauf an, welche Teile der Pflegevisite ausgewählt werden und welche Ziele für die Visiten gesetzt werden. Der größte Effekt als übergeordnetes Steuerungsinstrument ist zu erwarten, wenn der Pflegevisitenprozess vollständig genutzt wird.

Antwort:

Die Pflegevisite kann als übergeordnetes Steuerungsinstrument für den ganzen Pflegeprozess wirken. Ihre hauptsächlichen Steuerungseffekte liegen dabei auf der Maßnahmenplanung und der direkten Durchführung derselben. Sie werden nach dieser Studie hauptsächlich mit der Dokumentations- und der körperlichen Visite erreicht. Die Frage ist zu bejahen.

Frage 3:

Steht die Pflegevisite als gesondertes Instrument zwischen dem Pflegeprozess und den externen Qualitätssicherungsinstrumenten?

Bedingung: Diese Frage kann bejaht werden, wenn sich herausstellt, dass die Pflegevisite sich nicht nur auf den Pflegeprozess allein konzentriert. Auch andere Elemente, wie z. B. die Mitarbeiteredukation, können Teile der Pflegevisite sein. Die Verbindung zu den externen Qualitätssicherungselementen kann sich in den Inhalten der Visite, die z. B. Elemente von externen Prüfinstrumenten aufgenommen hat (z. B. Qualitätsprüfrichtlinie), zeigen.

Sie muss verneint werden, wenn die Pflegevisite keinerlei Beziehungen zur externen Qualitätssicherung aufweist und sich nur auf den Pflegeprozess konzentriert. Eine positive Steuerung der Prüfergebnisse ist durch die Pflegevisite dann nicht erkennbar.

Grundlagen zur Beantwortung dieser Frage sind alle drei Untersuchungteile mit dem Schwerpunkt der Literaturanalyse.

Diskussion: Um diese Frage zu beantworten, muss diskutiert werden, wie die Pflegevisite ins Gesamtbild des Unternehmens mit seinem Qualitätsmanagementsystem eingeordnet ist. Der Pflegeprozess ist Teil des Gesamtwerkes des Konzepts jeder Pflegeleistungen anbietenden Institution. Es beinhaltet eine ausgewählte Pflegetheorie, die durch ein Leitbild mit entsprechendem Pflegeverständnis ergänzt werden (siehe auch Kapitel 2.4).

Der Pflegeprozess wird nicht nur von der Pflegevisite gesteuert. Im Rahmen der internen und externen Qualitätssicherung gibt es noch weitere Instrumente, die diese Aufgabe übernehmen. Der MDK (2006) benennt die Pflegevisite im Zusammenhang mit Fallbesprechungen, Standards und Richtlinien sowie der Einsetzung eines Qualitätsbeauftragten. Jedes dieser Intrumente hat jeweils bestimmte Phasen des Pflegeprozesses im Blick. So konzentrieren sich die Fallbesprechungen auf konkrete Pflegeprobleme. Die Richtlinien beschreiben die konkreten Umsetzungsprozesse, die sich in den Maßnahmen widerspiegeln. Ein Qualitätsbeauftragter hat wiederum Aufgaben, die über den reinen Pflegeprozess hinausgehen. Er ist meist als Stabstelle in beratender Funktion der Leitung und der Mitarbeiter gegenüber eingesetzt. Seine Aufgaben sind die Einführung, Umsetzung und kontinuierliche Weiterentwicklung des Qualitätsmanagements, das auch über die Pflege hinausgehen und Schnittstellen betreffen kann. Er begleitet die initiierten Prozesse der Qualitätsüberwachung und deren Verbesserung. Ein weiteres Ziel ist die Schaffung von Transparenz in Qualitätsbelangen der Pflegeeinrichtung. Dies kann z. B. durch die Metaanalyse nach den Pflegevisiten geschehen.

Externe Qualitätssicherung wird von nicht einrichtungsinternen Qualitätsprüfinstitutionen durchgeführt. Das können gesetzlich vorgeschriebene (z. B. Heimaufsicht, MDK, Gesundheitsamt) oder von der Einrichtung beauftragte Prüfinstitutionen (z. B. TÜV Rheinland oder BIVA) sein. Die externe Qualitätssicherung ist in der Abbildung 5 dargestellt. Sie wirkt, als Pfeil dargestellt, von außen. Der Pflegeprozess und der Pflegevisitenprozess sind in einer Rangfolge um den Bewohner herum dargestellt. Sie werden bei der internen Qualitätssicherung eingeordnet.

In der Literatur wird dieser Zusammenhang wenig und wenn, dann unterschiedlich, dargestellt. Peth (2010, S. 7) sieht in ihrer Abbildung die Pflegevisite als Mittelpunkt des Pflegeprozesses, den sie in sechs Phasen darstellt. Die Pflegevisite soll alle sechs Phasen durch die Evaluation beeinflussen. Sie lehnt sich mit Ihrer Verknüpfungstheorie an Kerres (Hollick & Kerres, 2004) an. Kerres betont, dass der Pflegeprozess Grundlage zur Durchführung der Pflegevisite ist. Gültekin & Liebchen (2003, S. 32) gehen noch einen Schritt weiter. Sie verweisen darauf, dass der „Pflegeprozess sich nur mit Unterstützung der Pflegevisite langfristig und zielorientiert beeinflussen" lässt.

Diese Aussage bewahrheitet sich in der Praxis bei kritischer Betrachtung des Pflegeprozesses. „Der Pflegeprozess eignet sich nicht von sich aus dafür, als Garant für die Pflegequalität da zu stehen. Er ist eher das Gerüst für die Pflege (Peth, 2010, S. 10)." Auch Nenne (2006, S. 19) bezeugt, dass die Dokumentation, als schriftliche Darstellung des Pflegeprozesses, in „keinem Fall ein Abbild der geleisteten Pflege gibt und damit nur begrenzte Aussagekraft hinsichtlich der Pflegequalität hat."

Die Befragungen ergeben, dass die Pflegevisite in ihrer Wirksamkeit über den Einflussbereich des Pflegeprozesses hinausgeht. So hat z. B. die Pflegevisite bei 83 befragten Einrichtungen Einfluss auf den Fortbildungsplan. Auch Zielvereinbarungsgespräche mit einzelnen Mitarbeitern und Zielvereinbarungen mit einzelnen Bereichen werden als Instrumente als Folge nach Pflegevisiten genutzt. Anliegen an Ärzte und Probleme mit anderen Berufsgruppen werden dort thematisiert. Die Pflegevisite ersetzt aber keine externen Qualitätsüberprüfungen wie Zertifizierungen oder umfassende Prüfungen/ Audits, die alle Qualitätsbereiche abfragen. Sie ist auch in der zeitlichen Planung anders strukturiert. Sie kann nach Kußmaul (2011) aber für externe Berater im Rahmen der externen Qualitätsverbesserung genutzt werden.

Ein Element, das im Pflegeprozess eher nebensächlich behandelt wird, wenn z. B. eine Isolation oder fachgerechter Umgang mit Medizinprodukten notwendig wird, ist der Umgang mit der Hygiene. In der Pflegevisite nimmt sie bei der Umgebungsvisite und bei der Überprüfung der direkten Pflege eine größere Rolle ein. So ist die Rolle der Hygienebeauftragten/Fachkraft, die Pflegequalität durch die Hygienerichtlinieneinhaltung zu gewährleisten, „.keinesfalls zu unterschätzen " (Baumann, 1994, S. 820).

Auch die wissenschaftlichen Beobachtungen zeigen, dass die Effekte der Pflegevisite über die Steuerung des Pflegeprozesses hinausgehen können. Nach einer Beobachtung kam es zu einer spontanen Fallbesprechung zur Palliativversorgung. Eine andere hatte eine große Versammlung mit dem Thema „Klärung der Probleme mit der Speisenversorgung" zur Folge. Sie hat konkret Strukturveränderungen in der Einrichtung bewirkt, was letztendlich den Ruf des Hauses positiv beeinflussen könnte.

In zwei Fällen kam es bei den Beobachtungen zur Aufdeckung von Wissensdefiziten bei den Mitarbeitern. Die Edukation der Mitarbeiter war eine Folge der Visite. Wichtig ist es aber anzumerken, dass es dadurch nicht zu arbeitsrechtlichen Schritten oder Sanktionen kam. So wird die Visite nicht mit Ängsten verbunden, sondern eher mit dem Effekt, „etwas lernen zu können".

Die Beobachtungen hatten keinen Einfluss auf die Beziehungsgestaltung, da sich die Bewohner und die Visitierenden vorher nicht kannten und auch im Nachhinein eher selten sehen würden. Bei anderen Durchführenden ist es durchaus vorstellbar und in der Literatur auch begründet, dass sich Beziehungen zwischen Pflegepersonal und Klienten durch die Pflegevisite verstärken können. Das Vertrauen kann wachsen, wenn sich jemand direkt um das Wohlergehen des Mitmenschen kümmert.

Als letzter Punkt der Steuerung der Pflegevisite außerhalb des Pflegeprozesses wurde die Zusammenarbeit zwischen den unterschiedlichen Berufsgruppen benannt. Bei den Begutachtungen wurde in mehreren Bereichen Informationsbedarf deutlich. Betroffen waren u.a. die Hauswirtschaft, die Haustechnik und die Sanitätshäuser (siehe auch Tabelle 37).

Zusammenfassend kann gesagt werden, dass der Aufbau der Pflegevisite in enger Verbundenheit zum Pflegeprozess wirksam ist. Das Ziel ist bei beiden die Verbesserung der Pflegequalität. Die Pflegevisite betrachtet nachweislich mehr Inhalte als der Pflegeprozess allein. Inhalte können und sind dabei auch oft Inhalte aus externen Prüfkatalogen. So kann eine Pflegevisite z. B. bei der Vorbereitung auf externe Prüfungen helfen und die Ergebnisse verbessern.

Für die Zukunft ist zu erwarten, dass immer mehr Controlling in Pflegeheimen notwendig werden wird, um das Qualitätsmanagement zu beobachten und Schwächen schnell zu erkennen. Zur Bearbeitung dieser Schwächen gerade im auch bei externen Prüfungen relevanten Risikomanagement kann dann die Pflegevisite in Modulform eingesetzt werden. Sie zeigt dann nach regelmäßigen Auswertungen an, wo und wie sich die Schwächen beseitigen ließen. Alle diese Fakten zusammen sind ausreichend dafür, die Frage zu beantworten:

Antwort:

Die Pflegevisite steht als Instrument zwischen dem Pflegeprozess und den externen Qualitätssicherungsinstrumenten. Sie unterstützt dabei, den Pflegeprozess aktuell und individuell angepasst zu halten und die Qualität auch darüber hinaus zu verbessern. Sie beweist dies unter anderem bei externen Prüfungen.

7

FAZIT UND EMPFEHLUNGEN

Nach Kußmaul (2011) dürfte eine Pflegevisite nicht notwendig sein, wenn der Pflege-prozess so genutzt würde, wie er strukturiert und gedacht ist. So kann „ (...) die Durch-führung einer Pflegevisite nur im negativen Sinne bestätigen, dass der Pflegeprozess (...) nicht korrekt angewandt wird" (S. 37f). Diese Fakten werden nahezu täglich in der stationären Pflege deutlich. In der Praxis zeigt es sich z. B. bei den regelmäßig oder oft auch nicht regelmäßigen Durchführungen der Evaluationen der Pflegeplanungen, bei der Durchführung der Pflegevisiten oder bei den Prüfungsergebnissen der externen Qualitätsprüfungen.

Noch demonstrativer formuliert es Baumann (1994) in Bezug auf die Krankenhäuser „(...) seit 1985 verstoßen die Krankenpflegeschulen gegen das Gesetz, auf Grund des in den Krankenhäusern nicht komplett eingeführten Pflegeprozesses" (S. 820). Betrach-tet man die Fortbildungspläne der Pflegeeinrichtungen ist dort fast in jedem Plan und jedes Jahr oft mehrmals eine Schulung zum Pflegeprozess oder zur Pflegeplanung zu finden. Diese und die Praxiserfahrungen mit diesem Thema waren die Motivatoren für diese Arbeit. Aus ihnen haben sich die Ziele und Fragen abgeleitet.

Die Ergebnisse dieser Arbeit haben einen Überblick über den aktuellen Stand der Nut-zung der Pflegevisiten im stationären Bereich der Altenpflege in Deutschland gegeben. Dies erste Ziel wurde mit Hilfe einer Befragung in allen Berliner Einrichtungen der stationäre Altenhilfe, sechs wissenschaftlichen Beobachtungen und einer umfang-reichen Literaturanalyse erreicht.

Es wurde neben der quantitaiven Erhebung eine Analyse der konkreten Auswirkungen der Pflegevisite auf den Pflegeprozess durchgeführt. Dadurch wurden Steuerungsme-chanismen und damit der Einfluss auf die Qualität der täglichen praktischen Arbeit der Pflegenden identifiziert. Das war das zweite Ziel dieser Arbeit.

Die oben genannten Untersuchungsarten haben die Steuerungsfelder und -möglich-keiten der Pflegevisite konkret aufgezeigt. Der Einfluss der Pflegevisite auf die prak-tische Arbeit der Pflegenden ist zu erkennen. Damit eine Pflegevisite möglichst effektiv ist und ihre Möglichkeiten weitmöglichst ausschöpft, werden Empfehlungen für eine

Pflegevisite ausgesprochen. Die Rahmenbedingungen der jeweiligen Institution sind dabei zu berücksichtigen.

Im Folgenden wird nach dem Muster der Studie von Habermann & Biedermann ein Best Practice Modell vorgeschlagen. Zu beachten ist dabei, eine Pflegevisite durchzuführen heißt nicht, dass „man in allen Fällen allen Anforderungen der Qualitätssicherung gerecht werden kann (Nenne, 2006, S. 20)".

VORAUSSETZUNGEN FÜR EINE DEN PFLEGEPROZESS OPTIMAL STEUERNDE PFLEGEVISITE

Um die Pflegevisitenform mit dem Ziel, den Pflegeprozess optimal darüber zu steuern, sind folgende Vorkehrungen und Bedingungen im Vorfeld zu klären und einzuhalten:

- Die Zielsetzung der Pflegevisite ist klar zu formulieren und die Strukturen und Inhalte der Visiten – je nach Anlass der Pflegevisite – festzulegen.
- Die Teilnehmer (je nach Gesundheitszustand des Bewohners), der Bewohner mit oder ohne Bezugsperson, die betreuende oder nur die visitierende Pflegefachkraft, je nach Ziel eine Leitungskraft, und bei Bedarf sonstige Personen, werden mindestens einmal im Jahr für 45-90 Minuten incl. Vor- und Nachbereitung eine Pflegevisite bei jedem Bewohner durchführen.
- Die Visite folgt einer Jahresplanung und ist im Dienstplan mit Zeitangaben notiert.
- Auf dem Wohnbereich wird außer der Visitierenden die Mindestbesetzung eingehalten. Dadurch, dass es fest geplant und bei der Übergabe kommuniziert wurde, kommt es nicht zu Störungen während der Visite.
- Der Umfang der Visite entspricht den Zeitvorgaben und hat ca. 5 Seiten.
- Das Protokoll ist per EDV erstellt. Dort erfolgt auch die Planung und die Auswertung.
- Eine Verfahrensanweisung sowie ein Informationsblatt für leseverständige Bewohner wird vorgehalten.
- Je nach Gesundheitszustand wird der Bewohner in ausreichendem Zeitabstand über die Visite und deren Inhalte informiert. Die Zustimmung/Ablehnung gibt er, wenn das Gespräch beginnt.
- Das Protokoll hat eine angemessene Mischung von geschlossenen und offenen Fragen, sodass auch ein freies Gespräch möglich ist, eine Auswertung aber auch nicht erschwert wird.
- Durch die kommunikative Kompetenz der Fachkraft wird das Gespräch auf die wesentlichen Bereiche konzentriert und die geplante Zeit nicht überschritten.
- Es findet je nach Anlass, Zustimmung und Gesundheitszustand eine Zufriedenheitsbefragung oder -beobachtung, eine körperliche Visite und eine Umfeldkontrolle statt.
- Die Dokumentation wird vorher oder separat kontrolliert und aktualisiert.
- Nach dem Bewohnerbesuch erfolgt zeitnah eine Auswertung und Bewertung nach einem Punkt- oder Zensurensystem mit Gewichtung.

- Es wird ein verbindlicher Maßnahmenplan mit Zuständigkeitenformulierung erstellt und ein Kontrolltermin vereinbart.
- Sind alle Maßnahmen abgearbeitet, wird die Visite in die EDV übernommen.
- Die Metaauswertung nach 6 Monaten schließt die Visite ab. Die Unterlagen werden in die Bewohnerakte aufgenommen und archiviert.

STEUERUNG DES PFLEGEPROZESSES UND DER ZWISCHENMENSCHLICHEN BEZIEHUNGEN DURCH DIE DER PFLEGEVISITE

Die Ergebnisse der Arbeit haben verdeutlicht, mit welchen Schwerpunkten die Pflegevisite den Pflegeprozess steuert. Diese Steuerung geschieht je nach Zusammensetzung der Pflegevisiteninhalte umfassend oder in Teilbereichen. Eine umfassende Pflegevisite bedeutet, dass die Pflegevisite in allen Punkten des Pflegeprozesses eingreift. Bei der Pflegevisite werden dabei auf Grundlage der Beobachtungen und Überlegungen der Pflegenden möglichst gemeinsam mit dem Patienten und den Angehörigen die Pflegeziele und pflegerischen Maßnahmen erörtert und formuliert, sowie die bisherigen Maßnahmen bewertet und Strategien für die weitere Pflege entwickelt (Wylegalla, 2006, S. 224). Die Steuerung der Pflegevisite in Teilbereichen kann wie im Folgenden beschrieben erfolgen:

- Es werden Maßnahmen, die nicht korrekt und zielführend durchgeführt werden, sofort anders geplant und durchgeführt. Das kann direkt während der Visite erfolgen.
- Anamnesen werden im Gegensatz dazu in vielen Einrichtungen nur beim Einzug erhoben. Sie sind Grundlage für die Pflegeplanung und werden danach meist nicht mehr verwendet. Sie werden somit auch durch eine Pflegevisite nicht verändert.
- Dass der Einfluss auf die Evaluation der Pflegevisite gering ist, kann in sich logisch erklärt werden. Die Evaluation ist dafür da, den Prozess in sich zu kontrollieren. Die Pflegevisite strebt den gleichen Effekt an. Es wäre also eine Doppelung der Kontrolltätigkeit.

Die Vielfältigkeit der Pflegevisiten zeigt, wie flexibel mit diesem Instrument individuell für jede Einrichtung und Einrichtungsart umgegangen wird. Die unterschiedlichen Ziele, die aktuellen Veränderungen in Politik und Wissenschaft werden in die Protokolle aufgenommen. Der Pflegeprozess wird sich nur mit der Unterstützung der Pflegevisite langfristig qualitativ und zielorientiert beeinflussen lassen (Christian, 1994, S. 644). Diese Unterstützung kann soweit führen, dass sich Beziehungen zwischen Pflegenden und Bewohnern – im positiven Sinne – verändern, wovon auch langfristig die Einrichtung profitiert. Verlässliche vertrauensvolle Beziehungen vermeiden Stress und fördern Wohlbefinden. Das Wohlbefinden wird auf Angehörige und andere Bezugspersonen übertragen. Dies geschieht vor allem, wenn die Angehörigen/Bezugspersonen den Betroffenen aus Hilflosigkeit oder Überforderung heraus ins Pflegeheim haben geben müssen. Die Angehörigen geben dieses in Gesprächen an Dritte weiter, welches letztendlich den Ruf der Einrichtung beeinflussen wird.

Umgang mit den Auswertungsergebnissen

In den Studien und in den Ergebnissen dieser Arbeit wird deutlich, dass bei der weiteren Verwendung der Pflegevisite über die bewohnerbezogene Auswertung hinaus noch Handlungspotentiale liegen. Hier sind Potentiale, die die Einrichtungen nutzen können, um ihre Qualität weiter zu hinterfragen, zu vergleichen und zu verbessern. Diese Auswertungen, die auch bei der Befragung abgefragt wurden, könnten folgende sein:

- Konkretisierung des Fortbildungsplans für einzelne Berufsgruppen auch außerhalb der Pflege:

  Es werden die Punkte, die bei den Pflegevisiten negativ aufgefallen sind, geschult, bis sie von allen Beteiligten verstanden und umgesetzt sind und somit aus dem Pflegevisitenprotokoll entfernt werden können.

- Einzelschulungen:

  Es werden nach den Ergebnissen der Pflegevisiten die Bereiche einzeln geschult, die besonders bei einigen Mitarbeitern als defizitär erkannt wurden, bis der Prozess verstanden wurde. Zielvereinbarungen können hier unterstützend wirken.

- Prämienvergabesystem:

  Um die Pflegekräfte im Unternehmen zu halten und die Zufriedenheit zu fördern, ist es möglich, Prämien für erfolgreich durchgeführte Pflegevisiten zu vergeben. Diese können in Geld oder anderen Werten (z. B. Kostenübernahme von Sportgruppen, Essengutscheine, Fahrkarten o.ä. unter Berücksichtigung der Besteuerung) vergeben werden. Am einfachsten sind solche Prämiensysteme einzuführen, wenn eine Visite mit einem Bewertungssystem und festen Kriterien verwendet wird.

- Zielvereinbarungsgespräche mit einzelnen Mitarbeitern:

  Aus den Pflegevisiten, die als Überprüfung der Mitarbeiter durchgeführt wurden, können personalpolitische Maßnahmen – Ziele – abgeleitet werden. Sie sollten in einem separaten Gespräch mit entsprechender Vorbereitung und Protokoll durchgeführt werden. Diese Ziele müssen bezüglich ihrer Erreichung kontrolliert und regelmäßig wiederholt werden. Das gleiche gilt für:

- Zielvereinbarungen für einzelne Bereiche:

  Diese Zielvereinbarungen werden mit den Bereichsleitungen getroffen. Konsequenz kann daraus z. B. die

- Auslobung von Wohnbereichen des Monats/Jahres

  werden. Die Ergebnisse der Pflegevisiten können auch ohne diese Zielvereinbarungen für Auslobungen genutzt werden, wenn sie mit Bewertungen erfolgen. So wird eine Vergleichbarkeit, sogar häuserübergreifend, möglich. Voraussetzung dafür ist die Durchführung der gleichen Pflegevisite.

EMPFEHLUNG 1

Das Konzept der Pflegevisite sollte am Stand der Qualitätsentwicklung der Einrichtung ausgerichtet sein. Es sollte immer wieder betrachtet und aktualisiert werden. Die Pflegevisite wird ansonsten unflexibel und die Effektivität der Pflegevisite würde damit in Frage gestellt werden. Eine starre Pflegevisite hindert die Einrichtung daran, mit der Visite hauseigene Probleme zu korrigieren. Wird zum Beispiel der Rhythmus der Vitalzeichenmessungen nicht korrekt eingehalten, kann die Messung in der Visite abgefragt und bewertet werden. So hat die Pflegedienstleitung durch die Auswertung der Visiten eine Abbildung des Quaitätsstatus zum Thema Vitalzeichenmessung.

Insofern sollte es keine gesetzlichen Regelungen mit der Festlegung von Rahmenbedingungen, Zielen und Inhalten geben. Durch das grundsätzliche Festlegen von Inhalten wäre die notwendige Anpassung an die wissenschaftlichen, geschichtlichen und gesetzlichen Veränderungen nicht möglich.

Wichtig ist für jede Pflegedienstleitung, die Zielsetzung konzentriert in den Blick zu nehmen. Was soll erreicht werden, welche Themen stehen jetzt und in der nahen Zukunft im Zentrum des Interesses? Ist es z. B. die Zufriedenheit der Bewohner, die Führung der Akten, das Einhalten der Richtlinien und Standards, die korrekte Pflegeeinstufung? Die Möglichkeiten sind vielfältig und alles in einer Visite abzubilden ist nicht sinnvoll. Sie wäre viel zu lang und damit würde sie nicht mehr akzeptiert und gern durchgeführt werden (siehe auch Empfehlung 3).

Die Durchführenden müssen immer wieder zum Thema Kommunikation und Ablauf der Pflegevisite geschult werden. Sie müssen sich sicher fühlen und die Möglichkeit bekommen, erst einmal unter Anleitung die Visiten zu üben. Der Gesprächsverlauf muss gerade in der Anfangsphase rekapituliert werden und gute und nicht so gut abgelaufene Phasen beleuchtet werden.

Die Mitarbeiter benötigen zeitlich einen festen Rahmen. Sinnvoll ist es, die Termine in die Dienstpläne zu übernehmen, und eine Mindestbesetzung zusätzlich zu dem Visitierenden vorzuhalten. Die für alle sichtbare Notierung im Dienstplan hilft dabei, Störungen zu vermeiden und damit die Effektivität der Pflegevisiten zu verbessern. Wenn allen bekannt ist, dass und wo Visiten durchgeführt werden, werden die Störungen zu verhindern sein. Unter diesen Bedingungen wird die Pflegevisite eine hohe Compliance bei den pflegenden Mitarbeitern erhalten

EMPFEHLUNG 2

In der Studie von Görres et al. (2003) wird weiterer Forschungsbedarf zur Beeinflussung der Arbeit der Pflegenden – besonders im Hinblick auf die Verbesserung der Pflegequalität durch die Pflegevisite – angemahnt. Schwerpunkte dabei sollten Studien zur Verbesserung des Patienten-Pflegenden-Verhältnisses sowie zur Veränderung der Zusammenarbeit mit anderen Berufsgruppen sein. Es sollte die Frage gestellt werden, ob sich die Pflegevisite als Steuerungsinstrument für den Pflegeprozess eignet. Mit dem letzten Punkt beschäftigte sich nun diese Arbeit.

Weitere zu erforschende Themen im Zusammenhang mit der Pflegevisite könnte ein Vergleich von den Berliner Ergebnissen mit den Ergebnissen von noch folgenden Studien in anderen Bundesländern sein.

Es wäre gut zu wissen, wie sich die Pflegevisite inhaltlich weiterentwickelt und an die Gegebenheiten anpasst. Eine Analyse, wie schnell und welche Ergebnisse der Wissenschaft oder Inhalte von Prüfkatalogen von Prüfinstitutionen in Pflegevisiten einfließen, wäre interessant.

Wissenswert wäre ebenfalls der Aspekt, inwieweit sich die Pflegevisite und der geschriebene und gelebte Pflegeprozess verändern würde, wenn es einen extra finanzierten Zeitrahmen für die Pflegevisiten geben würde.

In der Befragung wurde deutlich, dass es kein passendes Instrument zur Erhebung der Zufriedenheit bei nichtauskunftsfähigen Menschen gibt. 67 Befragte nutzten ein Schmerzerhebungsinstrument und 27 haben sich etwas Eigenes entworfen. Es wäre interessant, diese eigenen Instrumente zu sichten und ein für das jeweilige System (Intensivpflege, Komapatienten, Demenzerkrankte, Kinderheilkunde u.v.m) passendes Insturment zu entwickeln.

EMPFEHLUNG 3

Um der Willkür im Rahmen der Pflegevisite Einhalt zu gebieten, aber die inhaltliche Flexibilität zu erhalten, wird die Festlegung eines Rahmens für Pflegevisiten empfohlen. Bis jetzt existiert kein Expertenstandard darüber, wie eine „richtige" Pflegevisite auszusehen hat (Planer, 2012). Es ist zu empfehlen, dass von Wissenschaftlern ein Rahmen für Pflegevisiten als Expertenstandard für die jeweiligen Bereiche im Gesundheitswesen entwickelt wird. So könnten mögliche Inhalte der Struktur-, Prozess- und Ergebnisqualität für die verschiedenen Bereiche des Gesundheitswesens vorgeschlagen werden, von denen sich eine Verfahrensanleitung ableiten ließe. Bei der Ergebnisqualität könnten Indikatoren genannt werden, die Grenzwerte für „gute Qualität" mit einbeziehen.

Grundlage könnte folgende flexible Maske sein (Panka, 2012):

Maske für jeweils einen Teil der Visite

Dokument/ Wert	Erfordernisse (=1 Pkt.)	Verbesserungs- potential	Erledigt/Handzeichen	Pkt.
Beispiel: Stammblatt	Vollständig ausgefüllt	Kostform fehlt	Ergänzt CP	0
Max. 10 Items				
Summe				/10

Tab. 45: Muster für den Rahmen einer Pflegevisite

Die Maske schränkt die zu überprüfenden Punkte auf 10 ein und begrenzt dadurch den inhaltlichen und zeitlichen Rahmen. Die Visite kann dann je nach Bedarf nur aus einem Modul oder aus maximal vier Modulen bestehen. Ein Zeitrahmen von ca. einer Stunde ist bei geübten Visiteuren dann durchaus einzuhalten. Diese Maske wäre die einzige fixierte Position in dem Expertenstandard.

Eine weitere Idee ist in der Studie von Habermann & Biedermann zu finden. So wird dort ein Vorschlag für die formale Gestaltung des Protokolls als Ergebnis der Studie erstellt. Darin heißt es z. B., der Umfang sollte 4-8 Seiten haben, die Daten des Bewohners, der Grund und die anwesenden Personen sollten notiert werden. Vor- und Nachbesprechungen, Unterschriften der Teilnehmer, Auflistung der Defizite und deren zu bearbeitende Zeitfenster sollten nicht fehlen.

Diese beiden Muster sollten in einen fiktiven „Expertenstandard zur Pflegevisite" mit einfließen.

Es ist unbedingt zu vermeiden, dass die Pflegevisite ein „Schreckensgespenst" (Stenzel, 2012, S. 2) wird. Die Pflegevisite sollte sich nicht so entwickeln, dass sie dem Anwender Angst einflößt. Dies kann entstehen, wenn das Instrument z. B. zur Personalentwicklung genutzt wird. Der Ruf der Pflegevisite könnte sich auch aus anderen Gründen so entwickeln, dass die Anwender eher negativ über die Visite denken: „Sie koste viel Zeit, gerade, wenn sie zu lang ist und durch die Vor- und Nachbereitung falle mehr Arbeit an."

Die Pflegevisite ist jedoch ein sinnvolles Instrument, um die Pflegequalität und damit die Bewohnerzufriedenheit positiv zu beeinflussen. Sie kostet Zeit, kann aber an anderer Stelle z. B. durch die Beschwerdenaufnahme und -bearbeitung wieder Zeit einsparen und sie sollte nicht unter dem gleichen Titel als Personalentwicklungsinstrument genutzt werden.

Die Pflegevisite muss inhaltlich immer wieder aktualisiert werden. Dann kann sie ein Instrument sein, mit dem Pflegende gern arbeiten. Visitierende bemerken die Veränderungen in den Pflegevisitenprotokollen bei regelmäßiger Nutzung. Fallen Fragen aus dem Protokoll heraus, fragen sie evtl. nach, warum das geschehen ist. Ist der Grund der, dass der Prozess, der hinterfragt wurde so fehlerfrei läuft, dass er nicht mehr hinterfragt werden muss, ist das ein Grund, sich zu freuen. Es werden Erfolge gesehen und Entwicklungen transparent dargestellt. Kommen andere Fragen hinzu, weil sich evtl. etwas in der Forschung verändert hat, so kann die Auseinandersetzung damit zu einem Lernprozess führen. So wird die Visite zum Fortbildungsinstrument.

Alle diese Faktoren führen dazu, dass Anwender der Pflegevisiten deren positive Wirksamkeit bemerken und sich selbst weiterentwickeln. Meist bleibt es nicht nur bei der persönlichen Weiterentwicklung der Pflegenden, auch die Bewohner können sich durch eine Pflegevisite z. B. mit einem beratenden Ansatz weiterentwickeln. Die Compliance wird vereinfacht. Fakten, die ausreichend und verständlich erklärt werden, wie z. B. die Gründe für die Durchführung einer Diät bei Adipositas zur Vermeidung von Komplikationen, führen eher zum Erfolg.

Neben der Compliance kann auch die Beziehung zwischen dem Pflegenden und dem Bewohner durch eine Pflegevisite beeinflusst werden. Je mehr der Bewohner von sich und seinen Anliegen berichtet, umso größer kann das Verständnis der Pflegekräfte für seine individuellen Wünsche und Gewohnheiten werden.

So wird durch viele Faktoren die Pflegevisite vom Schreckgespenst zum willkommenen Instrument, die Pflege und damit den Pflegeprozess qualitativ weiterzuentwickeln.

ABKÜRZUNGSVERZEICHNIS

AEDL	Aktivitäten und existentielle Erfahrungen des Lebens
Abb.	Abbildung
AOK	Allgemeine Ortskrankenkasse
arith.	arithmetisch
ATL	Aktivitäten des täglichen Lebens
AWO	Arbeiterwohlfahrt
AZ	Aktenzeichen
BESD	Beobachtungsinstrument für das Schmerzassessment bei alten Menschen mit Demenz
Bisad	Beurteilung von Schmerzen bei Demenz
bzw.	beziehungsweise
ca.	circa
DBfK	Deutscher Berufsverband für Krankenpflege
DCM	Dementia Care Mapping
DDR	Deutsche Demokratische Republik
d. h.	das heißt
DIN	Deutsche Industrienorm
DNQP	Deutsches Netzwerk für Qualitätssicherung in der Pflege
Dr.	Doktor
DRG	Diagnosis Related Groups
Dtv	Deutscher Taschenbuchverlag
ebd.	ebenda

ECPA	Echelle comporte mentale de la douleur pour personnes agée non communicates (frz. Schmerzskala)
EDV	Elektronische Daten Verarbeitung
EFQM	European Foundation of Quality Management
E-Mail	Elektronischer Brief
et al.	et alia
evtl.	eventuell
e. V.	eingetragener Verein
ff	und folgende
FK	Fachkraft in der Pflege
Frz.	französisch
GmbH	Gesellschaft mit beschränkter Haftung
gGmbH	gemeinnützige Gesellschaft mit beschränkter Haftung
HNO	Hals-Nasen-Ohren-Arzt
HTML	Hypertext Markup Language
ICD	Internationale Klassifikation der Krankheiten
incl.	inclusiv
lat.	lateinisch
LQN	Leistungs- und Qualitätsnachweise
Max.	Maximum
MDK	Medizinischer Dienst der Krankenkassen
MDS	Medizinische Dienste der Spitzenverbände der Krankenkassen
Min.	Minuten
o.g.	oben genannt
OLG	Oberlandesgericht
o. N.	ohne Namen
OPAS	OPAS Sozial Name eine Pflegesoftware
OP	Operation
PDL	Pflegedienstleitung

PDCA-Zyklus	Zyklus nach dem Prinzip plan/do/check/act
PEJ	Perkutane endoskopische Jejunostomie
PEG	Perkutane endoskopische Gastrostomie
Prof.	Professor
PS	Pflegestufe
PTVA	Pflege-Transparenz-Vereinbarung – Ambulant
PTVS	Pflege-Transparenz-Vereinbarung – Stationär
PQsG	Pflege-Qualitätssicherungs Gesetz
QB	Qualitätsbeauftragte
QPR	Qualitätsprüfrichtlinie
S.	Seite
SGB	Sozialgesetzbuch
SPSS	Superior Performing Software System
Std.	Stunden
StGB	Straf-Gesetz-Buch
STL	Stationsleitung
TQM	Total Quality Management
TÜV	Technischer Überwachungsverein
u. a.	unter anderem
u. ä.	und ähnliches
u.U.	unter Umständen
u.v.m.	und vieles mehr
WBL	Wohnbereichsleitung
WHO	Welt Gesundheits Organisation
www	world wide web
z. B.	zum Beispiel
ZQM	Zentrales Qualitätsmanagement

Literaturverzeichnis

Ausbildungs- und Prüfungsverordnung vom 26. November 2002 für die Altenpflegeausbildung. (2002). BGBl.I, S. 4418, 4423, Anlage 1 zu § 1 Abs. 1, Gliederungspunkt A.1.2.

Althammer, T., & Noßbach, P. (2004). Pflegevisite. Ein wichtiges Instrument für die Pflegequalität. Altenheim, S. 39-41, Heft 5.

AOK. (2011). www.aok.de Pflegeheimnavigator. Abgerufen am 12. Januar 2011 von http://www.aok-pflegeheimnavigator.de/index.php?module=nursinghome

Arets, J., & Obex, F. (1999). Professionelle Pflege. Theoretische und praktische Grundlagen. 3. Auflage. Bern: Huber.

Augstein, M., Kloster, W., Knipfer, E., & Selent, K. (1997). Theorie und Praxis der Pflegevisite. Die Schwester/Der Pfleger, S. 1044-1049, Heft 12.

Backes, G., Wolfinger, M., & Amrhein, L. (2011). Geschlechterpolitik zu Pflege/Care. Anregungen aus europäischen Ländern. Bonn: Friedrich Ebert Stiftung.

Bamberger, C. (1999). SPSS für Windows. Eine Einführung anhand der Version 9.0. Hannover: Regionales Rechenzentrum für Niedersachsen/Universität Hannover.

Barth, M. (1999). Qualitätssicherung und -entwicklung in der Altenpflege. München, Jena: Urban und Fischer.

Baumann, H. (1994). Theorie und Praxis der Pflegevisite. 3. Folge: Pflegevisite als Instrument der Qualitätssicherung. Die Schwester/Der Pfleger, S. 819-822, Heft 10, 33. Jahrgang.

Becker, S. (2011). Wohlbefinden bei Demenz gezielt fördern. Die Schwester/Der Pfleger, S. 1052-1057, Heft 11.

Bickel, H. (1999). Demenzkranke in Alten- und Pflegeheimen: gegenwärtige Situation und Entwicklungstendenzen. Homepage der Friedrich Ebert Stiftung; abgerufen am 3.8.2012, http://www.fes.de/fulltext/asfo/00234004.htm#E9E5

Bieg, U. (1995). Theorie und Praxis der Pflegevisite, 5. Folge. Die Schwester/Der Pfleger, S. 208-212, Heft 3.

Binder, G. (1996). Schweigepflicht und Pflegevisite. Die Schwester/Der Pfleger, S. 77-78, Heft 1.

Bleck, A. (1994). Theorie und Praxis der Pflegevisite. 4. Folge. Die Schwester/Der Pfleger, S. 1003-1005, Heft 12.

Bode, K. (1997). Was empfinden die Patienten bei der Pflegevisite? In C. Heering, Pflegevisite und Partizipation (S. 99-108). Berlin: Ullstein Verlag.

Bölicke, C. (6. Oktober 2003). www.bagfw-qualiaet.de. Abgerufen am 21. Oktober 2011 von http://www.bagfw-qualitaet.de/uploads/media/m00026_403af36317be6597ad0b03a712ba4399.pdf

Bölicke, C. (1. Juli 2005). www.bagfw-qualitaet.de. Abgerufen am 17. August 2011 von http://www.bagfw-qualitaet.de/uploads/media/m00072_10_aufsatz_boelicke.pdf

Bölicke, C., & Panka, C. (2004). DBfK-Leitfaden zur Pflegevisite. 3. Auflage. Potsdam-Babelsberg: DBFK Landesverband Berlin-Brandenburg e.V.

Bölicke, C., & Panka, C. (2006). Die Pflegevisite als Instrument interner Qualitätssicherung in der extramualen Pflege. In C. Heering, Das Pflegevisiten-Buch, 2. unveränderte Auflage (S. 58-72). Bern: Huber.

Brohdehl, R. (1990). Die Pflegevisite als Voraussetzung für die Einführung des Pflegeprozesses. Deutsche Krankenpflegezeitschrift, S. 597-601, Jahrgang 43.

Brüggemann, J. (2001). PDL: Peilen, Durchblicken, Lösen. Forum Sozialstation, S. 19-21, Heft 109.

Bruver, C., & Gerlach, A. (2006). Die Übergabe am Bett in einer geriatrischen Abteilung. In C. Heering, Das Pflegevisiten-Buch, 2. unveränderte Auflage (S. 137-152). Bern: Hans-Huber.

Bundesamt, S. (16. August 2010). www.destatis.de. Abgerufen am 25. Juni 2011 von http://www.destatis.de/jetspeed/portal/cms/Sites/destatis/Internet/DE/Presse/pm/2010/08/PD10__286__231,te mplateId=renderPrint.psml

Bundesministerium für Familie, Senioren, F. (15. August 2006). www.bmfsfj.de. Abgerufen am 16. September 2011 von http://www.bmfsfj.de/Publikationen/heimbericht/1-Vorbemerkungen-und-kurzzusammenfassung-wesentlicher-ergebnisse-des-heimberichts/1-2-Kurzzusammenfassung-wesentlicherergebnisse-des-heimberichts/

Christian, K. (1994). Theorie und Praxis der Pflegevisite, Teil 2. Die Schwester/Der Pfleger, S. 642-645, Heft 8.

DBfK Nordost e.V. (2011). Geschäftsbericht 2010. Berlin: DBfK Nordost e.V.

DGQ. (2009). www.dgq.de. Abgerufen am 12.12.2011 von http://www.dgq.de/wissen/begriffe.htm

DIN EN ISO 8402, 1. (23. 2 2007). www.quality.de. Abgerufen am 12.12.2011 von http://www.quality.de/lexikon/din_en_iso_8402.htm

DNQP. (2006). Expertenstandard Sturzprophylaxe in der Pflege. Osnabrück: Fachhochschule Osnabrück.

Döbler, D. (1. Juli 2010). Beratungsstelle für Pflegende Angehörige. Abgerufen am 17. August 2011 von http://www.besiz.de/html/pfleg.htm

Döpke-Paentz, H. (1981). Pflegevisiten und Qualität in der Krankenpflege. Heilberufe, S. 441-442, Heft 12.

Dorschner, S. (2006/2007). www.fh-jena.de. Abgerufen am 17. Juni 2011 von Forschungsbericht: http://www.fh-jena.de/images/aa3f2460a2/Prom1_107.pdf

dtv. (1980). dtv-Lexikon. München: Deutscher Taschenbuch Verlag GmbH & Co.KG.

Ehmann, M. (2005). Pflegevisite in der ambulanten und stationären Altenpflege. München: Urban und Fischer.

Elisabeth, M.-W. (2004). Der Pflegeprozess im OP und die postoperative Pflegevisite. In J. Hollick, & A. Kerres, Pflegevisite (S. 32-40). Stuttgart: Kohlhammer.

Erdmann, D. (2001). Pflege zwischen Tür und Angel? Die Vorteile der Pflegevisite. Heilberufe, S. 22-23, Heft 1.

Falasco, P. (1986). „Nursing Supervision: A Contemporary Modell.". Nursing management, S. 76 Vol. 17. Heft 10.

Falk, H. (16. Juni 2005). www.iso9001.de. Abgerufen am 18. August 2011 von http://www.iso9001.qmb.info/leitung/kundenorientierung.htm

Fiechter, V., & Meier, M. (1993). Pflegeplanung. 9. Auflage. Basel: Recom.

Flick, U. (1998). Qualitative Forschung. Theorie, Methode, Anwendung in Psychologie und den Sozialwissenschaften. 3. Auflage. Reinbeck: Rowollt Verlag.

Frank, S. (2004). Einführung der Dienstübergabe am Krankenbett. In J. Hollik, & A. Kerres, Pflegevisite (S. 139-147). Stuttgart: Kohlhammer.

Friedrichs, J. (1980). Methoden empirischer Sozialforschung. 14. Auflage. Opladen: Westdeutscher Verlag.

Georg, J; Frowein, M.; (1999). Pflegelexikon. Wiesbaden: Ullstein Medical.

Giebel, M. (2007). Regelmäßige Beratung. Altenpflege, S. 32-33, Heft 12.

Gordon, M. (1994). Pflegediagnosen. Wiesbaden: Mosby.

Görres, S., Hinz, I. M., & Reif, K. (Januar 2002). „Pflegevisite: Möglichkeiten und Grenzen". Pflege, Heft 1, S. 25-32.

Görres, S., Reif, K., Biedermann, H., Borchert, C., & Habermann, N. (2006). Optimierung des Pflegeprozesses durch neue Steuerungsinstrumente. Pflegeforschungsverbund Nord. Gerontologische Geriatrie, S. 159-164.

Götze, L. (1996). Die neue deutsche Rechtschreibung. München: Bertelsmann.

Großkopf, V., & Schanz, M. (März 2006). www.pwg-seminare.de. Abgerufen am 18. August 2011 von http://www.pwg-seminare.de/index.php?article_id=67

Gültekin, J., & Liebchen, A. (2003). Pflegevisite und Pflegeprozess. Theorie und Praxis für die stationäre und ambulante Pflege. Stuttgart: Kohlhammer.

Habermann, M., & Biedermann, H. (2005). Die Pflegevisite im ambulanten Bereich. Pflege aktuell, S. 466-469, Heft 9.

Habermann, M., & Biedermann, H. (2005). Die Pflegevisite im ambulanten Bereich. In einem Projekt am Zentrum für Pflegeforschung und Beratung der Hochschule Bremen werden Pflegevisiten untersucht. Pflege aktuell, S. 466-469, Heft 9.

Habermann, M., & Biedermann, H. (2007). Die Pflegevisite als Instrument der Qualitätssicherung in der ambulanten Pflege. Frankfurt am Main: Mabuse Verlag.

Hallensleben, J. (2004). Pflegevisite – Wie die Pflegedienstleitung vorgehen sollte. Pflegen ambulant, S. 48-52, Heft 3.

Hampden-Turner, C. (1993). Modell des Menschen. Weinheim und Basel: Belz Verlag.

Hecker, F. V. (1997). www.tuv.com. Abgerufen am 20. August 2011 von http://www.tuv.com/de/ deutschland/gk/managementsysteme/medizin_gesundheitswesen/iso_9001_awo/iso9001_awo.jsp

Heering, C. (2004). Patientenaufklärung. Pflegevisite und das Gefühl von Kontrolle über die Situation. Die Schwester/Der Pfleger, S. 448-453, Heft 6.

Heering, C. (2006). Pflegevisite und Partizipation, 2. Auflage. Bern: Huber.

Heering, C., & Heering, K. (1994). Theorie und Praxis der Pflegevisite 1. Folge. Die Schwester/Der Pfleger, S. 372-377, Heft 5.

Heering, C., Panka, C., & et al. (2006). Das Pflegevisitenbuch. 2. unveränderte Auflage. Bern: Huber.

Heering, K. (1995). Theorie und Praxis der Pflegevisite. 6. Folge. Die Schwester/Der Pfleger, S. 302-306.

Heering, K. (2006). Pflegevisite: ein geeignetes Instrument zum gezielten Einbezug der PatientInnen in den Pflegeprozess? In C. Heering, Pflegevisite und Partizipation (S. 79-97). Bern: Huber.

Hellmann, S., & Kundmüller, P. (2003). Pflegevisite in Theorie und Praxis für die ambulante und stationäre Pflege. Hannover: Schlütersche.

Henderson, V. (1969). Basic principles of nursing care. The International Council of Nurses.

Hergenhahn, G. (1994). Pflegevisite. Eine empirische Begriffsdefinition. Pflege aktuell, S. 607-609, Heft 10.

Hildebrandt, H. (1994). Pschyrembel, Klinisches Wörterbuch, 257. neu bearbeitete Auflage. Berlin, New York: Walter de Gruyter.

Hoh, R., Asdre, E., & Maggauer, U. (2006). Pflegevisite als arbeitsprozessorientiertes Lernen. In C. Heering, Das Pflegevisiten-Buch, 2. unveränderte Auflage (S. 252-263). Bern: Hans Huber.

Hollick, J. (2004). Gerontopsychiatrie- Besonderheiten der Pflegevisite. Pflege aktuell, S. 336-341, Heft 6.

Hollick, J., & Kerres, A. (2004). Pflegevisite. Stuttgart: Kohlhammer.

Horn, T. (2006). Die Pflegevisite – Ein Instrument der Qualitätssicherung. Hausarbeit. München und Ravensburg: Grin Verlag.

Hotop, D., Satter, C., & Weber, C. (16. Februar 2010). www.konfliktfeld-pflege.de. Abgerufen am 22. August 2011 von www.konfliktfeld-pflege.de/dateien/text/pflege/ pflegevisite.html

Juchli, L. (1994). Krankenpflege. Stuttgart: Thieme Verlag.

Jungbluth, C. (2003). Pflegevisite-Ein Garant für Pflegequalität. In B. Helmut, Pflegestandards – Und wo bleibt der Mensch? (S. 85-97). Köln: KDA.

Jürgen, B. (2002). Der Pflegeprozess in der Altenpflege – eine umfassende Herausforderung. In G. Igl, D. Schiemann, B. Gerste, & J. Klose, Qualität in der Pflege Betreuung und Versorgung von pflegebedürftigen alten Menschen in der stationären und ambulanten Altenhilfe (S. 346). Stuttgart: Schattauer.

Kämmer, K. (2000). Pflege auf Besuch. Altenpflege, S. 28-30, Heft 4.

Kämmer, K. (2001). Auf Visite kommen. Altenpflege, S. 28-30, Heft 8.

Kämmer, K. (2008). Pflegemanagement in Altenpflegeeinrichtungen. 3. überarbeitete und erweiterte Auflage. Hannover: Schlütersche.

Kämmer, K. (September 2009). Controlling ist keine Hexerei. S. 40-41, Heft 9.

Kämmer, K., & Schröder, B. (2000). Pflegemanagement in Altenpflegeeinrichtungen. 4. aktualisierte Auflage. Hannover: Schlütersche.

Kämper, S., & Pinnow, D. (2010). Die Pflegevisite als Instument für die Praxis der ambulanten Pflege. Pflege Praxis, Beilage: Das Projekt, S. 5-20, Heft 1.

Kellnhauser, E. (1995). Theorie und Praxis der Pflegevisite. Teil 7. Die Schwester/Der Pfleger, S. 590-591, Heft 7.

Kerres, A. (2004). Psychosoziale Aspekte zur Pflegevisite. In J. Hollik, & A. Kerres, Pflegevisite (S. 149-155). Stuttgart: Kohlhammer.

Klingbeil, D. (2012). Immer fachlich bleiben. Praxiserfahrungen zur Pflegevisite modular. Altenpflege, 23-27, Heft 1.

Koch, F. (2006). Die Durchführung von Pflegevisiten: Von der Verwirrung zum System. Heilberufe, S. 48-50, Heft 5.

Koch, F. (2007). Regelmäßige Überprüfung. Altenpflege, S. 29-31, Heft 12.

Kolbe-Alberdi-Vallejo, C. (2004). Projekt „ Prä- und postoperative Pflegevisite". In J. Hollik, & A. Kerres, Pflegevisite (S. 103-110). Stuttgart: Kohlhammer.

König, J. (2007). Was die PDL wissen muss: Das etwas andere Qualitätshandbuch in der Altenpflege. Hannover: Schlütersche.

Krebbers, K. (2005). Die patientenorientierte Pflegevisite und der Gewinn für den Patienten, Studienarbeit, Fachhochschule Mainz. Mainz: Grin Verlag.

Krohwinkel, M. (1993). Der Pflegeprozess am Beispiel von Apoplexiekranken: Eine Studie zur Erfassung und Entwicklung ganzheitlicher-rehabiliternder Prozeßpflege. Baden-Baden: Agnes-Karl-Instiut für Pflegeforschung, DBfK. Im Auftrag des BUndesministeriums für Gesundheit.

Kuhn, C., & Schäfer, M. (2008). Pflegevisite für Menschen mit Demenz. Praxisbeispiel und Arbeitshilfe. Frankfurt am Main: Mabuse.

Kußmaul, J. (2007). Deduktive Praktikabilitätsprüfung des Qualitssicherungsinstrumentes der Mybes Wohnbereichs- und Pflegedokumentationsvisite. Aachen: Shaker.

Kußmaul, J. (2008). Die interne Pflegevisite. Entwicklung und vergleichende Prüfung eines Qualitssicherungsinstruments. München: Grin.

Kußmaul, J. (2011). Die modulare Pflegevisite. Stuttgart: Kohlhammer.

Lay, R., & Brandenburg, H. (2001). Pflegeplanung abschaffen? Die Schwester/Der Pfleger, 938-942.

Löser, A. (1998). Die Pflegevisite ist Teil eines modernen Qualitätsmanagements. Pflegen ambulant, S. 32-35, Heft 6.

Löser, A. (1999). Das schaffen wir gemeinsam besser. Pflegezeitschrift, S. 872-877, Heft 12.

Löser, A. (2000). Einführung und Umsetzung bringen (lösbare) Probleme mit sich. Pflegezeitschrift, S. 100-104, Heft 2.

Löser, A. (2000). Sicherheit und Zufriedenheit fördern. Pflegezeitschrift, S. 32-34, Heft 1.

Marx, W. (2002). Bedeutung der Pflegevisite im Alten-/Pflegeheim. Qualitätssicherung. Die Schwester/ Der Pfleger, S. 55-57, Heft 1.

MDS. (1996). Gemeinsame Grundsätze und Maßstäbe zur Prüfung der Qualität und Qualitätssicherung einschl. des Verfahrens zur Durchführung von Qualitätsprüfungen nach § 80 SGB XI in der stationären Pflege. Essen: MDS e.V.

MDS. (2005). MDK-Anleitung zur Prüfung der Qualität nach den §§ 112, 114 SGB XI. Berlin: MDS.

MDS. (2005b). Grundsatzstellungnahme Pflegeprozess und Dokumentation. Handlungsempfehlungen zur Professionalisierung und Qualitätssicherung in der Pflege. Köln: asmuth Druck.

MDS. (2009). Grundlagen der MDK-Qualitätsprüfungen in der stationären Pflege. Berlin: MDS.

MDS. (2009). Qualitätsprüfungs-Richtlinien MDK-Anleitung Transparenzvereinbarung. Köln: asmuth Druck.

MDS. (2009b). Grundsatzstellungnahme: Pflege und Betreuung von Menschen mit Demnz in stationären Einrichtungen. Köln: asmuth Druck.

Meinecke-Wolf, E. (2004). Der Pflegeprozess im OP und die präoperative Pflegevisite. In J. Hollick, & A. Kerres, Pflegevisite (S. 29-100). Stuttgart: Kohlhammer.

Mense, V. (18. Juni 2003). www.oegkv.at. Abgerufen am 27. Dezember 2011 von http://www.oegkv. at/uploads/media/mense.pdf

Mittnacht, B. (2006). Gesetzliche Grundlagen zur Qualitätssicheurng. In S. Görres, Strategien der Qualitätsentwicklung in Pflege und Betreuung (S. 18-24). Tübingen: Müller Verlag.

Mogendorf, J. (2001). Pflegevisiten durch die Pflegedienstleitung: Zeitkiller oder (Führungs-)Instrument? Pflegezeitschrift, S. 269-272, Heft 4.

Morawe-Becker, U. (2004). Die Pflegevisite. Die Schwester/Der Pfleger, S. 8-11, Heft 1.

Müller, B. (1997). Was bedeutet die Pflegevisite für die Pflegenden? In C. Heering, Pflegevisite und Partizipation (S. 109-123). Berlin: Ullstein Verlag.

Müller, H. (2001). Arbeitsorganisation in der Altenpflege. Ein Beitrag zur Qualitätsentwicklung und -sicherung. Hannover: Schlütersche.

Müller, H. (2006). 100 Fehler bei der Arbeitsorganisation und was Sie dagegen tun können. Hannover: Brigitte Kunz Verlag.

Müller, R., & Unger, R. (2010). Wie lange Angehörige Zuhause gepflegt werden. Reicht eine zweijährige Familien-Pflegezeit für Arbeitnehmer? Soiale Sicherheit, S. 230-237, Heft 6/7.

Müller, U. (1984). Die Pflegevisite. Die Schwester/Der Pfleger, S. 314-315, Jahrgang 23.

Mybes, U. (2011). www.buero-mybes.de. Abgerufen am 2. Juni 2011 von http://www.buero-mybes.de

Nenne, A. (2006). Die Pflegevisite als qualitässichernde Maßnahme in der Pflege und Betreuung. Frankfurt/Main: Grin Verlag.

Nett, G. (2011a). Pflegevisiten in der ambulanten PflegeTeil 1: Instrument zur Sicherung von Wirtschaftlichkeit und Verbraucherschutz. Care konkret, S. 3.

Nett, G. (2011b). Pflegevisiten in der ambulanten Pflege Teil 2: Sinn und Nutzen für das Qualitätsmanagement. Care konkret, S. 3.

Nett, G. (2011c). Pflegevisiten in der ambulanten Pflege Teil 3: Verbraucherschutz und betriebswirtschaftlichen Nutzen kombinieren. Care konkret, S. 3.

Nett, G. (2011d). Pflegevisite in der ambulanten Pflege Teil 4: Tourenvisiten ermöglichen umfassenden Einblick ins Pflegegeschehen. Care konkret, S. 6.

o.N. (2009). Datenschutz – So vermeiden Sie die häufigsten Fehler und Fallen. Stationäre Pflege aktuell, S. 3.

o.N. (2010). Nutzen Sie die Pflegevisite zur arbeitsbegleitenden Leistungskontrolle Ihrer Mitarbeiter. Pflegen aktuell, S. 5, Heft 2.

o.N.1. (2010). Mit der Pflegevisite sichern Sie ihre Pflegequalität. Stationäre Pflege aktuell, S. 5, Ausgabe 21.

Oleksiw, K. (2007). Regelmäßige Besuche. Altenpflege, S. 34-36, Heft 12.

Panka, C. (2006). Pflegevisiten. Heilberufe, S. 26-27, Heft 4.

Panka, C. (19. November 2010). www. dbfk.de. Abgerufen am 19. August 2011 von dem Vortrag des PraxisForum Pflege Qualität: http://www.dbfk.de/regionalverbaende/no/ bildung/11_2010-Tagungsreader-PFPQ.pdf

Panka, C. (2011). 120 Berliner Pflegeheime engagieren sich für die Weiterentwicklung der Pflegewissenschaft. Die Schwester/Der Pfleger, S. 585, Heft 6.

Panka, C. (2012). Richtlinie zur Pflegevisite. Zentrales Qualitätshandbuch der poli.care Gruppe. Berlin: unveröffentlichter Artikel aus dem unternehmenseigenen Qualitätshandbuch.

Panka, C., & Bölicke, C. (2006). Die Umsetzung der Pflegevisite als Instrument der Qualitätssicherung am Beispiel einer Altenpflegeeinrichtung in Berlin. In C. Heering, Das Pflegevisiten-Buch. 2. unveränderte Auflage (S. 114-135). Bern: Hans Huber.

Panka, C., & Stenzel, C. (2010). Praxisheft: Leitfaden zur Pflegevisite. Eine Arbeitshilfe für die Praxis. 4. Auflage. Berlin-Brandenburg: DBfK Landesverband Berlin-Brandenburg e.V.

Paul, W. (1996). Ein Puzzle aus Mängeln und Konzepten. Altenpflege, S. 197-201, Heft 3.

Peplau, H. (1952/1991). Interpersonal Relations in Nursing. New York: Springer Publishing Co.

Peplau, H. (1995). Interpersonale Beziehung in der Pflege – ein konzeptueller Bezugsrahmen für eine psychodynamische Pflege. Basel: Recom.

Pepper, G. (1978). „Bedsite report – would it work for you?". Nursing, S. 74-75, Heft 6.

Peth, A. (2010). Die Pflegevisite als Instrument des Qualitätsmanagements. Bachelorarbeit. Neubrandenburg: unveröffentlicht.

Piehler, B. (2000). Noch mehr Sicherheit für BewohnerInnen und Pflegende schaffen. Pflegezeitschrift, S. 457-461, Heft 7.

Planer, K. (2012). Am Ziel orientiert: Pflegevisite. Altenpflege, S. 18-21, Heft 1.

pqsg, I. (10. Mai 2008). www.pqsg.de. Abgerufen am 10. September 2011 von Pflegevisite, die häufigsten Fehler: http:// www.pqsg.de/seiten/openpqsg/hintergrund-pflegevisitenfehler.htm

Raiß, M. (2002). Pflegevisite – was bietet die Softwarebranche? Heim-Pflege, S. 244-245, Heft 33.

Rathmann, H. (2004). Ist die Pflegevisite eine Leitungsaufgabe? Pflegen ambulant, S. 58-59, Heft 1.

Ratz, B. (2001). Mehr als ein Besuch: Die Pflegevisite. Forum Sozialstation, S. 24-27, Heft 2.

Rehder, P. (2007). Das ist Etikettenschwindel – Ein Interview. Altenpflege, S. 36, Heft 12.

Roper, N., Logan, W., & Tierney, A. (1981). Models of nursing. Livingston: Churchill.

Rüller, H. (1992). 3000 Jahre Pflege. Von den ersten Schritten zum Pflegeprozess. Brake: Prodos Verlag.

Sauter, D., Abderhalden, C., Needham, I., & Wolf, S. (2004). Lehrbuch Psychiatrische Pflege, Kapitel 3.3 Pflegeprozess. Bern: Hans Huber Verlag.

Schank, B. (2004). Die Pflegevisite innerhalb der Pflegeprozessmethode. Studienarbeit an der Fachhochschule Esslingen. Esslingen: Grin Verlag.

Schmidt, R. (2010). Evidenzbasierung in der gesundheitlichen und pflegerischen Versorgung: Einführung und allgemeine Grundlagen. In M. Frommelt, M. Roes, & R. Schmidt, Implementierung wissensbasierter Qualitätsniveaus (S. 19-45). Heidelberg: medhochzwei Verlag.

Schmitz-Scherzer, R., Schick, I., & Kühn, D. (1978). Altenwohnheime, Personal und Bewohner – eine empirische Studie in der Stadt Braunschweig. Stuttgart: Schriftenreihe des Bundesministeriums für Jugend, Familie und Gesundheit 57 Kohlhammer.

Schönebäumer, A. (2000). Kritische Auseinandersetzung mit der präoperativen Pflegevisite. Ein Erfahrungsbericht. Pflege aktuell, S. 14-17, Heft 1.

Schremms, B. (2004). Die Pflegevisite als qualitätssichernde Maßnahme in der ambulanten Pflege und Betreuung. Anwendung und Hilfen. Wien: Dachverband Wiener Pflege- und Sozialdienste.

Schrems, B. (2006). Der Pflegeprozess im Kontext der Professionalisierung. PrInternet, S. 44-51.

Schulze-Zeu, R. (2008). www.ratgeber-arzthaftung.de, Vortrag über die erfolgreiche Durchsetzung von Regressansprüchen. Abgerufen am 18. August 2011 von http://www.ratgeber-arzthaftung.de/Vortrag_Erfolgreiche_Durchsetzung_Sturz.htm

Selltiz, C. (1978). Erhebungstechniken. In M. Dechmann, Teilnahme und Beobachtung als soziologisches Basisverhalten (S. 220-221). Bern, Stuttgart: Verlag Paul Haupt.

Siverina, D. (2012). Entwicklung der zusätzlichen Betreuungsleistungen nach § 45b SGB XI. Pro Alter, 68-69, Heft 1.

Stadtportal, B. O. (2011). www.berlin.de. Abgerufen am 27. März 2011 von http://www.berlin.de/imperia/md/content/sen-soziales/pflege/pflegeheime.pdf? start&ts=1300098605&file=pflegeheime.pdf

Statistisches Bundesamt. (2005). Pflegestatistik 2003. Bonn: Statistisches Bundesamt.

Statistisches Bundesamt. (2011). Pflegestatisitk 2009. Wiesbaden: Statistisches Bundesamt.

Stemmer, R. (2009). Qualität in der Pflege – trotz knapper Ressourcen. Hannover: Schlütersche.

Stenzel, C. (1998). Die Pflegevisite. Untersuchung der deutschsprachigen Literatur zur Pflegevisite und Entwicklung eines Konzepts in einem neu eröffneten Krankenhaus. Berlin: unveröffentlichte Diplomarbeit an der Fachhochschule für Sozialarbeit „Alice Salomon".

Stenzel, C. (2010). Die Pflegevisite – mehr als ein Kontrollinstrument. Praxis Pflegen, Beilage: Das Projekt, S. 2-4, Heft 1.

Sträßner, H. (2008a). Pflegevisite und Mitarbeiterführung. Teil I. Pflege- & Krankenhausrecht, S. 61-66, Heft 3.

Sträßner, H. (2008b). Pflegevisite und Mitarbeiterführung Teil II. Pflege- & Krankenhausrecht, S. 89-92, Heft 4.

Stratmeyer, P. (1997). Ein historischer Irrtum der Pflege? Plädoyer für einen kritischen Umgang mit dem Pflegeprozess. Mabuse, S. 34-38, Heft März/April.

Streblow, C. G. (2005). Einführung in das Methodenspektrum sozialwissenschaftlicher Forschung. Uckerland: Schibri Verlag.

Swoboda, B. (2006). Die Sicht der Dinge. Altenpflege, S. 42-43, Heft 8.

Thelen, F. (2001). Einführung der Pflegevisite im Pflegedienst. Background, S. 12-13, Heft 1.

Thelen, F. (00 2003). Pflegevisite – Ein Instrument zur Sicherung der Qualität in der Pflege. Pflegen ambulant, S. 13-14, Heft 2.

Thelen-Aster, A. (2003). Pflegevisiten nutzen allen Beteiligten. Pflegen ambulant, S. 36-38, Heft 2.

Uhde, C. (1996). Die Pflegevisite als Instrument des Pflegemanagements. Pflege Management, S. 209-213, Heft 1.

Urban & Fischer Verlag (Hrsg.). (2006, 5. Auflage). Roche Lexikon Medizin. München: Urban & Fischer Hrsg.

v. Wied, S., & Warmbrunn, A. (2007). Pschyrembel Pflege.2 Auflage. Berlin: de Gruyter.

Weigert, J. (2010). 100 Tipps für die Qualitätssicherung in der ambulanten und stationären Pflege. Hannover: Brigitte Kunz Verlag.

Weischer, C. (2007). Sozialforschung. Basel: UVK Verlagsgesellschaft.

Werner, S. (2012). Pflegevisite und Co. Nicht nur für den Beweohner nützlich. Pflegezeitschrift, 56, 57.

WHO. (1979). Mittelfristiges Programm Europa: Ausbildung von Krankenpflege- und Hebammenpersonal. DKZ, Beilage Seite 3 ff.

Wiesbaden, S. B. (2011). Erstmals über 18 Millionen Behandelte im Krankenhaus. Die Schwester/Der Pfleger, S. 3, Heft 9.

Wingenfeld, K., & Engels, D. (2010). Perspektiven der Beurteilung von Ergebnisqualität in stationären Pflegeeinrichtungen. Informationsdienst Altersfragen, 3-7, Heft 37.

Wünstel, J. (2011). www.pflegeheim-platz.de. Abgerufen am 27. März 2011 von http://www.pflege-heim-platz.de/index.php?option=com_sobi2&catid=5&Itemid=5

Wylegalla, C. (2006). Pflegevisite in der Onkologie. In C. Heering, Das Pflegevisiten-Buch, 2. unveränderte Auflage (S. 221-229). Bern: Hans Huber.

Yura, H., & Walsh, M. (1967). The nursing process: Assessing, planing, implementing and evaluating. Norwalk, Conn.: Appleton-Century.

BEFRAGUNG ZUM EINFLUSS DER PFLEGEVISITEN AUF DEN PFLEGEPROZESS IN ALLEN STATIONÄREN EINRICHTUNGEN DER ALTENPFLEGE IN BERLIN

A RAHMENBEDINGUNGEN

1. Sind Sie der Meinung, dass Pflegevisiten Einfluss auf den Pflegeprozess haben?

☐ Ja, sehr viel   ☐ Ja, etwas   ☐ Nein, eher weniger   ☐ Nein, gar keinen

2. Werden bei Ihnen regelmäßig Pflegevisiten durchgeführt?

☐ Ja   ☐ Nein

Wenn ja:	Wenn nein:
In welchem Jahr wurde die Pflegevisite eingeführt?	Warum finden keine Pflegevisiten statt?
Wer hat die Initiative dazu ergriffen?	Wurden in der Vergangenheit welche durchgeführt?
Wer hat sie erstellt?	Besteht das Bestreben eine einzuführen?
	Dann Ende des Bogens. **Bitte trotzdem zurücksenden.**

3. Aus welchen Anlässen werden Pflegevisiten durchgeführt (Mehrfachantworten möglich)?

☐ Erstvisite im Rahmen der Eingewöhnungsphase   ☐ Routinevisite
☐ Anlassbezogene Visite   ☐ Kollegiale Beratung   ☐ Beschwerde
☐ Sonstiges:

4. Erfolgt eine systematische Planung der Durchführung der Pflegevisite?

☐ Ja   ☐ Nein

Wenn ja, in welcher Form?

☐ Jahresplanung   ☐ Kalender   ☐ parallel zur Pflegeprozessevaluation
☐ Sonstiges:

B VERSTÄNDNIS UND ZIELSETZUNG DER PFLEGEVISITEN

5. Pflegevisiten sind in ihrer Einrichtung hauptsächlich (max. 3 Kreuze möglich):

☐ Instrumente um den Bewohner in den Prozess mit einzubeziehen	☐ Kontrollinstrumente der Pflege oder Wohnbereichsleitung
☐ Instrumente zur Dienstübergabe am Bett	☐ Instrumente zur Überprüfung der direkten Pflegetätigkeit des einzelnen Mitarbeiters
☐ Instrumente, die bei Problembewohnern genutzt werden	☐ Instrumente zur Professionalisierung
☐ Instrumente zur Pflegestufenänderungserkennung	☐ Instrumente zur Qualitätsverbesserung
☐ Instrumente zum multiprofessionellen Austausch	☐ Instrumente zur Verbesserung der Dokumentation
☐ Instrumente zum Informationsaustausch	☐ zum Gespräch über den Pflegeprozess da
☐ Instrumente zur Qualitätskontrolle	

6. Ziele der Pflegevisiten in Ihrer Einrichtung (pro Bereich max. 2 Antworten):

6.1 Bewohnerbezogene Ziele:

☐ Beteiligung von Bewohnern am Pflegeprozess

☐ erhöhte Bewohnerzufriedenheit durch den individuell angepassten Pflegeprozess

☐ Verbesserung des pflegerischen Zustandes

☐ Verbesserung von Information und Transparenz

6.2 Pflegequalitätsbezogene Ziele

☐ Aufdeckung von Defiziten in der Pflegeversorgung

☐ verbesserte Pflegedokumentation

☐ Umsetzung der Richtlinien/Standards in der Pflege

☐ Kontrolle des Pflegeprozesses

6.3 Mitarbeiterbezogenene Ziele

☐ Professionalisierung der Pflege

☐ Transfer wissenschaftlicher Erkenntnisse

☐ Überprüfung der direkten pflegerischen Arbeit

☐ Personalanleitung

C ORGANISATORISCHE ASPEKTE

7. Wer ist an einer Pflegevisite beteiligt (Mehrfachantworten möglich)?

☐ Bewohner ☐ Bezugspflegekraft ☐ Wohnbereichsleitung

☐ Pflegedienstleitung ☐ Angehörige ☐ Auszubildende

☐ andere Professionen

8. Ist es möglich, die Pflegevisite in Ruhe, ohne Störungen und unter Wahrung der Intimsphäre durchzuführen?

☐ Ja, immer ☐ Ja, meistens ☐ nein, selten ☐ nein, nie

9. Wie häufig soll die Pflegevisite stattfinden?

☐ einmal täglich ☐ alle 6 Monate ☐ einmal wöchentlich

☐ einmal im Jahr ☐ einmal monatlich

☐ Nach Pflegestufen in folgendem Rhythmus:

☐ alle 3 Monate ☐ Sonstiges:

10. Kann der festgelegte Rhythmus eingehalten werden?

☐ Immer ☐ fast immer ☐ selten ☐ nie

11. Welche zeitlichen Ressourcen stehen zur Durchführung zur Verfügung?

☐ Extra Berücksichtigung im Tagesverlauf durch z. B. Bürotage

☐ Keine extra Berücksichtigung

12. Wie lange dauert im Durchschnitt das Durchführen einer Pflegevisite?
Minuten:

13. Wie viele Fragen/Punkte müssen beantwortet werden?
Zahl der Fragen:

14. Aus wie vielen Seiten besteht das Protokoll?
Zahl der Seiten:

D Inhaltliche Aspekte der Pflegevisite

15. Überprüfung der Dokumentation bezüglich der (Mehrfachantworten möglich)

☐ Vollständigkeit der persönlichen Daten	☐ Durchführung der Evaluation
☐ Vollständigkeit der Anamnese	☐ Nachweise der durchgeführten Maßnahmen
☐ Vollständigkeit der Problem- und Ressourcenerhebung	☐ Widerspiegelung einer Pflegetheorie
☐ Beschreibung der Ziele	☐ Berichte
☐ Beschreibung und Vollständigkeit der Maßnahmen	☐ Erwähnung und Bewertung der Risikobereiche
☐ Aktualität	☐ vollständigen Berücksichtigung der notwendigen Prophylaxen

16. Zufriedenheitsbefragung innerhalb einer Pflegevisite (bei geistig regen Bewohnern oder mit Angehörigen)

Befragung von

☐ Bewohner   ☐ Bewohner mit Bezugsperson   ☐ nur Bezugsperson

☐ keine Befragung (weiter mit Frage 18)

17. Die durchgeführte Zufriedenheitsbefragung hat Einfluss auf (Mehrfachantworten möglich)

☐ die Vollständigkeit der Anamnese

☐ die Vollständigkeit der Erhebung der Probleme und Ressourcen

☐ die Zielsetzungen

☐ die Maßnahmenfestlegung und -gestaltung

☐ die Durchführung der Maßnahmen

☐ die Evaluation des Pflegeprozesses

18. Zufriedenheitsbeobachtung (bei nicht auskunftsfähigen Bewohnern, z. B. schwere Demenz)

Einschätzung nach

☐ ECPA[1]   ☐ BISAD[2]   ☐ BesD[3]   ☐ eigenes Einschätzungssystem

☐ Sonstiges: ☐ keine Einschätzung dann weiter mit Frage 20)

19. Die durchgeführte Zufriedenheitsbeobachtung hat Einfluss auf (Mehrfachantworten möglich)

- [ ] die Vollständigkeit der Anamnese
- [ ] die Vollständigkeit der Erhebung der Probleme und Ressourcen
- [ ] die Zielsetzungen
- [ ] die Maßnahmenfestlegung und -gestaltung
- [ ] die Durchführung der Maßnahmen
- [ ] die Evaluation des Pflegeprozesses

20. Körperliche Visite zur Überprüfung der Maßnahmen und Ziele im Pflegeprozess (Mehrfachantworten möglich)

Beobachtung und Dokumentation von

- [ ] Haar-, Nagelzustand
- [ ] Mundhöhle-, Gebisszustand
- [ ] Hautzustand
- [ ] Ausscheidung
- [ ] Mobilisation
- [ ] Psychischer Eindruck
- [ ] Bekleidung/Schuhe
- [ ] Befinden
- [ ] Ernährungszustand
- [ ] keine körperliche Visite (dann weiter mit Frage 22)

21. Die durchgeführte körperliche Visite hat Einfluss auf (Mehrfachantworten möglich)

- [ ] die Vollständigkeit der Anamnese
- [ ] die Vollständigkeit der Erhebung der Probleme und Ressourcen
- [ ] die Zielsetzungen
- [ ] die Maßnahmenfestlegung und -gestaltung
- [ ] die Durchführung der Maßnahmen
- [ ] die Evaluation des Pflegeprozesses

22. Umgebungsvisite (Mehrfachantworten möglich)

Beobachtung und Dokumentation von

- [ ] persönlicher Raumgestaltung
- [ ] Sauberkeit/Hygiene
- [ ] Hilfsmittel/Funktion
- [ ] Pflegeutensilien
- [ ] Beleuchtung
- [ ] Sicherheitsvorrichtungen
- [ ] Renovierungsbedarf
- [ ] keine Umgebungsvisite (dann weiter mit Frage 24)

---

[1] Echelle comporte mentale de la douleur pour personnes agée non communicates (frz. Schmerzskala)
[2] Beobachtungsinstrument für das Schmerzassessment bei alten Menschen mit Demenz
[3] Beurteilung von Schmerzen bei Demenz

23. Die durchgeführte Umgebungsvisite hat Einfluss auf (Mehrfachantworten möglich)

☐ die Vollständigkeit der Anamnese

☐ die Vollständigkeit der Erhebung der Probleme und Ressourcen

☐ die Zielsetzungen

☐ die Maßnahmenfestlegung und -gestaltung

☐ die Durchführung der Maßnahmen

☐ die Evaluation des Pflegeprozesses

24. Überprüfung der direkten Pflege (Mehrfachantworten möglich)

☐ Grundpflege ☐ Behandlungspflege ☐ Umgangston ☐ Hygiene

☐ Wirtschaftlichkeit ☐ Einheitliche Pflege nach Planung

☐ Gesundheitsschonende Arbeitsweise

☐ Beobachtung der Handlungen der Pflegenden

☐ keine Überprüfung der direkten Pflege (dann weiter mit Frage 26)

25. Die durchgeführte Überprüfung der direkten Pflege hat Einfluss auf (Mehrfachantworten möglich)

☐ die Vollständigkeit der Anamnese

☐ die Vollständigkeit der Erhebung der Probleme und Ressourcen

☐ die Zielsetzungen

☐ die Maßnahmenfestlegung und -gestaltung

☐ die Durchführung der Maßnahmen

☐ die Evaluation des Pflegeprozesses

E AUSWERTUNG UND BEWERTUNG DER PFLEGEVISITE SOWIE WEITERER UMGANG MIT DEN ERGEBNISSEN

26. Eine Auswertung erfolgt in folgender Form (Mehrfachantworten möglich)

☐ Gute Pflege wird notiert ☐ Defizite werden notiert

☐ Verbesserungspotentiale werden notiert

☐ Verbesserungspotentiale werden diskutiert

☐ Verbesserungspotentiale werden multidisziplinär diskutiert

☐ Alle notwendigen Bereiche des Pflegeprozesses werden aktualisiert und angepasst

☐ Die Einleitung der Maßnahmen aus der Visite wird nachweislich überprüft

☐ Es erfolgt keine Auswertung

27. Welche Themenbereiche sind nach der Visite am häufigsten zu bearbeiten?

☐ Pflegeplanung ☐ Hilfsmittelbeschaffung/-anpassung

☐ Prophylaxen ☐ Probleme mit anderen Bewohnern

☐ Probleme mit Pflegenden ☐ Beschäftigung

☐ Behandlungspflege/Ärzte ☐ Ernährung

☐ Anliegen an Ärzte ☐ Wäsche

☐ Risikobereiche ☐ Sonstiges: ▨▨▨▨

28. Können die Probleme nach der Pflegevisite gelöst werden?

☐ Immer ☐ fast immer ☐ selten ☐ nie

29. Eine Bewertung der Ergebnisse der einzelnen Pflegevisite erfolgt (Mehrfachantworten möglich)

☐ mit einem Zensuren-System: ▨▨▨▨

☐ mit einem Punkte-System: ▨▨▨▨

☐ mit einer textlichen Beschreibung ☐ mit ja/nein ☐ nicht

☐ mit erfüllt/nicht erfüllt ☐ Sonstiges: ▨▨▨▨

30. Weiterer Umgang mit den Ergebnissen:

Eine Metaauswertung[4] aller durchgeführten Pflegevisiten erfolgt

☐ alle 3 Monate ☐ alle 6 Monate ☐ einmal im Jahr ☐ nicht

☐ Sonstiges: ▨▨▨▨

31. Die Ergebnisse der Metaauswertung haben Einfluss auf:

☐ Fortbildungsplan ☐ Zielvereinbarungsgespräche einzelner Mitarbeiter

☐ Prämien ☐ Pflegeprozess

☐ Einzelschulungen ☐ Zielvereinbarungen einzelner Bereiche

☐ Sonstiges: ▨▨▨▨

F ALLGEMEINE DATEN

32. Zu welcher Trägergruppe gehört Ihre Einrichtung?

☐ Privat ☐ kirchlich ☐ frei-gemeinnützig ☐ städtisch

☐ Sonstiges: ▨▨▨▨

---

[4] Eine Metaauswertung erfolgt bewohnerübergreifend z. B. für einen Wohnbereich oder für die ganze Einrichtung

33. Wie viele Plätze hat Ihre Einrichtung

Platzzahl:

34. Das möchte ich zum Thema die Pflegevisite als Steuerungsinstrument im Pflegeprozess noch anmerken:

Haben Sie Interesse an der Zusendung der Ergebnisse dieser Befragung und/oder an der Teilnahme an der Verlosung der Broschüren zur Pflegevisite? Wenn ja, senden Sie bitte eine Mail mit Ihrer Mailadresse separat von diesem Bogen an folgende E-Mailadresse: *c.panka@arcor.de*

BEOBACHTUNGSSCHEMA PFLEGEVISITE

Name des Heims: Pflegestufe:

Trägerschaft: Geschlecht:

Anlass: Alter:

Ziele: multimorbid: ja/nein

Teilnehmer: Anspruch auf § 87b Leistungen: ja/nein

Datum: Dauer:

Extra Ressourcen:

Umfang Visitenprotokoll: Seitenzahl   Fragen:

Ruhestörungen:

Version der Pflegevisite:

Rhythmus von Pflegevisiten:

Geplanter Rhythmus eingehalten:

Art der Visite:

Gesprächssituation:

Elemente der Pflegevisite mit Steuerungseffekt	Pflegekraft	Bewohner	Steuerungsform	insgesamt
1. Aussagen zur Zufriedenheit (Beschwerden, Lob)				
2. Handlungen zum Thema der Zufriedenheit				
3. Aussagen über körperliche Veränderungen/Pflegezustand				
4. Aussagen zur Umgebung				
5. Beobachtungen/Handlungen mit/in der Umgebung				
6. Einsatz von eigenem Fachwissen (Aussagen oder Handlungen)				
7. Aussagen von externem Fachwissen, Informationen (Aussagen oder Handlungen)				
8. Aussagen zur Anamnese/ Lebensgeschichte				
9. Aussagen zu Beziehungen				
10. Aussagen bei der Überprüfung der direkten Pflege				
11. Schwerpunkte in der Doku:				
Risikobereiche				
Berichte				
Stammdaten				
Behandlungspflege				
Grundpflege				
Hilfsmittel				
Zielevaluation				
Berichtkontrolle				
Aktualität der Planung				
Biografie:				
Nachweise:				
Sonstiges:				
Steuerungseffekte insgesamt: davon Dokumentation				

NACHBEREITUNG/AUSWERTUNG

Form der Nachbereitung:

Summe und Art der Themenbereiche, die gesteuert wurden:

Problemlösung: ja/nein

Bewertungssystem:

Sonstiges:

www.ingramcontent.com/pod-product-compliance
Lightning Source LLC
Chambersburg PA
CBHW021030210326
41598CB00016B/970